고위험 출산여성 관리

Critical Care in Childbearing for Midwives

고위험 출산여성 관리

Critical Care in Childbearing for Midwives

2012년 8월 25일 1판 1쇄 인쇄
2012년 9월 1일 1판 1쇄 발행

지은이 | Mary Billington, Mandy Stevenson
옮긴이 | 이경혜 외
펴낸이 | 김진환
펴낸곳 | 정담미디어·(주)학지사
121-837 서울시 마포구 서교동 352-29 마인드월드빌딩 6층
대표전화_ 02-330-5188 팩스_ 02-326-0338
등 록 | 2010년 2월 8일 제313-2010-36호
메 일 | editor@jdmpub.com
홈페이지 | http://www.jdmpub.com

ISBN | 978-89-6069-241-1 93510
가 격 | 22,000원

Mary Billington & Mandy Stevenson

고위험 출산여성 관리

이경혜 · 김희경 · 송영아 · 윤미선 · 정금희 공역

Critical Care in Childbearing for Midwives

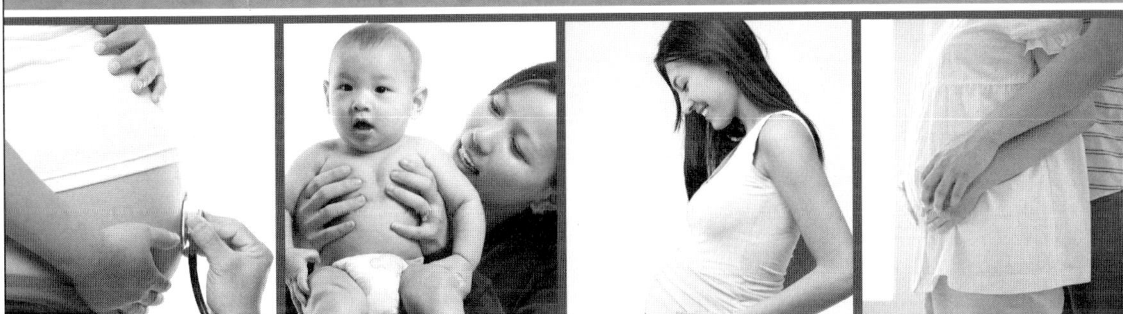

정담미디어

역자 소개

대표역자	**이경혜**	이화여자대학교 명예교수
번 역 진	**김희경**	공주대학교
	송영아	안산대학교
	윤미선	백석대학교
	이경혜	이화여자대학교
	정금희	한림대학교

편저자 소개

편 저 자

Angela Bromley
Dianne Steele
Lynne Spencer
Mandy Stevenson
Mary Billington
Nick Rowe
Pat Jackson
Priscilla Dike
Sarah Gregson
Terry Ferns
Tina Heptinstall

저자 서문

영국 조산협회(Royal College of Midwives(2005)가 정상 분만을 위한 운동을 펼치는 시기에 조산사를 위한 고위험 출산여성 관리(Critical Care in Childbearing for Midwives)가 출간됐다는 것은 다소 이례적이다. 이 책을 준비할 때 '정상적인 것(normality)'을 증진하는 데 더 많은 시간과 노력을 할애해야 한다는 논쟁이 있었다. 그러나 대부분의 출산여성이 합병증 없이 건강한 아기를 출산한다 하더라도 소수의 여성들은 여러 가지 이유로 출산과정 동안 고위험질환에 이환될 가능성이 있다.

이 책의 목적은 후자에 초점을 맞추어 고위험 출산여성을 관리하는 조산사들에게 참고자료를 제공하는 것이다. 또한 중환자실에서 근무하는 간호사와 고위험 출산여성을 중환자실로 이송하는 일을 하는 간호조산사에게도 좋은 참고자료가 될 것이다. 이 책의 저자 중 한 사람인 Mandy Stevenson은 이러한 필요성에 따라 분만실과 모성병동 간호사들의 질적 수준을 향상시키기 위한 과정으로 고위험 조산팀(high risk midwifery team)을 발전시켰다. 이 과정을 위한 주요 교과서로는 고위험 임신과 의학적 장애에 초점을 둔 산과 교과서(예를 들어, de Swiet 2002; James et al. 1999; Nelson-Piercy 2002; Gilbert & Harmon 2003)와 고위험 간호에 대한 간호학 교과서(예를 들어 Woodrow 2000; Urden et al 2002)를 참고하였다. 두 분야의 교과서에서 부족한 조산사의 입장과 쟁점을 고려하여 보충하였다. 앞으로 부족한 점이 확인되면 회의를 통하여 보충하고 발전시켜 나가길 희망한다.

역자 서문

최근의 저출산 현상과 함께 우리나라 조산교육과 조산업무가 거의 명맥을 유지하기 어려운 시기에 『고위험 출산여성 관리(Critical Care in Childbearing for Midwives)』가 출간되었다는 것은 조산사(nurse-midwives)의 질적 수준을 향상시키고 사기를 북돋아줄 뿐 아니라 조산교육의 중요성을 강조하는 획기적인 사건이 아닐 수 없다. 흔히 조산사는 정상 분만을 담당하므로 고위험은 몰라도 되는 것처럼 생각하는 경우가 있으나, 고위험 상태를 모르면 출산여성을 언제 누구에게 의뢰하고 어디로 이송할지 몰라 여성과 태아 및 신생아의 생명을 위태롭게 할 수 있다. 이 책에서는 바로 이러한 관점에 초점을 맞추어, 조산사가 출산과정 중에 나타날 수 있는 여러 가지 고위험 상태에 대해 미리 예측하고, 총체적인 사정(assessment)과 신속하고 정확한 응급처치를 통해 모성사망률과 주산기사망률을 감소시켰다는 근거를 제시함으로써 조산사가 고위험 출산여성 관리에 대한 지식과 경험이 있어야 한다는 것을 강조하고 있다.

이 책은 개업조산사뿐만 아니라 병원에서 일하는 조산사들에게 특히 유용한 것으로 간호조산사가 일반간호사와 어떻게 다른 업무를 하고 어떤 책임과 권한이 있는지를 말하고 있다. 조산사는 간호사 면허를 가지고 1년간의 조산교육을 받은 전문 간호조산사(advanced nurse-midwife)이므로 더 많은 지식과 경험이 필요하며, 임상에서 조산사의 판단과 결정은 출산여성과 아기는 물론 가족 전체의 안녕에 영향을 미친다.

이 책이 강조하는 것은 팀 접근의 중요성이다. 출산과정에서 발생할 수 있는 여러 가지 의학적인 건강문제와 관리방법은 조산사의 힘만으로는 해결할 수 없으며 산과 의사, 마취과 의사, 중환자실 간호사 등 여러 분야의 의료인들이 협력하여 이루어진다. 조산사는 이러한 팀의 일원으로서 출산여성을 가장 먼저 만나고 끝까지 함께하므로 출산여성과 신생아의 생명을 유지하고 더 악화되는 것을 막는 데 가장 중요한 역할을 한다. 이 책에서 제공하는 많은 지식과 정보는 조산사들을 실력 있는 팀원, 능숙한 제공자, 따뜻한 옹호자,

신뢰받는 의료인으로 발전시킬 것이다. 또한 일반 병동의 간호사, 중환자실 간호사, 간호대학생 및 교수들에게도 유용한 참고자료가 될 것이다.

경제성을 고려하지 않고 이렇게 훌륭한 책을 출간해주신 학지사 · 정담미디어의 김진환 사장님과 담당 임직원 여러분께 깊은 감사를 드린다.

2012년 9월
역자 일동

차 례

CONTENTS

1

서론

Introduction

Mandy stevenson and Mary Billington

대부분의 여성들은 임신 기간 동안 특별한 문제가 없고 건강한 아기를 정상분만 한다. 그러나 소수이긴 하지만 출산 중에 고위험 상태가 될 잠재성을 가진 여성들이 증가하고 있다. 이 장에서는 고위험 출산관리의 정의와 고위험 출산여성을 위해 조산사들이 어떠한 도움을 주어야 하는지에 대하여 설명하고자 한다.

고위험 관리의 정의

영국에서는 조산학에서 고위험관리(critical care)가 무엇인지, 어떠한 상황인지 명확하게 정의되어 있지 않다. 이러한 관점에서 고위험관리의 용어를 탐구하는 것은 조산학의 정의를 진술하는 데 관련된 요인을 확인하는 작업이 될 것이다. '고위험(critical)' 과 '관리(care)'라는 용어의 개념분석(Walker & Avant, 1988)에서 학술지와 인터넷에 공통적으로 나타나는 정의는 '생명을 위협하는', '지속적인 관찰과 모니터가 요구되는' 것으로서, 어떤 상황이든 고위험관리의 복잡성을 반영한다. Mosby(1986)는 고위험의 요인을 파악하여 그에 상응하는 "지속적이고, 복잡하며, 세밀한 관리가 제공되어야 하는 생명을 위협하는 다양한 위급상황"이라고 정의하고 있다. 자간전증이나 HELLP(Hemolysis, Elevated Liver Enzymes, Low Platelets) 증후군, 과다한 산후출혈과 같이 생명을 위협하는 산과적 이상이 위의 정의에 해당하고(Fraser & Coopers, 2003), '복잡한 건강 문제'는 침습적 · 비침습적 시술이 분만 중에 이루어지는 것을 의미한다. 중심정맥압을 모니터하는 것은 침습적 절차에 속한다. 조산사에게 고위험관리의 구체적인 정의는 "신체적 · 심리적 · 사회적 · 집중 관리를 급성 상황에 맞추어 조기에 개별적으로 중재하여 출산여성의 상태가 악화되는 것을 막고 약물요법, 집중 모니터링, 중재를 통해 결과를 자주 확인해야 하는 상황"을 뜻한다.

그러나 용어는 실제적으로 어떤 관리를 제공해야 하는가에 대한 복잡한 관점을 가지고 있다. 집중관리(intensive care)라는 용어는 고위험관리나 고의존관리(high dependency care)라는 용어와 혼동하여 사용하기도 한다. 그러므로 적절한 용어를 제시하는 것이 임상수행과 문서화된 근거를 제시하기 위해 필요하다. 이 책의 목적에 따라 저자는 고위험관리라는 용어를 사용할 것이다.

고위험여성을 위한 조산사의 관리

조산사들은 여러 가지 이유로 잠재적으로 고위험상황에 놓인 여성들과 만날 기회가 많다. 신생아 및 아동 간호 분야의 기술적인 발전으로 심장이나 폐질환을 가진 신생아와 과거에는 생존이 어려웠던 재태연령을 가진 아이들의 생존율이 높아지고 있다. 발달된 인공수정술로 인해 원인불명의 불임여성들도 임신을 하게 되었다. 특히 출산연령의 고령화로 30대나 40대에 출산하는 여성이 증가하고 있다(Office of National Statistics, 2005). 이는 출산에서 여성의 나이나 건강상태가 고위험상황이 될 수 있음을 시사한다.

간호학과 조산학 자문위원회 보고서(The Report of the Standing Nursing and Midwifery Advisory Committee, 1988)에는 '조산학: 미래의 분만(Midwifery: Delivering our Future)'이라는 제목으로 조산사들이 여러 가지 방법으로 고위험여성을 관리하고 있음을 발표하였다. '고위험조산팀'이 된다는 것은 조산사들이 기술과 지식을 여성 중심으로 제공해야 한다는 것을 의미한다(Department of Health, 1993). 이는 조산사의 지위를 임상전문인으로 향상시키는 것이며, 질 높은 관리를 제공한다는 것이다.

Lee(2000) 등은 고위험관리가 산과 영역에서 조산사들에 의해 이루어져야 하는 역할로 부상하고 있음을 언급하였다. 이에 대해서는 논란의 여지가 있지만 '높은 기술력(high tech)으로 과학과 기술의 진보를 받아들이고, 높은 공감력(high touch)으로 진정한 여성 중심 철학으로 접근'하는 두 가지 측면을 말하는 것이다.

이는 모든 조산사들이 고위험관리를 제공할 수 있는 능력을 갖추어야 한다는 것을 전제로 한다. 그러나 조산사의 질적인 측면에서 어떤 기술은 법적으로 수행할 수 없도록 되어 있기 때문에 이 가정은 명확하다고 할 수 없다(Nursing and Midwifery Council, 2004).

2000~2002년 3년간의 모성사망조사(The Confidential Enquiries into

Maternal Death for the triennium)에 따르면 많은 여성들이 고위험임신, 합병증, 기존 질환으로 사망하였다(Lewis, 2004). 대부분의 경우 조산사들은 여성과 다른 건강전문인 사이에서 중요한 매개역할을 해왔다. 그러나 모든 산과 · 비산과 건강전문인들은 주기적으로 고위험 상태의 증상과 징후에 대해 교육을 받아 새로운 지식을 습득해야 한다. 조산사들도 이러한 역할을 해야 하는 것이 시급한 문제이며, 그렇게 함으로써 수준 높은 관리를 제공하고, 다른 임상요원들에 도전하며, 진정으로 여성을 위한 옹호자가 될 수 있다.

조산사들은 자신의 지식적 기반이 부족하다는 것에 책임을 가지고 전문직으로 발전하기 위해 지속적으로 기술을 향상시켜야(Nursing and Midwifery Council 2004) 고용인들도 조산사의 임상적 위기관리 능력과 분만관리 향상을 위해 전문적인 발전을 도울 것이다(Lewis, 2004).

적절하지 못한 관리는 여성의 건강을 악화시키거나 사망할 수도 있는 결과를 초래해 비난을 받게 된다. 261명의 여성들 중 67%가 직접적 · 간접적 원인으로 고위험 상태에서 부적절한 관리를 받아 사망하였다는 보고가 있다(Lewis, 2004). 예를 들면 발열이나 빈맥과 같이 특별히 산과적 수행과 관련되지 않는 중증질환의 일반적인 증상을 인식하지 못한 의사나 조산사를 지적하는 것이다. 이는 보다 집중적인 관리가 필요한 여성의 원인을 발견하는 기본적인 사정에 대한 주의부족 때문이다. 이러한 보고에서 부적절한 관리를 제공한 건강전문인들은 '명확하게 감별하기 어려웠다'라고 하지만, 조산사들이 갖고 있는 능력이 여성의 상태를 잘 인식하지 못하고 적절히 의뢰하지 못했다는 것이 중요한 점이다. 조산사들은 교육과 훈련을 통하여 분만실에서 아기와 함께 있는 편안한 환경에서 산모에게 관리를 제공할 수 있도록 기회와 능력을 발전시켜야 할 뿐 아니라 조산학의 고유한 관리와 고위험관리, 두 가지 모두를 수행할 수 있어야 한다.

왕립의학 및 산부인과 학회(The Royal College Medicine and Royal College of Obstetricians and Gynecologists, 1999) 보고서에는 영국 정책문서에 근거하여 조산사들은 '고위험 출산여성을 관리할 수 있는 교육을 받은 사람'이라고 하고 있다. 이 보고서가 발표되기 전에는 모든 조산사가 조산업무의 어떤 영역에서든지 상호교환적으로 일할 수 있다고 생각하였다. 이러한 생각은 모든 조산사들이 고위험임산부들에게 적절한 간호를 할 수 있는 지식과 기술을 교육받지 못했다는 점에서 문제가 있다. 교육의 잠재적 부족은 적절한 지식습득과 임상적용에 대한 이해 부족으로 고위험상황을 인식하지 못해 전문가가 조기치료를 할 수 있는 시기를 지연시키는 원인이 된다.

조산사를 위한 고위험 출산관리

고위험 출산여성들이 점차 증가함에 따라 고위험관리팀(high risk/critical care team)도 함께 발전하였다. 팀 접근의 혁명에는 일차적으로 지속적인 관리가 제공되어야 한다는 이론적 근거가 전제된다. 조산사들은 주로 분만실에서 고위험관리를 수행하고, 중환자실에서는 주로 간호사들이 수행한다. 2장에서는 팀 접근 관리의 중요성을 설명하고, 3장에서는 고위험 출산여성을 관리하는 조산사의 자율성에 대하여 설명하고자 한다.

4~8장에서는 출산과정에서의 고위험질환의 원인에 대해 설명하고 의학적 범위에 속하는 혈액학적 질환(4,5장), 고혈압(6장), 산과적 출혈(7장), 여러 가지 원인에 의한 쇼크(8장)를 다룰 것이다. 다음은 간호와 관리 측면의 정보를 제공하는 수액요법(9장), 특수기술(10장), 마취와 소생술(11장), 통증조절(12장), 중환자실로 이송(13장), 고위험 출산여성과 그 가족의 정신적 요구(14장)를 다룰 것이다.

참고문헌

Bryar, R.(1995) Theory of Midwifery Practice. MacMillan Press, London.

Department of Health(1993) Changing Childbirth. Her Majesty's Stationery Office(HMSO), London.

Fraser, D. and Cooper, M.(2003) Myles Textbook for midwives(14th edn). Churchill Livingstone, Edinburgh.

Lee, B. (2000) Life threatened by birth: mothers in high dependency obstetric care RCM Midwives Journal, 3(9):282-3.

Lewis, G.(2001) Why Mothers Die 1997-1999: The Confidential Enquiries into Maternal Deaths in the United Kingdom. Royal College of Obstetricians and Gynaecologists(RCOG) Press, London.

Lewis, G. (2004) Why Mothers Die 2000-2002: Report on Confidential Enquiries into Maternal Deaths in the United Kingdom. Royal College of Obstetricians and Gynaecologists((RCOG) Press, London.

Mosby (1986) Mosby's Medical and Nursing Dictionary (2nd edn). C.V.Mosby, St Louis.

Nursing and Midwifery Council (2004) Standards of Proficiency fo Pre Registration Midwifery. Nursing and Midwifery Council (NMC), London.

Office of National Statistics (2005) Age specific fertility rates, 1994-2004. www.statistics.gov.uk

Royal College of Midwives and Royal College of Obstetricians and Gynaecologists (1999) Towards safer childbirth. Minimum standards for the organisation of labour wards. Report of a joint working party. Royal College of Midwives and Royal College of Obstetricians and Gynaecologists (RCOG) Press, London.

Standing Nursing and Midwifery Advisory Committee (1998) Midwifery: Delivering our future. Department of Health, London.

Walker, L. and Avant, K. (1988) Strategies for Theory Construction in Nursing (2nd edn). Appleton & Lange, Connecticut.

2

고위험 출산여성 관리의 팀 접근

A Team Approach to Providing Care for the Critically Ill Woman

Sarah Gregson

영국의 모성사망조사(Confidential Enquiries into Maternal Death, CEMD)(Department of Health, 1996, 1998; Lewis, 2001, 2004)에 따르면 67%의 여성이 부적절한 관리를 받았다고 하였다. 1997~1999년에는 심한 자간전증, HELLP 증후군(용혈, 간효소 증가, 혈소판 감소)을 포함한 임신성 고혈압으로 부적절한 관리를 받은 여성의 비율이 80%로 올라갔으나(Lewis, 2001) 2000~2002년에는 46%로 떨어졌다(Lewis, 2004). 이러한 상태의 위험성을 인식하지 못하고 관리하지 않으면 전문인에게 도움을 청하고 치료를 시작하는 시기가 지연되고, 적절한 팀 접근 관리를 할 수 없으며, 수분균형과 혈압조절에 대한 문제가 반복된다.

Cordingly와 Rubin(1997)은 중환자실(ITU) 입원이 1,000명당 1명이고, 일년에 1,000명당 10명이 고위험상황에 놓인다고 하였다(Royal College of Midwives(RCM) & Royal College of Obstetrician and Gynecologist, 1999). 남서 영국지방의 평가(audit)에서는(Sauter, 1999) 개인병원연합이 고위험 상태의 여성을 관리하는 데 다양한 방법을 사용했다는 것이 모성사망조사국의 조사에서 밝혀졌다. 대부분의 모성병동에서는 고위험여성을 지정된 병실에서 관리하고, 여성건강관리에 실무경험이 있는 훈련받은 전문인이 주의 깊은 관리를 제공하도록 하고 있다(Gregsopn, 2003). 이 장에서는 분만 동안에 고위험이 될 수 있는 여성에게 최적의 관리를 제공하기 위한 팀 접근방법에 대해 논의하고, 어떻게 성취할 수 있는가에 대한 실무적인 도움을 주려고 한다.

이 장에서 고려할 것은 고위험조산관리팀을 위한 합리적인 근거와 팀을 구성하는 실무적인 과정, 팀이 어떻게 관리를 향상시켰는지에 대한 것이다.

조산사의 고위험조산관리팀으로서의 당위성

산부인과 의사는 합병증이 나타난 임신여성을 위한 전문가들을 이끌어야 한다(Department of Health, 1993). 그러나 의사 개인은 고위험관리에 대한 임상적 경험이 없다. 이는 고위험이 되는 임신여성이 1% 미만일 뿐만 아니라(Cordingly & Rubin, 1997), 최근에 의사의 업무시간이 줄어들었기 때문이다.

젊은 산과 의사에 대한 조사연구에서 Ennis(1991)는 소수의 의사는 지도를 받은 적이 없고, 반 이상이 산과 병동에서 수행할 준비가 되어 있지 않다는 점을 밝히며의사들의 수행능력이 심각하게 떨어지고 있다고 하였다. 특히 업무시간 외인 주말과 평일 5시 이후에는 진료를 받을 수 없으며, 특별히 요청해도 어렵다고 하였다. 믿을 만한 조사(Department of Health, 1996, 1998; Lewis, 2001, 2004)에서 젊은 산과 의사가 여성의 고위험 상태를 알지 못해 치료가 심각하게 늦어진다는 사실을 크게 발표하였다.

1980년대~1990년대 초, 조산업무윤리에서 조산사는 모성간호 영역의 어느 분야든지 상호교환적으로 일할 수 있어야 한다고 했지만, 이는 최적의 관리를 위해 필요한 기술과 훈련 없이 고위험상황에서 관리를 제공했다는 것을 의미한다. 1년에 3,500건의 분만을 하는 모성병동에는 평균 100명의 조산사가 고용되어 있다. 이는 개인 조산사는 몇 년에 한 번 정도 고위험모성을 경험한다는 것을 의미한다. 모성사망조사에서도 경험이 없는 의사와 조산사가 함께한 경우 특히 업무시간 이외에, 잠재적인 위험을 가진 여성이 고위험여성으로 발전하게 된다고 발표하였다.

모성사망조사에서는 산부인과 의사, 조산사, 마취과 의사로 구성된 다학제적 팀 접근이 출산 동안 고위험에 빠지는 여성에게 최적의 관리를 제공해야 한다고 주장하였다. 그러나 1990년대 말까지 조산사가 무엇에 공헌했는지 문헌에 나타난 것이 없었다. 이는 조산사가 오랫동안 정상분만의 전문가로만 인식되고 다른 원인을 위해 바친 시간과 노력은 적었기 때문이다. 고위험여성을 관리하는 조산사의 팀 접근에 대해 깊이 있게 논의하기 위해 정책적으로 문서화된 것은 1999년 '안전한 분만을 위하여(Towards safe childbirth)'가 처음이다(RCM 7 Royal college of Obstetrician and Gynecologists, 1999). 이 보고서는 왕립 산부인과협회, 왕립 조산협회, 왕립 일반실무자협회가 연합하여 발간하였다. 거기에는 이렇게 쓰여 있다.

"… 조산사가 고위험관리 분야를 담당하는 것은 고위험상황에 있는 여성을 위해 경험 있고 전문적인 능력을 가진 조산사로서의 지도력을 발전시키는 것이다."

이 보고서는 개인적으로 활동하던 조산사들을 재교육하여 기술과 지식을 습득하게 하고 조산사의 질을 높일 수 있는 전환점이 되었다.

분만 시 고위험관리를 목적으로 한 팀 접근이 북부 스탠포드샤이어 연합에서 개발되었고(McLachlan et al., 1996), 첼시나 웨스트민스터 연합에서도 개발되었다(Bradshaw et al., 1995). 몇몇 모성서비스는 이 연합에 의해 개발되기도 하고 독자적으로 개발하기도 하였지만 영국의 많은 모성병동에서는 여전히 고위험여성을 관리하는 특별팀을 두고 있지 않다(Sauter, 1999).

고위험조산관리팀의 설치

1996년부터 1997년까지 퀸 메리 병원(Queen Mary's Sidcup NHS Trust)은 중증자간전증 임부를 잘 관리하지 못하는 것에 대응해서 고위험조산관리팀을 개발하였다. 이 장에서는 이러한 주제를 분석하여 어떻게 팀을 만들고 지도하였는지에 대해 고찰해보고자 한다.

문헌 고찰

서비스의 발달이나 수행방법의 변화를 제안하는 연구를 시작할 때에는 이전에 탐구했던 연구 중 이와 비슷한 아이디어가 있었는지 확인하는 것이 중요하다. 문헌고찰은 이전에 알지 못했던 시도를 밝힐 수 있고, 독창적인 계획을 잘 정련할 수 있으며, 피할 수 있는 문제를 깨닫고 발전시킬 수 있다.

1996년까지 고위험조산관리팀에 대한 생각은 옥스퍼드에 있는 유명한 존 래드클리프 병원의 실버스타팀(산전기간 동안 의학적 문제가 있는 여성을 관리하기 위한 다학제적 시도)과는 별 관계가 없었다. 그러나 문헌고찰을 통해 첼시와 웨스트민스트의 조산사들이 임신 · 분만 · 산욕기 여성을 관리하기 위해 그룹수행 접근을 하였다는 것이 밝혀졌다(Bradshaw et al., 1995). 존 래드클리프 병원을 방문한 후에 첼시와 웨스트민스트의 중견간호사들과 토의를 하고 퀸 메리 병원에 고위험조산관리팀을 만들 것을 결정하였다. 병원에서 이용할 수 있는 자원을 이용하여 고위험 출산여성관리를 위한 팀을 만들었다는 것은 대단한 것이었다.

고위험조산관리팀의 개발을 위한 제안서는 퀸 메리 병원의 조산학장에게 제출되었다. 이 제안서는 고위험조산관리팀 개발의 타당성과 그것이 효과적인 방법이라는 것을 증명하고 재정적인 함축성까지도 제시했다. 처음부터 팀은 다학제적이어야 한다는 데 인식을 같이하고 경영, 계획, 변화를 위한 제안을 책임 조산사(midwifery manager), 산과 의사, 마취과 의사를 포함한 의료진들에게 알리는 것이 핵심이었다.

변화의 관리

변화관리(change management)는 새로운 프로젝트나 서비스의 개발에 영향을 미치는 요인에 대해 토의하고 기록하면서 그 요인을 받아들이거나 버리는 작업을 했다. 첫 번째 단계에서 중요한 요소는 프로젝트를 책임지고 진행할 수 있는 '책임 연구자'를 누구로 할 것인가를 결정하는 것이었다. 또한 그 병동의 모든 요원들이 활발하게 참여하고 비록 팀 구성에 직접적인 관계는 없어도 새로운 개발의 목적을 알도록 만드는 것이었다. 단체가 지지해주어야 그들이 서비스를 향상시키는 데 힘을 실어 주고 변화의 강력한 지지자, 촉진자가 될 수 있다(Wilson, 1990).

제안서는 이러한 마음가짐으로 책임 조산사, 산과 의사, 마취 의사가 매달 모여 토론하고 확정하였다. 일단 핵심요인들이 지지를 받으면, 전체회의를 통해 전 직원에게 알리고, 최근 중증 자간전증 환자의 잘못된 관리에 대한 분석을 통해 변화의 필요성과 프로젝트의 중요성을 강조하였다.

업무 분담

새로운 서비스를 현재 예산 내에서 제공해야 한다면 핵심 조산사 중에서 스태프를 결정하는 것이 좋을 것이다. 대략 6명의 조산사가 팀을 형성하면 적어도 한 번(shift)에 팀의 한 명은 분만실에서 일을 하게 되므로, 24시간 관리를 제공할 수 있다. 이는 팀원들이 분만실의 핵심 스태프로 일해야 한다는 것을 의미하고, 고위험조산사에게 이 일을 할 수 있도록 한 것이다. 고위험조산사는 필요하면 직접 산과 의사, 마취 의사, 혈액학자에게 의뢰하여 임부가 적절한 처치를 받을 수 있도록 하였다. 조산사는 매년 새로 들어오기도 하고 나가기도 하면서 순환되므로 그들의 지식과 기술은 확산되고 전수될 것이다.

팀리더와 팀원 선정

고위험조산관리팀 구성을 위한 기준

- 최소 18개월 이상의 경력
- 업무 이외에 연구를 하겠다는 의지
- 연구에 대한 열정
- '직접 영입된' 조산사들은 경력 부족으로 지도를 받아야 한다는 인식

고위험조산관리팀에서 일하고자 하는 조산사들은 그들이 왜 참여하고자 하는지 생각과 이유를 적어서 제출해야 하였다. 선정과정은 두 명의 책임 조산사가 수행하였고, 그중 한 명은 분만실 관리자로서 서류심사를 하였다. 16명의 지원자 중 10명이 최종 선정되었다.

지식이 풍부하고 열정적인 리더는 프로젝트 성공의 활력소가 된다. Hugma와 Hadley(1993)는 팀이 활성화되는 곳에서는 팀원들이 행동하고 일하는 것에서 긍정적인 차이를 관찰할 수 있다고 하였다.

팀원을 선정하기 위한 선정 과정에 팀리더가 함께 참여함으로써 선정 과정이 더 향상되었다. 이 과정에서 팀리더의 참여가 부족하면 주변인으로 물러난 느낌을 받게 되고 프로젝트에 대한 권한과 책임도 감소하는 결과를 초래한다. 특히 처음부터 팀원으로 선정되지 못한 사람이 그러할 것이다.

교육과 훈련

조산사는 과거에 산과 의사, 마취과 의사, 중환자실 간호사들로부터 교육을 받아 1차적이고 최소한의 것만 수행하였다. 그러나 팀이 형성되면서 조산사가 기본적인 것을 수행하게 되어 여성이 고위험에 빠질 수 있는 요인을 파악할 수 있게 된 것이다. 이것은 기본적인 교육만 받은 조산사는 할 수 없는 것이다. 그러므로 조산사는 이 점에 대해 퀸 메리 병원의 고위험조산관리팀에게 감사해야 한다.

침상 곁에서 경험에 의한 학습만으로 기본적인 조산관리를 하는 데 충분한 지식이 된다고 생각하지만, 팀원으로서 효과적인 고위험조산관리는 부적절한 의료행위 개선을 시도할 수 있는 지위가 부여된다. 이것은 1998년 CEMD(Department of Health, 1998)의 중요부분으로서 고위험 여성을 관

리한 조산사가 부적절한 결정으로 손상을 당한 여성을 대신하여 조산사의 의견을 주장할 수 있다는 것을 선언한 것이다. 의료행위에 대한 도전은 때로 어려움이 될 수 있지만(Strong & Robinson, 1990; Makey, 1993; Oakely, 1994), 생리학적 지식과 고위험으로 악화될 수 있는 상태 관리에 대한 최신 지식은 조산사에게 자신감을 주고 동등한 책임감을 갖게 하며, 수준 높은 관리를 계속 유지하게 한다.

팀원의 교육은 두 가지 각도에서 접근이 필요하다. 실용적 훈련은 중심정맥압 모니터와 특수한 기구를 다루는 방법에 대한 지식을 습득하는 것이다. 학술적 연구 또한 필수적인 것으로 생리적 · 심리적 지식과 고위험이 될 수 있는 상태를 관리하는 데 필요한 지식을 실무경험에 보강하는 것이다.

그린위치 대학과 협력하여 팀원의 임상경험을 보강하는 교육과정이 만들어졌다. 그 결과 '출산 과정에서 고위험여성 관리'가 3개 수준 30학점으로 개설되고 독립된 과정이나 자격 있는 조산사를 위한 자격 후 과정(post-registration degree program)도 개설되었다. 재정적인 제약과 서비스 요구도의 제약으로 처음에는 4명의 조산사들이 이 과정을 이수했지만 첫 1년이 지난 후에는 새로운 팀원들이 합류하여 보강할 수 있었다.

퀸 메리 병원의 중환자실과 연결하여 유용한 임상경험을 하였다. 팀원들은 매년 새로운 팀이 기존 팀에 합류하여 중환자실에서 2교대로 일하고 있다. 이러한 경험은 팀원들에게 중환자를 간호하는 가치 있는 경험을 하게 해주었고 특히 정맥관을 여러 개 가지고 있으며 중심정맥관을 가진 환자를 관리하고, 관찰한 것을 정확하게 기록하는 경험을 할 수 있게 해주었다.

풍부한 경험과 지식은 어떤 병원에서도 교육과 훈련을 통해 이루어지는 것이고, 비용이 더 드는 과정은 아니다. 다른 부서의 산과 의사, 마취과 의사, 혈액학자, 생리학자, 심폐소생술 기사, 전문간호사와 같은 스태프들이 팀을 격려하기 위해 그들의 시간을 할애하여 가르치는 것이므로 이 수업은 매우 가치 있고, 조산사들은 새로운 역할에 더욱 자신감을 가질 수 있다.

의뢰를 위한 가이드라인

고위험조산관리팀의 출발은 팀에서 부적절한 관리를 하지 않고 적절한 시기에 의뢰하는 문서화된 가이드라인을 작성하는 것이다. 중요한 점은 산과 의사, 마취과 의사, 조산사를 포함한 다학제적 팀이 가이드라인을 작성하고 발표하여 전 직원이 즉시 수행할 수 있도록 하는 것이다.

〈Box 2.1〉은 퀸 메리 병원 고위험조산관리팀의 의뢰 가이드라인이다. 〈Box 2.2〉는 의뢰할 상태를 정의한 가이드라인이고, 〈Box 2.3〉은 중환자실에 이송할 기준이다.

재정적 함의

국가보건부(National Health Service)의 현실적인 문제는 재정적인 제한이다. 그러나 임산부를 위한 고위험조산관리팀은 최소한의 비용으로 구성할 수 있다.

Box 2.1

고위험조산관리팀의 의뢰 가이드라인

중증 자간전증
자간증
다량의 출혈
HELLP 증후군
파종성 혈관 내 응고증후군
중심정맥관을 가진 모든 여성
진단이 불명확한 고위험 여성으로 중환자실에 갈 정도는 아닌 상황
산과 의사나 마취과 의사의 요청

고위험관리팀의 조산사는 환자가 중환자실에 이송되더라도 다음과 같은 상황을 치료하고 안정시킬 수 있도록 도와야 한다.

주요 외상
마취 후 합병증(예; 멘델슨증후군)
폐전색
당뇨성 혼수/당뇨 케톤산증
아나필락틱 쇼크
패혈성 쇼크
양수색전증
심근경색증
뇌혈관 사고
심정지

Box 2.2

의뢰할 상태의 가이드라인

중증 자간전증

BP>170/110mmHg 4시간마다 측정했을 때 2번 이상, 혹은 이완기압이 한 번이라도 120mmHg 이상

+

단백뇨 >3g/24h (혹은 단백 >++ 스틱 검사)

또는

이완기압 >90mmHg

+

단백뇨(위와 같은)

+

다음 중 하나

핍뇨 <500mL/24h

심하고 조절되지 않는 두통

상복부 동통

응고인자 결핍(<100×10^9/L)

폐부종

자간증

경련을 동반한 자간전증

다량의 원발성 출혈

급성 출혈 >1,500mL 혹은 측정할 수 없을 정도의 출혈로 혈압유지가 필요한 경우

파종성 혈관 내 응고증후군

다음의 두 가지 이상

응고인자 결핍(<100×10^9/L)

피브리노겐 저하(<300mg/dL)

프로트롬빈 시긴 지연(>14초)

부분 트롬보플라스틴 시간 지연(>40초)

패혈증

같은 날에 다음의 두 가지 이상이 나타날 때

체온 >38℃ 혹은 <36℃

맥박 >90회/min

호흡 >20회/min

백혈구수 >18<4×10^9/L 혹은 10% 미성숙 백혈구

중증 패혈증

기관 부전(폐부종으로 인한 심정지, 핍뇨로 인한 신부전, 간기능부전)
관류저하(lactic acidosis, 핍뇨 혹은 급성 정신 상태의 변화)
저혈압(수축기압이 <80mmHg 혹은 다른 이유 없이 40mmHg 이상 떨어질 때)

HELLP 증후군

다음의 각 사항 중 하나
용혈
말초혈액 검사소견 이상
총 빌리루빈치 상승(>12mg/L)
간효소 상승
ALT(alanine aminotransferase)(>70u/L)
Gamma GT(glutamyl transferase)(>70u/L)
혈소판 저하(<100×10⁹/L)

Box 2.3

중환자실이나 특별병동으로 이송해야 할 기준

1. 호흡기가 필요할 때
2. 수축력 지지가 필요할 때
3. 심각한 기관불능이 진행될 때
4. 동맥 내 모니터링이 필요할 때

이송정책

1. 산과 의사, 마취과 의사, 전문 조산사, 다른 적절한 전문가(예; 혈액학자)가 이송결정을 내렸을 때
2. 전문 마취과 의사, 수술실 보조자, 전문 조산사, 운반자는 이송을 위한 최소한의 요원이다. 때로 이송할 때 PAR(patient at risk)팀이 참여하는 것이 적절할 때도 있다.
3. 환자는 보통 트롤리(trolley)로 이송되는데, 트롤리 밑에 있는 산소통에 산소가 가득 차 있는 지 확인한다.
4. 가족과 친척들에게 알린다
5. 이동 중 환자에게 필요한 적절한 기구, 예를 들어 응급약물과 같은 것을 트롤리에 장착한다.
6. 환자의 상태를 계속 모니터링하는 데 필요한 datascope monitor(NB 전원이 없어도 몇 시간 동안 작동하는)
7. 의사소통: 중환자실 의료요원은 환자가 분만실을 떠나는 시간을 알고 있어야 한다. 환자관리에 참여한 전문 조산사, 전문 산과 의사, 전문 마취과 의사는 중환자실 의료요원에게 자세한 자료를 인계할 책임이 있다.
8. 환자의 체온조절은 기공이 많은 담요(space blanket)를 사용하여 유지한다.
9. 스태프 수준이 허용한다면, 고위험팀 조산사가 환자와 함께 중환자실에 있어야 한다.

퀸 메리 병원에서는 팀원을 모집할 때 이미 근무하고 있는 스태프들 중에서 충원하여 비용을 최소화하였고, 질병과 같은 예외적인 상황일 때는 온콜(on call)로 배치하였다. 고위험이 아닌 여성들을 간호하는 경우에는 분만실의 핵심요원으로 일하는 조산팀이 돌보게 하였다. 이 밖에 외부수업과 같은 훈련을 위해 별도 기금이 필요한데, 한 달에 약 200파운드 미만이며, 이것은 매년 중환자실로 이송된 여성들에게 제공한 간호수가에서 차감 계산하게 된다.

고위험조산관리팀은 변화를 일으킬 수 있는가?

고위험조산관리팀 개발 사례로 퀸 메리 병원에서 어떻게 하였는지, 과연 분만 동안에 고위험에 빠질 여성을 관리하는 데 질적인 향상을 이룰 수 있었는지를 논의하고자 한다. 이 장의 결론은 퀸 메리 병원에서 고위험조산팀이 어떻게 고위험여성을 관리하였는지 그 변화한 방법을 검증하는 것이다.

2002년 한 해 동안 84명의 여성이 고위험조산팀의 관리를 받았다. 중증 자간전증이나 심한 산후출혈이 가장 많았고, HELLP 증후군이나 불안정한 심실성 빈맥(supraventricular tachycardia), 플루와 같은 질환(flu-like)에 의한 대사성 산증(metabolic acidosis), 심한 천식과 자간(eclampsia)도 있었다. 어떤 여성들은 상태가 매우 심각하여 산과 의사, 마취과 의사와 협동하여 관리하였는데, 이때 전문 의사로부터 많은 것을 배우고 경험하였다. 이러한 방법은 조산사들이 분만실에서 안전한 관리를 할 수 있다는 것을 의미한다. 두 여성은 중환자실로 옮겨졌는데, 한 사람은 심한 폐렴으로 호흡기를 달아야 했고, 다른 한 사람은 원인불명의 재발성 경련이 일어났다. 이와 비슷한 환자 4명(3명은 중증 자간전증, 1명은 심한 출혈)을 고위험조산관리팀 없이 분만실 조산사가 중환자실로 옮기는 대신 분만실에서 관리하였는데, 이들은 중환자실에서보다 덜 불안해 하였고, 아기와 떨어져야 하는 상처도 받지 않았다. 뿐만 아니라 비용도 절감되고 중환자실 침상을 필요로 하는 다른 사람에게 내어줄 수 있는 방법이 되기도 하였다.

다학제적 업무

믿을 만한 조사(Successive Confidential Enquiries)에서는 고위험 상태가 될 수 있는 여성을 관리하는 데 참여하는 전문가들의 팀워크가 매우 중요하다는 것을 강조하고 이것을 일등급 분만[First Class Delivery(Audit Commision, 1997)], 안전한 출산을 위하여[Toward safe childbirth(RCM & Royal College of Obstetricians and Gynecologists, 1999)], 그리고 출산의 변화[Changing Childbirth(Department of Health, 1993)]와 같은 정책문서로 반향을 일으켜야 한다고 강력히 주장하였다. 이 문서에는 다음과 같이 기술되어 있다.

"…전문가(professionals)들은 팀으로 조화롭게 일함으로써 자신감을 가질 수 있다. 그들은 의뢰에 대한 명확한 기준을 바탕으로 원활하게 정보를 전달하고 책임을 심으로써 여성과 그 가족을 지지할 수 있다."

이는 특히 합병증이 있을 때에는 지속적으로 행해져야 한다.

퀸 메리 병원의 고위험조산관리팀이 구성된 첫 2년 동안은 산과 의사와 산과 마취과 의사들의 협력과 지지가 있었다. 특히 팀원들의 교육과 훈련에 많은 배려가 있었다. 최근에는 다학제적 고위험팀이 되었는데 여기에는 조산사뿐만 아니라 1명의 산과 의사와 2명의 산과 마취사로 구성되어 있다. 그룹의 확대는 관리의 향상에 폭넓게 기여하였다.

임상정책과 위험관리

모성관리에서 위험관리 접근은 1980년 이래 영국에서 널리 보급되어온 것이므로 Clinical Negligence Scheme for Trusts(CNST)에서는 위험관리를 위한 일반적인 틀로 받아들이고 있다. 그러나 건강전문가가 고위험상황을 분석하는 데 항상 참여하는 것이 아니므로 시스템이 확실하게 정착되지는 않았다.

지금은 퀸 메리 병원의 모성 고위험팀 회의가 임상정책과 모성간호관리 틀의 필수적인 부분이 되었다. 6~8주마다 그룹회의에서 첫 두 달 동안 팀이 관리한 여성의 사례를 검토한다. 회의에 앞서 각 여성의 사례를 산과 의사가 차트를 이용하여 요약 보고한다〈표 2.1〉. 각각의 사례를 발표하고 토의를 통해 산과 의사, 마취과 의사, 조산사의 의견이 더해진다. 회의결과

표 2.1

퀸 메리 병원의 산과 의사가 작성한 고위험조산관리팀 회의의 사례분석 틀

환자 이름	분만일	일차 상태	이차 상태	다른 상태	예측 가능	시기	예방 가능	분만 형태	관련 요인
		수분과다			No	N/a	Yes	Em c/s	쌍생아 13번염색체 삼체성
		Moderate PET			No	N/a	No	Em c/s	Mg과다 사용 불필요한 C/S
		PPH 12,000	TAH		Yes	AN	No	El c/s	주요 의사소통이 잘못됐으나 결과는 같음
		PPH 1,300	T× 4unit		No	N/a	Possibly	El c/s	No ivi synto
		PPH 1,740			Possibly	AN	No	El c/s	하부동맥 섬유종으로 500mL 혈액손실
		체액과다			No	N/a	Yes	Em c/s	C/S 시 1,500mL 혈액 손실에 대한 과잉반응; 4리터의 결정액과 2unit의 불필요한 수혈
		PPH 1,650mL			No	N/a	Yes	Em c/s	기록이 없음
		PPH 3,000mL			No	N/a	Yes	Em c/s	예상치 않은 태반유착, 잘 치료됨

를 기록하여 모성병동에 배부하는데, 위험관리자(risk manager)도 한 부를 받아 필요하면 문제를 지적하거나 조언을 할 수 있다. 회의의 다학제적 틀(multidisciplinary framework)은 교육에 커다란 변화를 일으켰으며, 모든 학문이 참여하므로 프로토콜은 계속해서 개발되고 확증되었다. 출산의 변화[Changing Childbirth(Department of Health, 1993)], 일등급 분만[First Class Delivery(Audit Commission, 1997)], 그리고 안전한 출산을 위하여[Toward safe childbirth(RCM & Royal College of Obstetricians and Gynecologists, 1999)]를 포함한 몇 가지 정책이 추천되었다.

회의에서 새로운 시도가 제기되면 토의를 통해 결정하였다. 예를 들어 2003년에 마취과 의사가 잠재적으로 심각한 마취나 의학적 문제를 가진 여성을 조기에 확인할 수 있는 마취의 조기경고시스템 제도를 주장하여 산과

의사, 마취과 의사, 조산사들이 서로 적절한 계획을 세울 수 있도록 하였다. 각 개인의 관리에 대한 계획은 문서화하여 분만실 폴더에 보관하고 각 여성의 차트에도 보관하였다.

응급기구와 약물

바쁜 분만실에서는 기구를 수리해야 하는 문제가 발생할 수 있으므로 주기적으로 점검해야 한다. 분만실에는 보통 많은 의료요원들이 일하는데, 특별한 책임이 없는 사람들이 이 일을 담당한다. 고위험조산관리팀은 고위험병실에서 사용하는 기구의 기능을 향상시켜야 한다. 왜냐하면 순서적으로 잘 정리해두고, 정기적으로 확인하고, 확실히 해야 할 책임이 있기 때문이다. 중심정맥압선과 혈액보온기와 같은 기구의 각 부품을 잘 조립하기 위하여 간단하고 명확한 실명서가 있어야 한나. 고위험실에는 약장이 있는데, 그 안에는 바로 사용할 수 있는 응급약과 약의 용량과 사용법에 대한 설명서가 들어 있다. 산과 중환자 차트는 관찰과 수액관리를 명확히 기록할 수 있도록 만들어져 있다. 이것은 간단한 변화이고 최소한의 자원을 활용하는 것 같지만, 이들이 합쳐지면 필요한 응급처치가 지연되는 것을 최소화하는 실제적인 변화를 일으킨다.

향상된 환경

분만 동안 고위험 상태에 빠질 수 있는 여성을 관리할 책임이 있는 조산사들은 환경을 향상시키는 데도 주의를 기울여야 한다. 예전에는 고위험병실이 멀리 떨어져 있고, 창문도 없고, 실내장식도 좋지 않았지만, 팀이 생긴 이후에는 방을 자연광선이 들어오는 곳으로 바꾸고 실내장식을 위해 모금도 하였다. 현재는 텔레비전, 비디오, CD 플레이어 등과 같은 물품도 갖추어서 상태가 좋아지기 시작하는 여성들에게는 큰 도움이 된다. 그러나 산욕기 병동에는 아직도 그러한 물품이 갖추어져 있지 않다. 창문에는 커튼을 달고 벽에는 그림을 걸어 여성들이 아프다는 느낌을 덜 받게 하고 가능하면 가정과 같은 환경을 만들어 공포심을 줄여주어야 한다.

결 론

영국에는 매년 모성사망의 2/3가량이 예방할 수 있는 요인으로 사망한다는 슬픈 사실이 있다(Lewis, 2004). 최근 10년 동안 영국의 어떤 모성병동에서는 모성 사망률과 이환율을 줄이기 위한 시도가 이루어졌지만 여전히 고위험 병실에서 조산사가 여성을 관리할 수 있는 병원은 극히 소수에 불과하다. 고위험조산관리팀은 산과 의사, 마취과 의사, 다른 다학제 팀원들과 협력하여 일하므로 퀸 메리 병원과 같은 병원의 고위험여성들은 수준 높은 관리를 받을 수 있었다. 이렇게 관리의 질이 향상되고 조산사의 수준이 높아진 사실을 이 장에서 논의하였다. 여러분이 모성사망률과 이환율을 감소시키는 데 조산사의 활발한 역할이 있었다는 것을 인식하기 바란다. 이것은 조산사들이 그들의 병동에서 같은 목적을 가지고 발전을 도모했기 때문이다.

참고문헌

Audit Commission (1997) First Class Delivery: Improving maternity services in England and Wales. Her Majesty's Stationery Office (HMSO), London.

Bradshaw, C., Lewis, P. and Steer, P.(1995) A midwifery team for high-risk pregnancies.

Modern Midwife, 5(5): 26-9.

Cordingley,J.and Rubin,A.(1997) A survey of facilities for high risk women in consultant obstetric units, International Journal of Obstetric Anaesthesia, 6:156-60.

Department of Health (1993) Changing childbirth: Report of the Expert Maternity Group. HMSO, London.

Department of Health (1996) Report on Confidential Enquiries into Maternal Deaths in the United Kingdom 1991-1993. HMSO, London.

Department of Health (1998) Why mothers die: Report on Confidential Enquiries into Maternal Deaths in the United Kingdom 1994-1996. HMSO, London.

Ennis, M.(1991) Training and supervision of obstetric senior house officers. British Medical Journal, 303:1442-3.

Gregson, S.(2003) Learning the lessons. RCM Midwives Journal, 6(11):476-9.

Hugman, R. and Handley, R.(1993) Involvement, motivation and reorganisation in a social services department. Human Relations, 46(11).

Lewis, G.(2001) Why Mothers Die 1997-1999: The Confidential Enquiries into Maternal Deaths in the United Kingdom. Royal College of Obstetricians and Gynaecologists (RCOG) Press, London.

Lewis,G.(2004) Why Mothers Die 2000-2002: Report on Confidential Enquiries into Maternal Deaths in the United Kingdom. RCOG Press, London.

Mackay,L.(1993) Conflicts in Care: Medicine and nursing. Chapman & Hall, London.

McLachlan,B., Yeadon, D. and Johanson R.(1996) Care of the critically ill woman MIDIRS Midwifery Digest, 6(4):449-50.

Oakley, A.(1994) Essays on Women, Medicine and Health. Edinburgh University Press, Edinburgh.

Royal College of Midwives and Royal College of Obstetricians and Gynaecologists (1999) Towards safer childbirth. Minimum standards for the organisation of labour words. Report of a joint working party. RCOG Press, London.

Sauter,S.(1999) Local Supervising Authority Audit 1998-1999. Kent, Surrey and Sussex LSA, Aylesford, UK.

Strong,P. and Robinson, J. (1990) The NHS: Under new management. Open University Press, Milton Keynes, UK.

Wilson, D.(1990) Managing Organisations, Text Readings and Cases. McGraw Hill, London.

3

비판적 사고와 자율적 수행

Autonomous Practice: a Critical Investigation

Angela Bromley

이 장에서는 자율성의 윤리적 원리에 대해 검증하고자 한다. 그 특징은 요구와 책임이다. 또한 모성관리에 동의 혹은 거부를 할 수 있다는 것을 포함하여 여성의 자율성 원리를 적용할 것이다. 이는 임신한 여성의 자율성을 증진시키는 조산사의 법적 · 전문적 책임을 말한다. 마지막으로 전문직과 전문직 자율성의 개념을 검증하고 고위험관리를 하는 조산사에게 적용할 수 있도록 할 것이다.

자율성이란 무엇인가?

자율성(autonomy)은 조산사에게 친숙하지만 정말로 무엇을 의미하는지 이해하는가? 자율성의 어원은 두 가지 그리스어이다. Autos는 자아(self), nomos는 규칙(rule)을 뜻하므로 자아통제(self rule)나 자아지배의 권리(right of self government)를 뜻한다(Chambers, 1992). 자율성은 현대사회 이전에는 국가나 단체에만 적용되었고 개인에게 적용된 것은 최근의 일이다(Marshall & Kirkwood, 2000).

만일 우리가 자율성을 개인적인 방법으로 바라본다면 자아통제가 조산사이기 전에 인간으로서 자신에게 의미하는 것이 무엇인지 잠깐 생각해볼 필요가 있다. 어떤 사람은 자유라고 간주하고, 자유는 자신의 흥미와 욕구에 따라 행동하는 것이라고 생각할 것이다. 넓은 관점에서 자율성은 행동의 자유뿐 아니라 다른 사람의 내적 원칙을 확인하는 것이다. 첫째, 합리적 결정을 내리는 데 필수적이고(Jones, 2000), 둘째, 행위를 했다면 그 개인은 행위의 결과에 책임이 있다는 것이다(Pollard, 2003).

다음 상황을 가정해보자. 만일 당신이 복잡한 거리에서 다른 사람을 생각하지 않고 시속 110km로 차를 운전한다면 당신은 원하는 것을 할 수 있었기 때문에 자유를 경험할 것이다. 이 상황에서 자율성은 당신이 운전하는 동안 얼마나 많은 사람들이 차를 피해 뛰어야 하는지, 당신의 결정에 합리적 이유는 무엇인지, 행동에 책임질 준비는 되어 있는지를 고려하는 것이다. 분명히 합리적인 인간은 이러한 방식으로 행동하지 않으므로 운전에는 적정한 속도가 있는 것이다.

자율성의 중요한 특성은 결정과 행동이 내적 가치에 의한 것이지 외부의 압력에 의한 것이 아니라는 점이다. 위의 예에서 운전자가 시속 110km보다는 시속 50km로 운전하는 것은 단속경찰 때문이 아니라 스스로 필요하다고 여기기 때문이다. 이처럼 가치의 내재성이 결정의 합리적 가이드가 된다. 시속 50km로 운전하기로 결정한 사람은 이 속도라면 보행자를 치지 않을 것이라는 것을 알고, 운전면허를 잃지 않기 위한 합리적인 행동을 고려한 것이다.

다음은 개인이 자율성을 수행하는 데 필요한 요인이다.

- 합리적 사고능력
- 자신의 욕구를 말하거나 행동하는 능력
- 결정을 내리기 위한 정보와 지식
- 결정한 것을 행동하도록 허용하는 환경
- 내적 도덕적 가치

위의 내용에도 불구하고 인간은 완전히 자율적으로 행동할 수 없다. 개인은 사회와 가족의 압박을 받는다. 특히 가정폭력을 경험하는 경우에는 자율성을 발휘하기 힘들다.

신체적 · 정신적 장애가 있는 사람은 다른 사람에게 어떤 행동을 하도록 하기 위하여 자신의 요구를 말하거나 행동하는 것이 어렵다. Jones(2000)은 자율성이 모든 사람과 상황에 존재하지 않는다고 하면서, 사회에는 더 큰 합리적 사고가 존재하며, 사려 깊은 행동이 선택되어야 한다고 하였다. 또한 개인은 어떠한 상황에서 그것을 이해할 수 있을 때 자율성을 행사할 수 있지만 좀 더 복잡한 상황에서는 이해할 수 없고, 자율적인 결정을 하기가 어렵다(Johnstone & Slowther, 2003).

우리의 도덕적 가치나 합리적 행위는 사회적 가치와 종교적 가치로부터 발생한 것이다. 한 사람의 합리적 결정이 다른 사람에게는 비합리적으로 보일 수도 있다(Johnstone & Slowther, 2003). 그러나 자율성에는 내면적 합리성이 있다는 것이 중요하다. 조산현장에서 다른 사람의 신념과 가치를 이해하지 못하면 다른 사람의 결정은 잘못된 것이라고 간주하여 무시하는 결과를 초래한다. 조산사로서의 책임은 모성관리를 받는 여성의 자율성을 증진하는 것뿐만 아니라 그들이 내린 결정을 존중하는 것이다.

모성관리에서 자율성의 증진

지난 30년 동안 나타난 주된 변화는 정책과 서비스의 패턴을 구성하는 데 여성의 목소리가 커졌다는 것이다. 출산의 변화[Changing Childbirth(Department of Health, 1993)]와 같은 정부정책은 소비자 대표그룹의 의견에 따라 결정되었다. 이는 여성이 모성관리의 선택권을 가지고 결정과정에 참여하게 되었다는 것을 의미한다. 1993년 이래로 정부는 보건정책에 소비자의 의견을 적극적으로 반영하고 있다. 이것은 The NHS Plan(Department of Health, 2000)과 어린이를 위한 국가 서비스 틀 [National Service Framework for Children(Department of Health 2000)]에서도 마찬가지이다. 이러한 보고서들은 모성관리서비스의 구조에 영향을 미쳤으며, 모성과 조산사 양측에 더 초점을 맞추게 되있다.

조산법규에 여성의 자율성이 잘 실현될 수 있는 구체적인 지침이 있다.

"조산사: 여성은 충분한 토의를 통해 자신의 요구가 반영된 관리를 결정할 수 있다. 이 법규는 여성에게 관리를 제공하기 전에 이용 가능한 정보를 알려주고 선택할 수 있도록 해야 한다는 것이다. 이 요구는 전문직 법규에도 나와 있다."[Nursing and Midwifery Council(NMC) 2004a, rule 6, p.16].

"모든 환자와 대상자는 그들의 상황에 대한 정보를 받을 권리가 있다. 조산사는 그들의 요구에 세심하게 반응해야 하고, 그들이 그들의 상태에 대한 정보를 받아들일 수 없거나 거부하고자 하는 바람을 존중해야 한다. 정보는 정확해야 하며 신뢰할 수 있고 이해될 수 있는 방법으로 제시되어야 한다." (NMC 2004b, point 3.1)

조산관리에서 자율성의 증진은 전문직업인의 책임이기 때문에, 방해가 되는 원인은 무엇이며 진행과정을 어렵게 하는 것은 무엇인지에 대해 신중하게 고려해야 한다. 〈표 3.1〉은 여성의 자율성을 증진시키는 방법이다.

이 표에서 보듯이 조산사들이 통제하기 어려운 변수들이 많다. 그러므로 여성의 자율성을 보호하고 증진하는 조산사의 독창성이 필요하다. 다른 사람에게 정보를 선별하여 전달하고, 적절한 것이 무엇인지 아닌지를 알려주는 것은 조산사의 손에달려 있다. 현대사회에서는 모든 조산원에서 많은 확인된 요인들을 얼마나 빨리 전달하는지가 중요하다. 조산사가 정보를 어떻게 활용

표 3.1
여성의 자율성을 증진하는 요인과 방해하는 요인

증진요인	방해요인
• 정보를 제공하는 능력	• 이해 부족
• 개인이 가설적 상황을 인식하는 능력	• 합병증이 일어날 가능성에 대한 이해부족에서 오는 과도한 불안감
• 토론할 충분한 시간	• 바쁜 업무
• 개별적 관리	• 부정확하고 판에 박힌 행위
• 모든 선택사항을 토의해보고 왜 그 선택이 이롭지 않는지를 확실히 설명할 수 있음.	• 적절한 방법을 찾지 않고 무시함.
• 유연한 정책과 과정	• 제한된 자원
• 전문가 사이의 원활한 의사소통	• 전문가 사이의 의견갈등
• 개인의 선택권을 증진하는 관리 접근	• 관리하는 사람들의 권위적인 태도

할 것인가를 검정하는 질적 연구가 Levy(1999)에 의해 보고되었다. Levy는 고도로 복잡한 활동을 "보호적 조정(protective steering)"이라는 이름으로 명명하고, 이것은 줄타기와 비슷하다고 하였다. 조산사는 편견 없이 정보를 주고자 하지만 충분한 정보를 주면서도 여성이 놀라지 않게 균형을 맞추는 것이 중요하다. 조산사들은 여성들에게 비현실적인 기대감을 갖게 하고 싶지 않고, 가능한 자원으로부터 벗어나고 싶지도 않으며, 다른 의료인들과 갈등을 빚고 싶어하지도 않는다.

조산사의 기술은 여성을 사정할 때 그들에게 필요한 정보를 빨리 알아내어 전달하고, 여성의 언어와 능력을 이해하여 정보를 활용할 수 있도록 하는 것이다. 중요한 점은 조산사가 정보의 문지기(gate keepers) 역할을 해야 한다는 것이다. 조산사는 권력을 행사하려고 노력하기보다는 임산부와 아기에게 해가 되는 것을 막으려고 노력하면서 적절한 정보를 주는 복합적인 경로로 협상해야 한다. 이러한 상황에서 여성에게 공포를 주거나 가르치려 들면 판단오류를 일으킨다는 것에 주의해야 한다. 비현실적인 기대를 갖게 하여 여성과 다른 의료전문가 사이에 갈등을 일으키도록 해서도 안 된다.

가장 중요한 문제(issue)는 여성과 조산사가 파트너십을 가져야 하지만 동등한 관계를 필요로 하는 것은 아니라는 것이다. 조산사는 출산여성보다 상세한 지식을 많이 갖고 있다. 그러나 Cook(2005)은 여성이 그들의 몸과 개인적 가치, 신념에 따라 마지막 결정을 할 때는 동등한 권리를 가진다고 하였다.

고위험 임상 상황에서 여성의 자율성은 보호받기가 더 힘들다. 의학적으로 복잡한 산과적 문제들에 대해 여성들이 이해할 수 있도록 설명하기란 어렵다. 조산사의 책임은 여성들이 이해할 수 있도록 접근성을 높여주고 여성이 받을 관리에 대한 결정을 내릴 수 있도록 정보를 제공해주는 것이다. 응급상황이 발생했을 때에도 여성의 자율성은 보호받기가 힘들다.

여성과 남편 혹은 파트너가 매우 불안해 할 때 명확하고 빠르게 설명한다는 것은 아주 어려운 기술이다. 이러한 상황에서 조산사가 준비할 수 있는 방법에는 다음과 같은 것들이 있다.

첫째, 규칙적으로 산과 응급훈련을 실시하는 것이 중요하고 다른 팀들과 함께하는 것이 이상적이다. 그러면 상황이 발생했을 때 수행과정에 능숙하게 대처하여 조산사와 산부인과 의사들의 불안을 감소시킬 수 있으므로 효과적이다. 동의서를 구하는 것은 두 가지 효과가 있다. 만일 조산사가 침착하다면 명확하게 생각하기가 쉬워지고 일관되고 간단한 방법으로 정보를 제공할 수 있다. 침착한 접근법은 여성과 파트너에게 전해져서 그들의 자신감을 증진시킬 뿐 아니라, 정보를 선택할 수 있는 가능성을 넓혀준다.

둘째, 정보와 지지를 제공하는 역할은 팀에서 한 사람이 담당하는 것이 중요하다. 분만실 코디네이터, 산부인과 의사, 조산사로부터 다양하고 많은 정보가 여성에게 쏟아질 수 있다. 그 결과 불협화음이 생겨서 정보를 수집하는 것이 더 힘들어지고 불안만 가중된다. 이 역할은 이미 여성과 관계가 형성된 조산사가 맡는 것이 이상적이다. 이 조산사는 산후출혈과 같은 응급상황에서 직접 관리를 제공하는 것은 어렵고, 다른 조산사가 이 역할을 하게 된다.

마지막으로, 가능하다면 잠재적인 위험에 대해 준비하는 것이 중요하다. 조산사는 예고 없이 응급상황이 발생할 경우 능숙하게 대처할 수 있는 사람을 알고 있어야 한다(Symon, 1998). 이러한 능력은 분만실에서 산전기록을 인식하는 데서부터 필요하다. 예를 들어 과거에 견갑위로 분만하여 어려움을 겪은 경산부의 경우 산전토의를 할 때 여성과 산부인과 의사 사이에서 관찰하고 의사결정을 하는 과정이 필요하다. 정확한 문서는 조산사에게 분만 시 관리를 제공하고 정신적 준비는 물론, 필요하면 견갑위 분만을 준비할 수 있게 해준다. 다른 예는 담즙분비장애(cholestasis)와 산후출혈 사이에 관련된 위험성을 연관 짓는 것이다. 출산 전에 이러한 가능성에 대해 토의한 후 문제가 발생했다면 여성은 그 과정을 잘 알고 있으므로, 이해하고 동의를 하거나 철회하는 결정을 쉽게 내릴 것이다.

개인과 단체를 위한 옹호

여성을 옹호하는 행동은 조산사의 역할에서 중요한 부분이다(Warriner, 2003). 옹호는 다른 사람들을 위해 간청하는 것으로 법적으로 인정되어 있다(Chamber, 1992). 그러나 옹호자로서 건강전문가의 행동과 법적 옹호자의 행동 사이에는 차이가 있다. 법적인 상황에서는 변호사만이 개인을 대신하여 옹호행위를 할 수 있다(Grace, 2001). 불행히도 옹호는 간호에서 전향적(straightforward)인 것이 아니다. 의료법규인 The Code of Professional Conduct(NMC, 2004b)에서는 조산사가 환자나 대상자를 대신하여 말하거나 행동할 것을 요구한다. 이는 지역사회에서도 마찬가지이다. 즉, 두 가지 역할에 갈등이 있는 지역에서 조산사들에게 잠재력을 부여해준다. 예를 들어 한 여성이 다른 여성에게 부정적인 영향을 끼치는 행위를 한다면 조산사는 한 개인을 옹호하기 위한 행동을 하는 것이 불가능하다. Grace(2001)는 '전문가적 옹호(professional advocacy)'는 건강전문가들에게 개인의 요구와 더 많은 사람들의 요구 사이에서 균형을 맞추는 것이 해결점이라고 하였다.

조산사는 조산관리에서 그녀의 관리를 받는 여성의 요구와 의견을 대변할 필요가 있다. 어떤 여성들은 다른 사람보다 옹호가 더 필요하다. 언어적 장벽이나 장애가 있는 사람은 그들이 원하는 것을 분명히 표현하기가 더 어려우므로 다른 사람보다 더 많은 옹호가 필요하다. 또한 질병으로 취약성이 증가했을 경우 (Woodward, 1998) 조산사는 고위험여성이 자율성을 행사할 수 있도록 여성의 관점을 대변할 필요가 있다. Warriner(2003)는 조산사들이 흔히 옹호자로서 행동하는 것보다 중재자로서 행동하는 경우가 더 많다고 하였다. 여성의 희망과 기관의 제한점 사이에 절충안을 타협하는 것이 조산사에게는 팽팽한 외줄 위를 걷는 장면을 연상시킨다.

특수한 상황에 있는 여성들의 자율성을 위해 조산사는 좀 더 전략적이고 정치적인 방법으로 그들의 자율성을 증진시킬 필요가 있다. 예를 들어 HIV

양성인 여성들을 지지해주어야 하는 경우 그들은 문화적인 이유로 질식분만을 원하지만, 지역사회에서 면역결핍성이라고 낙인 찍히는 것 때문에 부득이 제왕절개술을 받을 수밖에 없다. 정책입안 과정에서 조산사들이 의견을 제시한다면 여성들이 선택할 수 있는 가능성이 더 증가한다.

관리의 거부

조산사는 아기와 자신 모두에게 유익하지 않은 결정을 내린 여성들을 관리해야 하는 경우가 자주 있다. 이런 경우의 여성들은 대부분 태어나지도 않은 아이에게 이로운 관리보다는 자신을 위한 관리를 선택한다. 대부분의 경우 의학적인 충고를 거절하는 것은 극심한 공포나 이해 부족으로 인한 것이므로 주의 깊은 토의만이 이를 극복할 수 있다. 그러나 이러한 상황에서 우리는 전문가적 책임과 법적인 지위를 이해하는 것이 중요하다.

Aveyard(2000)는 영국법에서 성인은 관련된 정보를 갖고 있고, 그 정보가 이해하고 선택하는 데 중요하다는 것을 믿는다면 의학적 치료를 동의하거나 거절할 능력이 있다고 하였다. The NMC Code of Professional Conduct에서는 다음과 같이 기술하고 있다.

"당신은 환자와 대상자의 자율성을 존중해야 한다. 어떠한 간호중재를 하거나 하지 않을 권리가 태아나 임신부가 사망하거나 손상받을 수 있는 결과를 초래한다면 법의 명령이 없어도 거절할 수 있다."(NMC 2004b, point 3.2, pp.7-8)

비록 건강전문가에게 태아의 생명권을 보호하려는 강력한 도덕적 욕구가 있다고 하더라도 모성의 자율성을 넘어설 수 있는 법적 권리는 없다(Burrows 2001). 이러한 상황에서 조산사는 여성에게 모든 선택권을 열어두고 선택한 방법의 결과에 대한 정보를 주는 것이 필요하다(NMC, 2004a). 자율성의 윤리적 원리는 선택한 결과에 대한 책임을 받아들이는 것이다.

응급상황과 같은 극도의 스트레스 상황에서는 자세한 설명을 할 시간적 여유가 없다. 이럴 때 조산사는 감독자를 불러야 한다(NMC 2004a). 감독자의 역할은 모든 가능한 선택을 고려하여 토의하고 자세한 것을 문서로 기록해둔다. 문서의 중요성은 이러한 상황에서 아무리 강조해도 지나치지 않다. 후에 장애아를 출산하여 장기간호를 해야 하는 부모가 결정하는 데 필요한 이해를 충분히 하지 못했다고 말할 수 있다. 조산법에는 '여성은 자신에게 주어진 충고에 대해서 문서화된 것을 읽을 기회를 가져야 한다고 제안하고'(NMC, 2004a, p.18), 여성이 자의로 서명을 해야 한다고 제안하고 있다.

여성들의 결정을 판단하는 것은 조산사의 역할이 아니다. 조산사는 자신의 의견을 가지고 있지만 여성의 결정을 지지하는 전문가적 의무도 가지고 있다(Burrows, 2001). 그리고 충고를 따르지 않는 상황에서조차 조산사들은 가능한 한 최선의 방법으로 관리를 지속해야 한다(NMC, 2004a).

이것은 법적 지위가 매우 명확하기 때문이며, 지금까지 그랬고 앞으로도 그럴 것이다. 태아에게 이롭게 하는 것에 대해 여성의 자율성은 효력이 없다. 이런 경우는 여성이 자율적인 결정을 할 수 있는 능력이 의심될 때 발생한다. 한 예로 자간전증을 진단받은 여성이 병원에 입원하기를 거부하여서 정신보건법에 의해 제왕절개를 받게 되었다. 그녀는 자신의 의지에 반하여 제왕절개술을 하였다고 하여 법원에 제소했다. 고등법원에서 이유 있다고 인정을 받았지만 항소는 기각되었다.

드물게 환자가 무의식 상태여서 동의를 받을 수 없는 경우가 있다. 이러한 상황에서 건강전문가의 책임은 환자가 무의식 이전에 의사표명한 것을 가능한 한 수행하는 것이다(Burrows, 2001). 한 예로 수혈을 허락하지 않는 여호와의 증인을 믿는 여성이 출혈 때문에 의식을 잃어가고 있다면 의료팀은 그녀가 원하는 것을 알기 때문에 더 이상 거부하지 않을 때까지는 수혈을 할 수가 없을 것이다. 여성이 의견을 표명하지 않는 상황에서는 건강전문가가 선의와 같은 윤리적 원리에 따라 행동해야 한다. 이는 다수의 인간에게 다수의 선을 제공하는 것을 의미하는 것이다.

새로운 정신보건시행령(Mental Capacity Act)은 2007년 4월에 발효되었는데(Johnstone & Slowther, 2005) 중요한 두 가지 변화는 능력이 의심되는 상황에서의 영향력에 관한 것이다. 첫째, 스스로 동의를 할 수 있는 능력이 없는 사람이라면 가까운 친척과 같은 다른 사람으로부터 동의를 받도록 허용하는 것이다. 이 경우는 어린아이일 때만 가능하다. 둘째, 미래에 동의서를 줄 수 없을 것 같은 상황에 있는 사람들에게 미리 동의를 받을 수 있도록 하는 것이다. 여성이 무의식이라면 배우자가 동의서를 쓸 수 있는 권리가 있다. 자격이 명확히 정의되지 않은 경우에는 법정에 의뢰한다. 현재 정신보건법은 동의를 받기 위해 필요한 것이 무엇인지 규정하고 있다(Johnstone & Slowther, 2005). 개인은 관련된 정보를 이해할 수 있어야 하고 결정을 내릴 시간을 가져야 한다. 그들은 접근 가능한 결정에 대해 서로 토의하고 정보의 중요성에 의견을 같이 할 수 있어야 한다.

대부분의 조산사들은 업무수행을 하는 동안에 매우 어려운 상황에 있는 자신을 발견할 수 없지만 많은 사람들이 전문가의 의견에 동의하지 않는다는 것을 발견하고, 대안적인 선택과 결정을 하게 된다. 많은 경우 신중한 토의와 자율성에 대한 여성의 권리를 존중하는 것이 출산의 안전성을 증가시키고, 양측 모두에게 합의된 토의를 이끌어내게 될 것이다.

전문가적 자율성

앞에서 보았듯이 개인적 자율성은 사회적 범위와 개인적인 신념 안에서 수행될 수 있으며, 우리의 행동에 책임을 부여하는 것이다. 전문직이 포괄하는 자율성의 원리를 확대하기 전에 전문직이 무엇인지 명확히 알아야 한다. Hunt와 Symonds(1995)는 전문가나 전문직에 대한 전통적인 특징을 다음과 같이 말하고 있다.

- 대학교육
- 특수한 지식체
- 수행의 책임성
- 회원들에 의해 지켜지는 윤리적 표준
- 독립성
- 자율성

조산업무에서 고려해야 할 사항으로는 다음과 같은 신념이 있다.

- 조산사의 영역은 정상 분만에 한한다.
- 조산사의 업무수행에 대한 책임은 조산협회(NMC, 2004b)에서 관장한다.
- 등록된 조산사는 조산업무를 할 때 조산법과 윤리적 강령(NMC, 2004a, 2004b)을 지켜야 한다.

- 정상 출산여성을 관리하는 과정에서 자율적 결정을 할 수 있는 권리는 조산사의 법적 자격에 근거한다.

Sargent(2002)는 자율적인 조산사는 지식과 기술을 가지고 업무를 수행하며 책임을 맡은 여성에게 관리를 수행한다고 하였다. 자율적 조산사는 관리할 책임이 있으므로 다른 사람의 충고를 받아들이거나 거부하는 것도 자유로이 선택할 수 있다(Marshall, 2005).

그러나 사실 조산사가 가진 전문직의 자율성은 매우 적다. 개인의 자율성과 마찬가지로 수행을 선택한 전문직의 자율성 정도는 조산사의 업무환경에 따라 달라진다. 조산사의 전문가적 자율성의 정도는 고용인과 고용인의 태도에 따라 조산사에게 주어진 권위에 달렸다(Marshall, 2005).

고위험 임상에서 일하는 조산사들이 산과 간호사의 역할을 할 때 산부인과 의사에 의해 자율성을 포기하게 되는 상황에 대한 논란이 있을 수 있다. 그러한 상황에 대한 두 가지 이유가 있다. 첫째, 조산사가 정상 과정에서 벗어난 것을 발견했을 때 산부인과 의사에게 의뢰해야 한다는 것이다(NMC, 2004a). 과거에는 조산사의 전문적 영역에 둔위분만을 포함시켜 왔는데, 현재에는 전문직 자율성을 더 이상 수행하지 못한다. 반면 이것이 사실이라면 산과적 합병증이 발생한 여성들은 조산사의 업무 영역에 남아있는 여러 가지 요구를 가지고 있다. 예를 들어 임신성 고혈압을 가진 여성들은 심하게 아프지만 모유수유에 대한 지도를 여전히 요구할 것이다.

둘째, 의료법(NMC Code of Professional Conduct)에 의하면 '간호사와 조산사는 그들의 수행에 대해 책임을 진다'라고 명시되어 있다(NMC, 2004b). 이 장의 초반부에 우리는 개인과 전문가로서 자율성의 결정에 대한 책임을 이야기했다. 고위험상황에서 개인의 행동에 책임을 진다는 것은 여전히 개인의 결정이건 다른 사람의 지도를 받건 간에 조산사로서 행동한다는 것을 의미하며, 행동이 적합한가 아닌가는 전문직의 행위 영역 안에서 자율성을 의미하는 것이다. 이것이 바로 조산사의 자율적 수행의 핵심이다.

이러한 주장에도 불구하고 조산사의 자율성에 영향을 미치는 요소들이 있다. 조산학의 역사와 규정은 잘 문서화되어 있으므로(Donnison, 1988; Sargent, 2002) 이 장에서는 조산사가 고위험 여성을 관리하는 상황에서 어떻게 그들의 자율성을 높일 수 있는지에 대하여 논의하겠다.

첫 번째 고려사항은 정상적 조산을 바탕으로 확고한 신념과 기초를 가지는 것이다. 정상적 신체과정을 이해하고 산과적 합병증이 일어났을 때라도 조산사의 자율적 수행이 가능하다는 것을 인식하는 것이다(Marshall, 2005).

두 번째 고려사항은 정책결정과 과정에 참여하는 것이다. 이는 조산사의 새로운 활동 영역은 아니지만 조산사에 의하여 재정된 정책은 주로 저위험 모성관리에 초점이 맞추어져 왔다. 전문조산사(specialist midwives)는 가이드라인을 만들고, 집필자로서 참여하며, 산과적 합병증과 관련된 정책을 수립하는 데에 평등하게 참여할 수 있다.

마지막으로 교육분야이다. 조산사는 고위험상황에서 일할 때 산과적 합병증에 관한 지식이 있어야 한다. 이는 조산사가 여성의 요구를 충족시키고 산과 의사와 의사소통하고 관계형성을 하는 데 필요하다. Pollard(2003)는 자율성에 관한 조산사의 인식에 관한 연구에서 조산사가 산부인과 의사와 좋은 관계를 유지할 때 자율성을 느낀다고 보고하였다. 조산사는 "의사-간호사 게임"에 개입하지 말고 감독자 역할을 하면서 의사가 생각하는 방식에 조산사 자신의 의견과 아이디어를 미묘하게 내보이는 것이 좋다(Marshall, 2005). 대신에 조산사는 그들의 산과적 합병증에 대한 진보된 지식을 자신 있게 보여주고, 그 지식을 관리에 적용한다면 산과 동료들로부터 존경을 받을 수 있을 것이다. 이러한 것이 바로 조산사의 권위와 자율성을 증가시키는 것이다.

결 론

이 장에서는 개인이 도덕성에 비추어 행위를 결정하고 행위의 결과를 받아들이는 과정에서 권리를 행사하는 자율성의 윤리적 개념에 대해 알아보았다. 자율성은 절대적인 것이 아니며 개인의 각기 다른 상황에서 각기 다른 정도의 자율성을 행사할 수 있다.

자율성의 증진은 여성간호에서 조산사의 주요한 역할이며, 정부의 정책에 의해 강조되고 있다. 조산사의 역할은 산과적 합병증을 가진 여성을 관리하는 데 있어 여성이 정보를 이해하고 선택할 수 있는 형태로 정보를 제공해야 하므로 특별한 기술이 필요하다. 조산사의 또 다른 중요한 역할은 개인이나 집단의 자율성을 증가시키기 위해 옹호하는 것이다. 고위험상황에서는 어려움이 예상되지만 개인이 결정할 능력이 있는 한 조산사는 그들의 권리를 존중하고, 지속적으로 최선의 방법을 적용하여 그들이 원하는 것을 제한하지 않고 관리해야 한다. 이러한 상황은 잠재적으로 조산사에게 스트레스가 되고 조산사를 감독하는 사람의 도움이 필요할 것이다.

조산사는 정상적인 조산술의 맥락에서 자율적 수행을 할 수 있다. 이는 전문직 자율성이 책임과 분리될 수 없다는 것을 의미하며, 고위험상황에서도 자율적 책임을 지게 된다는 것이다. 이에 덧붙여서 산과적 합병증을 가진 여성들에 대한 관리도 조산사의 영역 내에 포함된다. 마지막으로 조산사는 고위험모성관리에서 산과적 합병증에 대한 교육을 통하여 고위험 관리표준을 배울 뿐만 아니라 숙련된 임상가로서 산과 동료들의 존경을 받아야 한다.

참고문헌

Aveyard, H.(2000) Is there a concept of autonomy that can use fully inform nursing practice? Journal of Advanced Nursing, 32(2):352-8.

Burrows, J.(2001) The parturient woman: can there be room for more than 'one person with full and equal rights inside a single human skin'? Journal of Advanced Nursing, 33(5):689-95.

Chambers (1992) Chambers Concise Dictionary. W. & R. Chambers, Edinburgh.

Cooke, P.(2005) Helping women to make their own decisions. In: M.D. Raynor,J.E. Marshall and A.Sullivan (Eds) Decision Making in Midwifery Practice. Elsevier/Churchill Livingstone, London.

Department of Health (1993) Changing Childbirth, Part 1: Report of the Expert Maternity Group. Her Majesty's Stationery Office (HMSO), London.

Department of Health (2000) The NHS Plan. HMSO, London.

Department of Health (2004) National Service Framework for Children. HMSO, London.

Donnison,J.(1988) Midwives and Medical Men - A history of the struggle for the control of childbirth. Historical Publications Ltd, London.

Dyer, C.(1998) Trusts face damages after forcing women to have caesareans, British Medical Journal, 316(7143):1480.

Grace, P.J.(2001) Professional advocacy: widening the scope of accountability, Nursing Philosophy, 2:151-62.

Hunt,S. and Symonds, A.(1995) The Social Meaning of Midwifery. Macmillan Press, London.

Johnstone, C, and Slowther, A.(2003) Ethical considerations. Respect for autonomy.
www.ethics-network.org.uk/Ethics/econsent.htm

Johnstone, C. and Slowther, A.(2005) Medical ethics and law. Consent handout 5.
www.ethox.org.uk/education/teach/Consent/consent5.htm

Jones, S.(2000) Ethics in Midwifery. Mosby, London.

Levy, V.(1999) Protective steering: a grounded theory study of the processes by which midwives facilitate informed choices during pregnancy. Journal of Advanced Nursing, 29(1):104-12.

Marshall, J.E.(2005) Autonomy and the midwife. In: M.D. Raynor, J.E. Marshall and A. Sullivan (Eds) Decision Making in Midwifery Practice. Churchill Livingstone, Edinburgh.

Marshall, J.E. and Kirkwood, S. (2000) Autonomy and teamwork. In: D. Fraser (Ed.) Professional Studies for Midwifery Practice. Churchill Livingstone, London.

Nursing and Midwifery Council (2004a) Midwives Rules and Standards. Nursing and Midwifery Council (NMC), London.

Nursing and Midwifery Council (2004b) The NMC Code of Professional Conduct: Standards for conduct, performance and ethics. NMC, London.

Pollard, K.(2003) Searching for autonomy. Midwifery, 19(2):113-24.

Sargent, L.(2002) Practice and autonomy. In:R. Mander and V. Fleming (Eds) Failure to Progress. Routledge, London.

Symon, A. (1998) Known complications and rare occurrences. British Journal of Midwifery, 6(2):114-17.

Warriner, S.(2003) Midwives: advocates or arbitrators? British Journal of Midwifery, 11(9):532-3.

Woodward,V.M.(1998) Caring, patient autonomy and the stigma of paternalism. Journal of Advanced Nursing, 28(5):1046-52.

4

의학적 장애와 고위험 출산여성

Medical Disorders and the Critically Ill Woman

Mary Billington and Tina Heptinstall

이 장은 출산 합병증과 관련된 일반적 의학 상태를 초래하는 고위험질환에 대한 개론이다.

최근 모성사망조사국(Confidential Enquir,ies into Maternal Deaths, CEMD)에서 확인한 표준관리에서, 일부 의사와 조산사가 경험하지 못한 의학 상태에 대해 즉시 인식하여 대처하지 못하며, 산과와 조산사 팀 내에서, 그리고 다학제적 팀 간의 의사소통과 팀워크의 부족으로 질병의 심각성을 인식하지 못한다고 하였다(Lewis, 2004). CEMD는 이전부터 앓고 있는 심장질환, 간질이나 당뇨 같은 의학문제가 있는 여성의 다학제적 관리를 위해서 프로토콜과 지역의뢰 체계가 개발되어야 한다고 권고하고 있다(Lewis, 2004). 여기서는 실무현장에서 유용한 프로토콜과 관련된 내용을 제시하려고 한다.

조산사는 전문센터로 이송이 필요한 여성을 위한 여러 전문직의 공동작업이 중요하다는 것을 알고, 기록보관, 지지, 정보와 동의의 중요성과 안전, 위생, 사생활과 존엄에 대해서 관심을 기울여야 한다. 아플 가능성이 있는 아기의 집중감시와 가능한 한 빠른 이송은 관리와 간호에서 중요하다.

사전지식

- 심혈관, 호흡, 신장, 간과 내분비계에 영향을 미치는 임신의 생리변화
- 심장 · 호흡 · 신장 · 간 · 갑상선 · 결합조직 질환, 당뇨, 간질에 대한 기본적 이해

심장질환

임신 동안 중증심장질환(serious cardiac disease)의 발병률은 1% 정도로 드물지만(Tomlinson & Cotton, 1999), 임산부와 태아의 이환율과 사망률에 있어서 중요하다. 최근 모성사망률 조사에서 심장질환은 모성사망원인 2위로 사망자 수는 44명이었다(Lewis, 2004). 이는 과거 3년간 35명(Lewis, 2001)과 비교되는 사망자 수이다. 구체적 사망원인은 폐고혈압, 심장질환, 심근경색증, 판막질환과 동맥류나 대동맥파열이었다(Lewis, 2004). 감염성 심내막염, 부정맥과 심부전이 나타날 수도 있다(Oakley, 1996; Siu & Colman, 2001).

이전부터 질환을 앓고 있던 여성은 분만 동안 다음 2가지 심혈관계의 생리적 변화가 심각할 수 있다.

- 심박출량(cardiac output)이 임신 8주에 20%, 임신 말기에 50% 증가한다(Oakley, 1996; Nelson-Piercy, 2002). 또한 일회박출량(stroke volume)을 증가하게 하고, 심박동수도 10~15회/분 증가하게 한다(Oakley, 1996; Tomlinson & Cotton, 1999).
- 심박출량은 분만 동안 진통과 자궁 활동으로 1기에 15%, 2기에 50% 더 증가하고, 정맥압박의 완화와 자궁수축으로 300~500cc의 혈액이 귀환하여 분만 직후에는 60~80%가 증가한다(Nelson-Piercy, 2002).

임신 동안 말초저항과 폐혈관저항은 25~30% 감소되어서 심박출량의 변화는 어느 정도 균형을 유지한다(Nelson-Piercy, 2002).

호흡기계 변화에 따른 심혈관계의 생리적 변화는 심장 악화에 대한 진단을 지연시킨다. 호흡곤란, 실신, 부종, 말초맥박 증가, 약간의 판막성 역류는 심장질환을 알려주는 증후이지만, 정상 임신의 특성이기도 하다(Williams, 1999; Nelson-Piercy, 2002). 더욱이 어머니가 되고 싶다는 강한 희망이나 그에 대한 문화적 압박은 여성이나 가족이 심장질환의 증상에 대한 해석을 최소화하거나 부정확하게 하여서 조기 진단을 방해할 수 있다(Lewis, 2001, 2004).

심장질환의 유형

류머티스성 심장질환과 선천성 심장질환(Rheumatic & congenital heart disease)은 구조적 이상의 가장 일반적인 원인으로, 최근에 류머티스성 심장질환은 주로 아시아, 아프리카, 남미에서 영국으로 이민 온 여성에게 많다(Tomlinson & Cotton, 1999; Lewis, 2001). 그러나 여성 집단(특히 흡연 여성)의 유병률 증가와 임산부 연령의 증가로 허혈성 심장질환(ischaemic heart diseases)의 발생률이 증가하고 있다.

류머티스성 심장질환(rheumatic heart disease)은 A군 베타 용혈성 연쇄상구균(group A beta-hemolytic streptococcus)으로 인한 류머티스성 열의 합병증이다. 만성 염증은 협착(비후)을 일으키는 심장판막의 파열이나 탄력성 감소, 혈액 역류와 함께 하는 부전(불완전 폐쇄)의 원인이 된다. 대동판막협착과 역류는 선천적으로 발생할 수 있다. 물론 임신 동안 가장 일반적인 선천성 기형은 심방중격결손(ASD), 심실중격결손(VSD), 동맥관개방(PDA)이고, 이것으로 임신 동안 발생하는 선천성 기형의 60%를 설명할 수 있다(Nelson-Piercy, 2002). 다른 중요한 선천적 기형으로는 대동맥협착, 마르판증후군(Marfan's syndrome), 팔로씨4증후군(Fallot's tetralogy)이 있다(Tomlinson & Cotton, 1999).

판막협착(stenosed values)은 임신과 분만의 혈류역학적 변화로 악화되는 등 압박(back pressure)의 원인으로 심장을 통과하는 혈류를 방해하고, 부정빈맥과 심장기능장애를 유발할 수 있다. 류머티스성 심장질환의 가장 일반적 소견은 승모판협착으로, 이와 관련된 등 압박은 폐고혈압과 폐부종을 초래한다(Willams, 1999; Siu & Colman, 2001; Nelson-Piercy, 2002). 호흡곤란이 나타나고(Willams, 1999), 격렬한 활동이나 감염으로 빈맥이 악화될 수 있다(Oakley, 1996). 대동맥판막협착은 출산 동안에는 드물고, 선천적으로 남성에게 더 흔하며, 류머티스성 열 후에 나타나고, 나이가 들면서 더 진전된다. 그러나 대동맥판막협착이 심하면 심박출량이 줄어들어 심장과 뇌의 부적절한 관류로 저혈량이나 저혈압으로 갑작스럽게 사망하게 된다(Tomlinson & Cotton, 1999).

협착이 없는 판막부전과 역류(valvular incompetence & regurgitation)는 저하된 혈관저항이 판막을 통한 혈류 흐름을 쉽게 하므로 임신 동안 호전된다. 그러나 고혈압이 있거나 분만 3기에 자궁혈액이 일반 순환으로 복귀하면서 악화된다(Tomlinson & Cotton, 1999).

교정되지 않은 ASD, VSD, PDA 경우, 동맥혈관계의 압력이 심장 반대쪽 압력보다 작기 때문에 혈액은 일반적으로 정상 순환로로 흐른다. 정상 임신에서 증가한 혈량은 말초저항의 감소로 균형을 유지한다(Siu & Colmam, 2001). 그러나 폐고혈압과 저혈압은 결손 부분으로 혈액을 우회하게 할 수 있다. 갑작스러운 좌우션트술(left-to-right shunting)은 왼쪽 심실박출량과 심장과 뇌 관류를 감소시키므로 장기간의 좌우션트술은 폐고혈압으로 발전될 수 있다. 우좌션트술(right-to-left shunting)은 산소가 제거된 혈액이 폐로 우회하면서 청색증을 일으킨다.

대동맥협착증(coarctation of aorta)은 대동맥궁이 현저히 좁아진 것으로, 고혈압과 울혈성 심부전을 초래할 수 있고, 윌리스환(circle of Willis), 늑간동맥(intercostal artery), 말단동맥(distal aorta)의 동맥류나 판막결손과 같은 다른 결손들과 관계가 있다. 상염색체 우성 결체조직장애(autosomal dominent connective tissue)인 마르판증후군은 승모판탈출증과 대동맥기부확장(aortic root dilatation)의 특징을 보인다. 이런 기형은 특히 혈량이 증가될 때 역류, 부정맥, 실신, 대동맥의 절개나 파열이 나타날 수 있다. Lewis(2004)는 대동맥 확장으로 임신 동안 모든 혈관이 더 쉽게 파열될 수 있다는 사실에도 불구하고 임신 여성에 있어서 절개 가능성을 거의 고려하지 않고 있다고 했다. 대동맥협착과 마르판증후군과 관련된 합병증 여부에 따른 모성사망률은 5~50%이다(Tomlinson & Cotton, 1999).

팔로씨4증후군(Fallot's tetralogy)에는 심실중격결손(VSD), 대동맥기승(overriding aorta), 폐동맥협착(Pulmonary stenosis)과 오른쪽 심실비대(ventricular hypertrophy)가 있다. 결손을 교정하지 않았다면 대부분 임신이 어렵지만, 임신이 되었다면 증가된 혈량이 청색증을 악화시키고 모성사망률은 15% 이상이 된다(Tomlinson & Cotton, 1999).

심근경색(myocardial infarction, MI)은 관상동맥연축(coronary spasm), 관상동맥의 혈전이나 박리로 나타날 수 있다. 전신홍반성 루프스와 같은 결체조직장애나 코카인 사용과 관련될 수도 있다(de Swiet, 2002; Nelson-Piercy, 2002). 모성사망률은 20%로 분만 2주 이내 사망위험이 가장 크다(Tomlinson & Cotton, 1999). 예상외로 임신 3기와 산욕기에 가장 자주 나타난다. 비교적 젊은 여성은 심근경색을 예상하기 어렵기 때문에 진단이 늦어질 수 있다. 그러나 2000년부터 2002년까지 허혈성 심질환으로 여성 3명이 사망했고, 관상동맥절개로 인한 심근경색으로 5명이 사망했다(Lewis, 2004). Lewis(2004)는 심근경색이 의심될 때 혈관조영술을 받아볼 것을 제안한다.

분만기 주위 심근증(peripartum cardiomyopathy)은 임신 마지막 달과 분만 후 2~3개월 내에 발생하는 특징적인 확장성 심근증으로, 임신의 생리적 변화로 이전에 있던 심장질환이 악화된 것이다(Tomlinson & Cotton, 1999). 발병 정도는 1:5000보다 낮고(de Swiet, 2002), 보통은 분만 후 1개월 내에 나타나지만 분만 직전 몇 주 동안이나 분만 후 6개월에 나타날 수 있다. 면역, 영양과 감염이 주요 원인일 수 있고(de Swiet, 2002), 30세 이상인 아프리카 여성, 사회경제 상태가 낮은 여성, 고혈압, 비만이나 다태임부에게 더 흔하다(Tomlinson & Cotton 1999; Nelson-Piercy, 2002; de Swiet, 2002; Lewis, 2004). 심기능부전, 심부종, 부정맥과 색전증에 따라 이환율과 사망률이 높으며(Tomlinson & Cotton, 1999; de Swiet, 2002), 사망률의 범위는 20~80%이다(Tomlinson & Cotton, 1999). 최근 CEMD에 따르면 심근증으로 인한 사망자수는 6명 중 4명이다(Lewis, 2004).

임신결과

임신결과는 다음과 관계가 있다(Nelson-Piercy, 2002).

- 청색증(즉, 동맥산소포화도 <80%)
- 폐고혈압(다음 참조)
- 특정 병변의 혈류역학적 중요성
- 특정 병변과 상관없이, 기능분류(뉴욕심장협회 분류)에서 class Ⅲ, Ⅳ이면 결과가 나쁨〈표 4.1〉

폐고혈압(pulmonary hypertention)은 평균 폐동맥압이 25mmHg 이상일 때로 정의하며(Tomlinson & Cotton, 1999), 일차적 혹은 이차적 원인으로 발생할 수 있다. 폐혈관저항이 그대로이면(예: 정상임신 동안 나타나는 폐혈관저항의 저하가 일어나지 않으면 심박출 증가에 부응하기 위한 폐혈류가 증가될 수 없다), 모성사망률은 30~50%이다(Tomlinson & Cotton, 1999; Nelson-Piercy, 2002). 분만과 산욕 초기가 가장 위험한 시기인데 이

표 4.1

뉴욕 심장협회 기능분류

Class Ⅰ	호흡곤란 없음./악화되지 않음.
Class Ⅱ	격심하게 활동할 때 호흡곤란/약간 악화됨.
Class Ⅲ	중등도 활동할 때 호흡곤란/중등도 악화됨.
Class Ⅳ	휴식 때 호흡곤란/심각하게 악화됨.

는 증가된 심박출량과 산후 혈량 변화가 갑작스런 오른쪽 심기능부전을 가져올 수 있기 때문이다(Tomlinson & Cotton, 1999; Siu & Colman, 2001; de Swiet, 2002).

일차 폐고혈압(primary pulmonary hypertention)은 특발성 질환으로 드물지만, 가족성일 수 있고, 젊은 여성에게 일차적으로 나타날 수 있다(de Swiet, 2002). ASD, VSD, PDA, 승모판협착증과 관련된 좌우션트(left to right shunting)와 같은 심장질환이나 폐질환 낭성섬유증(cystic fibrosis)과 같은 폐질환으로 인한 다년간의 폐압박 증가로 이차적인 폐고혈압이 나타날 수 있다. 이는 교정하지 않은 ASD, VSD, PDA와 관련될 때 아이젠맹거증후군(Eisenmenger syndrome)이라고 한다. 폐동맥압이 전신압력보다 높아지면 션트가 역류되어서 청색증이 나타난다. 임신 동안 전신저항의 감소는 우좌션트(right to left shunting)의 가능성을 높인다.

검 사

- 흉부 X-ray: 태아가 확인되면, 방사량은 1일 백그라운드 방사선(background radiation) 이하로 한다(Williams, 1999).
- 심초음파검사(echocardiography): 임신의 생리적 변화와 중요한 심장질환을 선별하는 안전하고 정확한 방법으로(Williams, 1999), 폐혈관질환의 위험이 있는 여성은 임신 동안 반복적으로 검사한다(Lewis, 2004).
- 심전도(10장 참조): 임신으로 인한 심혈관 변화를 확인하는 데 중요하다(Oakley, 1996).

간호와 관리

심장장애를 가진 여성은 세심한 관리를 받으면 바람직한 임신결과를 얻는다. 그러나 청색증, 심장장애와 폐부종을 일으키는 고위험질환과 함께, 손상의 외과적 교정을 포함해서 어떤 원인으로 심혈관계가 손상받으면 박테리아성 심내막염과 혈전색전증이 나타날 수 있다. 모든 심장사망의 10%는 심내막염으로 초래되며, 모호한 발열성 질환이 있는 임부에게 항상 주의를 기울여야 한다(Lewis, 2001).

원칙과 고려사항(principles & considerations)

- 심박출량이 증가되기 이전인 16주 이전에 임신중절을 하는 것이 좋다.
- 바로 누운 자세는 피한다. 임신 후반부에 하대정맥 압박으로 정맥회귀를 방해해서 심박출량의 25%가 감소되기 때문이다(Kerr, Jevon & Raby, 2001 인용).
- 휴식 때 심박동 증가는 심혈관회귀 감소와 박출량 감소를 나타낸다 (Oakley, 1996).
- 세심한 수분관리: 동맥류 파열이나 박리를 촉진할 수 있으므로 과도한 수분을 피해야 하지만 션트역류와 심장과 뇌의 관류 감소를 막기 위해서 출혈 동안 대치요법을 증진한다.
- 빠른 부정맥을 교정한다. 베타차단제와 amiodarone(태아갑상선 기능장애를 초래할 수 있음)을 제외한 항부정맥제는 안전하다. 성공적인 심조율전환술에 대한 보고가 있다(Tomlinson & Cotton, 1999).
- 지속적 ECG(10장 참조)
- 산소요법과 지속적 산소포화도를 감시한다. 필요한 경우 혈액가스검사를 한다.
- '고위험'이거나 상태가 악화된 여성은 폐동맥 카테터와 동맥선과 함께 침습적 혈액역동성을 감시한다.
- 태아 안녕: 전자 태아감시장치의 사용(Edozien, 2004).
- 어떤 구조적 손상이 있다면 예방적 항생제 처치를 한다. 진통과 분만 동안 합병증이 없으면 박테리아성 심내막염이 드물지만 합병증이 언제 발생할지를 예측하기 어렵다(Williams, 1999; Siu & Colman, 2001). Williams(1999)은 진통이나 마취가 시작되면 정맥으로 앰피실린 1g과 겐타마이신 120mg, 이후에 6시간마다 앰피실린 500mg 처방을 제안한다.
- 침습적 절차의 최소화와 무균술이 심내막염을 줄일 수 있다.
- 인공판막을 포함해 심장손상이 있다면 혈전색전증 예방법을 시행한다.
- 고혈압과 빈맥을 최소화하기 위해서 진통 동안 통증이 완화되게 한다. 혈압변화를 줄이기 위해서 소량의 경막외 진통제의 지속적 투여를 고려한다.
- 아래로 힘주기와 발살바법과 관련되어 혈압변화를 예방하기 위해서 수술적 질식 분만을 고려한다. 그러나 제왕절개술은 산과적 적응증이 나타날 때까지

보류한다[비록 Williams(1999)이 과도한 힘쓰기를 피하기 위해서 추천한다고 하더라도].

- 분만유도와 촉진을 위해 옥시토신 약물을 주입하고 분만 3기에는 활동을 조심한다. Syntocinon 주입은 수분정체를 일으키므로 최대 용량을 5unit/day로 한다(Lewis, 2001). Ergometrine(syntometrine을 포함해서)은 혈관수축으로 고혈압을 일으킬 수 있으므로 금한다. 분만 3기를 효과적으로 관리하기 위해서 syntocinon을 사용할 경우 빠른 정맥주입은 일시적 저혈압과 관련되므로 천천히 주입해야 한다.
- 체액변화가 울혈성 심부전을 유발할 수 있으므로, 분만 후 24~72시간 동안 집중간호를 지속한다. 자연적 항이뇨가 나타나지 않으면 폐부종으로 진행될 수 있다(Tomlinson & Cotton, 1999). 폐부종이 있으면 이뇨제 투여를 고려한다.
- 아이젠맹거증후군이 있는 여성은 적어도 산후 7일 동안 집중관리를 한다.

호흡기장애

임신 동안 모체와 태아태반단위의 증가된 대사요구를 충족하기 위해서 호흡기계의 해부학적 · 생화학적 · 호르몬 적응이 일어난다(Knox, 2001; Nelson-Piercy, 2001). 프로게스테론은 모체의 호흡중추를 자극하며, 이산화탄소에 대한 민감성을 높이고 흉곽근육과 연골을 이완시키는 등 많은 변화를 일으킨다.

산소소모가 20%가량 증가하는데, 이를 보상하기 위해서 잔여호기량(resting ventilation)이 20~50% 증가한다. 이는 임신 1기 말부터 임신 동안 계속된다(Knox, 2001). 주로 일회호흡량의 40% 증가, 즉 500~700cc 증가로 보상한다(Nelson-Piercy, 2001). 이것은 흉곽의 해부학적 변화로 촉진된다. 임신 말기에 흉곽의 횡격선이 약 2cm 늘어나고 늑막하각이 60°에서 103°로 넓어진다(de Swiet, 1998).

임신 초기에 자궁이 횡격막을 압박하기 전에도 횡격막은 4~7cm가량 올라가고, 이로 인해 일회호흡량(tidal volume)의 증가와 함께 기능적 잔여량

(functional residual capacity)의 감소가 발생한다. 이것은 또한 호기비축량(expiratory reserve; 정상호기 후 강제로 배출할 수 있는 공기의 양)과 잔여량(residual volume; 강제로 배출한 후 폐에 남아 있는 공기량)의 감소에 기인한다(Coleman & Rund, 1997; Knox, 2001; Nelson-Piercy, 2001). 그러나 정상적으로 380~550L/분인 최고 호기배출률(peak expiratory flow rate)과 분당 강제호기량(FEV)에는 변화가 없다(Nelson-Piercy, 2001).

다음 흡기 때 공기가 섞이기 위해 호기 후 폐에 남아 있는 공기가 거의 없어서 동맥혈산소분압(PaO_2)과 동맥혈이산화탄소분압($PaCO_2$)의 변화가 나타난다. 이 결과 $PaCO_2$가 약 35~40mmHg에서 25~32mmHg까지 떨어지고(Coleman & Rund, 1997; de Swiet, 1995), 혈장 이산화탄소가 22~26mmol/L(Cox & Grady, 1999)에서 18~22mmol/L(Nelson-Piercy, 2001)까지 보상적 하강이 나타난다. PaO_2 증가도 있을 수 있다.

동맥 pH가 7.4~7.45로 약간 증가하는 경미한 호흡성 알칼리증은 임신 중에는 정상이다. 이런 변화는 태아 산소-탄산가스 교환에 이상적이다(Coleman & Rund, 1997; Nelson-Piercy, 2001). 그러나 임산부의 산소화에서 최소한의 변화는 60mmHg 이하의 PaO_2, $PaCO_2$ 증가, 해로울 수 있는 산성증과 함께 태아 산소화의 적절한 변화를 일으킬 수 있다(Coleman & Rund, 1997).

앞서 언급된 변화는 임산부의 75% 이상에게 특히 임신 3기에 숨가쁨과 현기증을 느끼는 생리적 과호흡을 일으킨다. 이것은 항상 운동과 관련된 것은 아니며 휴식 동안에도 나타날 수 있고, 호흡기장애 진단을 과도 혹은 과소 평가할 수 있다. 그러나 호흡에 어려움이 있는 여성은 임신의 생리적 변화로 추후 더 악화될 수 있다(Knox, 2001).

저산소증

임상양상

경미하거나 중등도 저산소증(hypoxia)에서 임상양상으로는 안절부절못함, 침착하지 못함 등이 나타난다. 교감신경반응이 혈액을 말초에서 멀리 보내어 팔다리가 차고 창백할 수 있다. 저산소증이 악화되면 혼란, 혼미, 의식상실, 심근수축력 저하와 부정맥이 나타날 수 있다(Coleman & Rund, 1997).

검사(Cox & Grady, 1999; de Swiet, 1999)

- 자세한 병력과 검진
- 최대 호기량
- 산소포화도(SaO_2) >95%이어야 함.
- 심각한 경우 동맥혈가스(예: SaO_2 ≦95%)
- 혈색소
- 흉부 X-ray: 임상적인 증거가 있을 경우 보류하면 안 됨.
- 환기-관류 단층촬영(ventilation-perfusion scan)
- 심초음파(echocardiography; 심장질환과 구별하기 위해서)
- 심전도
- 지속적인 cardiotocography

간호와 관리(Coleman & Rund, 1997)

- PaO_2 60~70mmHg 이상, 산소포화도 90% 이상의 혈색소를 유지하도록 산소공급
- 혈액가스가 경계선이거나 나쁜 경우(예: PaO_2<70mmHg, $PaCO_2$>55mmHg), 호흡보상이 있거나(예: 호흡수 분당 35회 이상) 의식이 손상될 경우에 삽관
- 임신 동안 pH 7.35 이하이거나 동맥 $PaCO_2$ 38mmHg 이상이면 집중관리 필요

천 식

천식(asthma)은 기도의 만성적 염증 상태로 가역성 기도폐쇄로 정의된다(de Swiet, 1999). 염증은 점막의 부종과 과도한 산물과 관련이 있으며, 기도벽의 평활근 경련으로 가역적 기관지경련이 일어난다(Nelson-Piercy, 2002). 천식은 출산기 여성에게 나타나는 가장 흔한 호흡기장애로 발병률은 7% 이상이다(Nelson-Piercy, 2002). CEMD에 따르면 최근에 천식으로 5명이 사망했다(Lewis, 2001, 2004).

발작은 알레르기 유발항원(예: 꽃가루, 먼지, 곰팡이, 비듬), 자극물(예: 연기, 공기오염), 약물(예: 아스피린, 비스테로이드성 항염증 약물(NSAIDs), β차단제), 찬 공기, 스트레스, 운동, 상기도감염, 회충과 저이산화탄소혈증으로 더 심해질 수 있다.

임상증상

임상 특징으로는 호흡곤란, 빠른 호흡, 기침, 진한 객담, 가슴이 조이는 느낌, 호기 시 천명음이 있다. 1997년부터 1999년까지 3년 동안 사망한 5명의 여성 중 3명은 심각한 발작특성을 과소평가해서 갑작스럽게 악화된 경우이다(Lewis, 2001). 〈Box 4.1〉에서 중증 급성 천식의 특징을 열거하고 있다.

임신이 천식에 미치는 영향

임신한 여성의 천식이 호전되거나 악화되는 일정한 경향은 없다(Nelson-Piercy, 2001). 1/3은 호전되고, 1/3은 악화되며, 1/3은 그대로 유지되는 '1/3 법칙'을 제시하기도 한다(Tan & Thomson, 2000). 이론적으로 임신 중 생리적 변화는 프로게스테론과 코르티손은 기관지를 확장시키고, 프로스타글란딘은 기관지를 수축하는(프로스타글란딘 E2는 제외하고) 반대작용을 한다(de Swiet, 1995).

더 심한 고위험질환이 있는 여성은 천식이 더욱 악화되고 대부분 임신 24~36주 사이에 발현한다(de Swiet, 1999; Tan & Thomson, 2000; Nelson-

Box 4. 1

중증 급성 천식의 특성
(Nelson-Piercy, 2002; British Guideline on the Management of Asthma, 2003b)

중증 급성 천식 특성	생명이 위중한 특성
다음 중 하나	최상이거나 예측되는 최대 호기량(PEF) < 33%
최상이거나 예측되는 최대 호기량(PEF) 33~50%	SaO_2 < 92%
호흡률 ≥ 25회/분	PaO_2 < 60mmHg
심박동 > 110회/분	silent chest, 청색증, 약한 호흡 노력
한 번 호흡에 문장을 마치지 못함	서맥, 심박장애, 저혈압
호흡부수근육 사용	탈진, 혼돈, 혼수

Piercy, 2002; British Guideline on the Management of Asthma, 2003a). 태아가 남아일 때 더욱 악화되므로, 태아의 성을 알 때 임상적으로 적용할 수 있다(Tan & Thomson, 2000). 어떤 경우, 태아의 기형 발생에 영향을 미치는 약물을 줄인 것과 관련이 있다(de Swiet, 1999; Nelson-Piercy, 2002). 약물로 인한 어떤 작은 위험보다는 중증 천식 위험이 더 중요하기 때문에 비임신 시와 동일한 약물과 용량을 지속해야 한다(British Guideline on the Management of Asthma, 2003a). 태반전달과 전신영향을 줄이기 위해서 구강보다 흡입방법으로 제공한다(de Swiet, 1999; Nelson-Piercy, 2002).

천식발작은 코르티솔 분비 증가로 분만 중에는 드물지만(de Swiet, 1999; British Guideline on the Management of Asthma, 2003a), 임신 3기에 상태가 호전된 여성은 출산 후에 종종 악화되기도 한다(Nelson-Piercy, 2002).

천식이 임신에 미치는 영향

일반적으로 천식이 경미하거나 잘 조절되면 결과는 좋지만, 심각하거나 잘 조절되지 않는 천식은 만성적 저산소증을 초래하고, 다음과 같은 합병증이 나타날 수 있다(de Swiet, 1999; Tan & Thomson, 2000; Nelson-Piercy, 2002; British Guideline on the Management of Asthma, 2003a).

- 조기진통
- 산모의 고혈압
- 자간전증
- 태아 성장지연
- 임신오조증
- 산전출혈

이런 합병증은 저산소증, 약물치료와 평활근 긴장을 증가시키는 유발요인이 병합되어서 나타난다(Schatz, 1999; de Swiet, 1999).

중증발작의 예방

조산사는 교육과 정서적 지지를 통해 중증 천식 발작을 예방하는 데 중요한 역할을 한다. 지속적으로 약물을 투여하고, 자극요인을 피하고, 흉부감염에 대한 조기인식과 악화요인이 있으면 급속히 악화될 수 있으므로, 조기 입원의 중요성을 교육해야 한다.

분만 동안, 페티딘(pethidine), 에르고메트린(ergometrine), 프로스타글란딘 $F_{2\alpha}$와 같은 약물의 기관지경련과 관련된 주의점을 알려준다(de Swiet, 1999; Nelson-Piercy, 2002). 그러나 영국 천식관리지침(British Guideline on the Management of Asthma, 2003a)에서는 모든 형태의 통증완화는 안전하게 사용할 수 있고, 신토메트린(syntometrine)과 에르고메트린과 관련된 기관지경련은 나타나지 않는다고 한다. 흉부감염과 그 후 무기폐 위험으로 전신마취보다 부분마취가 선호된다(de Swiet, 1999; Nelson-Piercy, 2002; British Guideline on the Management of Asthma, 2003a).

급성 중증 천식의 간호와 관리

급성 중증 천식(천식 지속 상태, status asthmaticus)은 매우 위험한 상태로, 호흡기 의사의 집중관리가 필요하다.

즉각적 치료는 다음과 같다(Nelson-Piercy, 2002; British Guideline on the Management of Asthma, 2003b).

- 산소포화도가 95% 이상 유지되도록 산소공급
- 수액요법(분비물 액화를 돕기 위해서)
- 산소분무기를 통한 beta2-agonist(예: salbutamol 5mg, terbutaline 10mg)
- 산소분무기를 통한 ipratropium bromide 0.5mg
- Prednisolone 40~50mg(구강) 혹은 hydrocortisone 100mg(정맥)(혹은 모두)
- 어떤 종류의 안정제도 금기
- 감염이 의심되면 항생제
- 기흉이 의심되면 흉부 X-ray
- 갑작스러운 악화나 처치에 반응이 없으면 폐색전 고려

또한, 생명이 위중한 상태라면 다음을 고려해야 한다(de Swiet, 1999;

Cox & Grady, 1999; British Guideline on the Management of Asthma, 2003b).

- Magnesium sulphate 1.2~2g 20분 이상 정맥 주입
- 더욱 자주 분무기로 beta2-antagonist(예: salbutamol 15~30분 간격으로 5mg, 혹은 시간당 지속적으로 10mg 주입)
- Aminophylline 20분 이상 250mg 정맥주입, 혹은 salbutamol이나 terbutaline 250㎍ 10분 이상 투여. 구강으로 theophyllines를 줄 경우 NB aminophylline을 사용하면 안 되고, 분만 전에 줄 경우 태아 불안정이나 무호흡을 일으킬 수 있다는 것을 소아과 의사에게 알림.
- 삽관(intubation)
- 상태가 호전되지 않으면 인공유산 고려

낭성섬유증

낭성섬유증(cystic fibrosis, CF)은 7번 염색체의 유전자 기형에서 비롯되는 상염색체 열성유전 상태이다(Edenborough, 2001). 생존아 출생에서 약 1:2,000 정도 발생하고, 아동기에 좋은 관리를 받으면 출산기까지 생존하는 여성이 많다(de Swiet, 1999). 낭성섬유증은 여성의 임신능력을 감소시키지만 건강관리를 잘하면 불임을 최소화할 수 있다(Edenbough, 2001; Gillet et al., 2002).

낭성섬유증은 농도가 진하고 건조한 분비물을 생성하는 모든 외분비선의 기능장애로 다체계(multi system) 질병이다(de Swiet, 1999; Edenbough, 2001; Nelson-Piercy, 2002). 보통 폐가 가장 심각하게 영향을 받아 반복되는 폐렴, 기관지염과 기관지경련을 유발한다. 진전된 폐손상은 결과적으로 호흡기장애를 초래할 수 있다.

낭성섬유증인 사람의 90% 이상은 췌장의 기능장애를 갖고 있어서 흡수장애와 영양실조를 초래한다; 20%는 당뇨, 15% 이상은 당내성 장애가 있는데, 이는 임신성 당뇨의 위험을 높인다(de Swiet, 1999; Edenborough, 2001; Nelson-Piercy, 2002).

낭성섬유증과 임신

낭성섬유증이 없는 임신여성과 비교하면 모성사망률은 유의하게 높지만, 낭성섬유증이 있는 비임신여성과 비교할 때에는 사망위험이 증가하지 않는다. 대부분 초기 성인기에 사망하고, 사망연령의 중앙값은 약 30세이다(Nelson-Piercy, 2002). 중등도에서 중증폐질환(FEV, <60% 예상되는), 폐고혈압, 청색증, 산소포화도 <90% 등의 요인은 나쁜 결과를 초래한다(Nelson-Piercy, 2002).

가장 일반적 모성합병증은 태아태반단위의 부가적 영양요구로 인한 체중감소, 특히 임신 3기에 호흡곤란, 운동부하와 산소포화도의 악화와 함께 폐기능의 악화, 폐감염의 악화, 울혈성 심부전이다. 태아의 주요 위험은 임산부의 영양부족과 저산소증으로 인한 자궁 내 성장지연과 조산이다(de Swiet, 1999; Edenborough, 2001; Nelson-Piercy, 2002).

간호와 관리

관리원칙은 앞서 설명한 저산소증과 다음과 같은 것이다(de Swiet, 1999; Nelson-Piercy, 2002).

- 낭성섬유증센터와 산과전문의의 관리
- 폐감염에 대한 적극적 통제
- 산소요법, 기관지 확장제, 필요 시 코르티코스테로이드
- 특히 태아 성장지연과 관련되는 영양결핍과 호흡 상태가 악화되면 입원하고 가능한 한 분만한다.
- 영양실조와 쇠약해졌을 때 비경구적 영양이 필요할 수 있다.
- 진통마취나 전신마취보다 부분진통과 부분마취가 좋다.
- 분만 2기 동안 기흉의 위험이 증가하므로 지연된 힘주기와 발살바법은 피한다.

폐 렴

폐렴(pneumonia)은 임신 때 드물게 나타나는 합병증으로 발병률이 1% 미만이다(de Swiet, 1999). 그러나 비산과적 태아 감염의 가장 빈번한 원인으로(Lim et al., 2001), CEMD에 따르면 최근에 3명이 사망한 것으로 나타났다

(Lewis, 2004). 임신 동안의 세포면역 변화는 감염에 취약하게 하고 횡격막의 상승과 넓어진 흉곽과 같은 해부학적 변화는 호흡기 분비물을 깨끗이 하는 능력을 감소시켜서 폐렴에 걸리기 쉽다(Lim et al., 2001).

폐부종과 관련되기 때문에 흡연, 빈혈, 천식, 코르티코스테로이드 사용과 자궁수축억제제 등이 위험요인이다(de Swiet, 1999; Lim et al., 2001).

폐렴 유형

- 박테리아성 폐렴은 비임신집단보다 발병률이 적다. 원인균은 *Streptococcus pneumoniae*(원인의 50% 이상 차지), *Haemophilus influenzae, staphylococcus, legionella*이다.
- 바이러스성 폐렴은 임신 때 더욱 심각하다. 원인은 influenza A 바이러스, 수두대상포진(vericella–zoster)이다. Nelson–Piercy(2002)는 임신 중 수두로 발전되는 여성의 10~20%는 수두폐렴으로 진전된다고 한다. 특히 임신 후기에 증가된 면역억제와 관련되어 모성사망률과 태아사망률이 높아진다.
- 비정형적 폐렴은 폐렴미코플라즈마(*Mycoplasma pneumoniae*)나 주폐포자충(*Pneumocystis carinii*)이 원인이다. 후자는 에이즈에서 가장 흔한 기회감염이다(Nelson–Piercy, 2002).

임상증상

- 기침(처음에는 마른 기침)과 화농성 객담
- 열, 오한
- 숨 쉬기 어려움, 늑막염성 통증
- 화농성 객담

폐렴 특성과 비슷한 폐색전을 감별하는 것이 중요하다(de Swiet, 1999).

검 사

앞에서 열거한 저산소증 조사에 추가해서 검사할 것은 다음과 같다.

- 흉부 X–ray

- 객담배양검사

간호와 관리

관리원칙은 앞서 설명한 저산소증과 같고, 추가로 적절한 수액요법(특히 발열이 있을 때)과 분비물 배출을 위한 물리요법이 있다. 특별한 관리는 다음과 같다.

- 박테리아성 폐렴: 적절한 항생제 요법 제공
- 수두성 폐렴: 정맥 내 항헤르페스제(acyclovir) 투여
- 임신 때 수두에 노출된 비면역성인 여성에게 zoster immunoglobulin(ZIG) 투여
- 주폐포자충성(*Pneumocystis carinii*) 폐렴(PCP): pentamidine과 병행하거나 단독으로 높은 용량의 trimethoprim-sulphamethoxazole(co-trimoxazole) 투여

신장질환

임신 동안 신장기능에 영향을 미치는 합병증은 건강한 여성에게 보통 나타날 수 있는 요도감염(무증상 세균뇨, 증상 세균뇨, 방광염, 신우염)부터, 당뇨, 결체조직장애, 급성 혹은 만성 신장장애, 만성신부전과 관련된 합병증이 있다.

신장계 기능은 다음과 같다.

- 노폐물, 독소의 배출과 소변 생성
- 혈압, 수분과 전해질 조절
- 내분비: 혈류와 나트륨 수치가 낮아질 때 레닌 생성, 적혈구 생성을 자극하는 조혈촉진인자 생성

요로감염

임신 동안 일반적으로 요로감염이 나타난다. Nelson-Piercy(2002)는 복부통증의 원인은 진단이 확실할 때까지 의심을 버리지 말 것을 경고한다. 가장

일반적인 요로감염은 무증상 세균뇨로(임부의 4~7%에게 영향을 주는), 특별한 증상 없이 요로의 지속적 박테리아 서식으로 정의한다. 이 진단은 중간소변 검사물에서 소변 mL당 박테리아가 100,000 이상 군집하는 것으로 나타날 때 진단한다.

대부분 요로감염은 대장균으로 인한 것이다. 치료되지 않은 무증상 세균뇨가 방광염이 되면(임부의 1%) 신우신염이 될 수도 있는데(임부의 1~2%), 이는 고위험질병으로 모성사망을 초래할 수 있다(Lewis, 2004). 프로게스테론의 영향(연동운동의 저하와 수뇨관의 경련)과 자궁이 커지면서 골반 끝부분의 수뇨관 압박과 같은 임신의 생리적 변화가 상행성 감염을 초래할 수 있다.

임상증상

방광염과 신우신염의 특징은 긴박감, 빈뇨, 배뇨곤란, 둔부 통증, 빈맥, 두통과 발열이다. 단백뇨와 혈뇨도 나타날 수 있다. 신우신염과 함께 급성으로 시작하고 증상은 더 심할 수 있으며, 오한, 오심과 구토, 농뇨가 있을 수도 있다. 그러나 임상적 상황에 근거한 진단이 어려울 수 있으므로, 흔히 급성 충수염과 감별 진단해야 한다.

검 사

- 중간소변 배양검사
- 혈액 배양

신우신염의 합병증

- 영구적 신장손상
- 자연유산, 조기진통
- 태아 성장지연
- 패혈증과 쇼크

간호와 관리

신우신염은 중증질환의 원인이므로 여성은 입원해서 관리를 받는 것이 좋다. 관리는 다음과 같다.

- 항생제 요법: 보통 penicillin이나 cephalosporin을 처음에 정맥으로 제공
- 발열 감소를 위한 조치(예: 투약, 미온수 목욕)
- 진통(예: buscopan), 통증(신경성 쇼크) 완화를 위해 따뜻하게 해줌
- 항구토제
- 신장기능 사정: 수분균형
- 수액공급 증가: 구강과 정맥 내
- Hb, 요소(urea), 전해질 수준 혈액검사〈표 4.2〉

급성 단계 이후에, 항생제 요법은 신우신염의 위험을 줄이므로 무증상 세균뇨를 발견하기 위해서 남은 임신기간 동안 매달 중간소변검사가 권장된다. 정체와 감염을 초래하는 신장관의 구조적 비정상을 확인하기 위해서 IVP(intravenous pyelograms)와 신장스캔 같은 검사는 산후 6~10주에 시행할 수 있다.

만성 신장질환/만성 신부전

만성 신장질환(chronic renal desease)에는 신우염, 신장증후군, 당뇨성 신증, 결체조직장애, 다낭성 신장질환과 급·만성 사구체신염이 있다. 만성 신부전(chronic renal insufficiency)은 상황이 악화되기 전에는 무증상일 수 있다(예를 들면 사구체 여과율이 정상의 24% 이하로 떨어질 때까지).

임상증상

- 단백뇨
- 크레아티닌 여과율 감소와 요소 증가
- 고혈압과 부종

표 4. 2

신기능 정상수치(Nelson–Piercy, 2002)

	비임신	임신 1기	임신 2기	임신 3기
urea(mmol/L)	2.5~7.5	2.8~4.2	2.5~4.1	2.4~3.8
Creatinine(μmol/L)	65~101	52~68	44~64	55~73
24hr creatinine clearence	70~100	140~162	139~169	119~139

진 단

Asrat와 Nageotte(1999, p.838)는 "크레아티닌 여과율 감소, 24시간 소변 단백질 배출 증가, 적혈구와 함께 소변침전물 현미경검사에서 비정상에 근거해서 진단해야 한다."라고 하였다.

합병증

크레아티닌(creatinine)은 대사 배설물로, 보통 신장기능 정도를 혈청 크레아티닌 수치로 결정한다. 만성 질환이 있지만 임신 이전 신장기능보다 약간 감소되었거나 정상인 여성(혈장 크레아티닌<125μmol/L)은 고혈압, 단백뇨, 명백한 신부전이 없다면 보통 임신을 성공적으로 진행하게 한다. 심각한 신장손상이 있는 여성을 제외하고, 임신은 보통 신장질환의 진전에 영향을 미치지 않는다. 심각한 신장손상이 있는 여성은 영구적 신장기능 위축이 발생할 수 있다(Asrat & Nageotte, 1999; Nelson-Piercy, 2002). 중등도(>125μmol/L) 혹은 중증(>250μmol/L) 혈청 크레아티닌 수치인 여성의 경우, 임신결과가 좋지 않고 다음과 같은 결과가 나타날 수 있다.

- 생식능력 손상
- 신장질환의 가속화
- 자연유산과 조산
- 자간전증
- 양수과다증
- 빈혈
- 자궁 내 성장지연

Williams(2004)은 "이전부터 있던 고혈압, 단백뇨와 재발되는 요로감염(그리고 당뇨병성 신장질환인 여성의 부적절한 혈당조절)은 모두 독립적이지만 누적되어서 모체와 태아 결과에 나쁜 영향을 미친다."라고 하였다.

간호와 관리

- 이상적으로 임신 이전에 신장기능을 사정하고 신부전이 심각할 때 임신상담을 한다.

- 혈장요소(BUN), 크레아티닌 수치, 크레아티닌 여과율, 24시간 단백질 배출 등 신장기능에 대한 정기적 감시
- 자간전증, 빈혈, 무증상 세균뇨의 진전에 대한 정기적 감시
- 자간전증의 위험을 감안해서 낮은 용량의 아스피린 투여 고려
- 태아 성장과 안녕 사정
- 안정을 위해서(신장기능 촉진을 위해서) 가능하면 입원

고혈압이 조절되지 않거나 자간전증이 악화되고 신장기능이 감소하며 산전태아검사가 비정상적인 경우처럼 여성이 고위험질환이라면, 분만의 적응증이 된다(Asrat & Nageotte, 1999). 분만 동안 합병증은 없지만 자간전증과 같은 상태인 여성은 정상적 관리를 진행한다. 경막외 마취는 금기는 아니지만 혈압이나 혈량의 급속한 변화를 피하기 위해 수액투여는 세심하게 관리해야 한다(Asrat & Nageotte, 1999). 소변수집 및 기록과 함께 수액균형에 대한 세심한 관리는 중요하다. 부적절한 수액공급은 모성사망의 주요 원인인 폐부종을 초래할 수 있으므로 중심정맥압측정이 필요하다(Williams, 2004, p.166).

급성 신부전

급성 신부전(acute renal failure)은 임신 합병증으로는 매우 드물어 0.005% 미만의 임신에 영향을 미친다. 예측할 수 없고, 갑작스럽고 뚜렷한 사구체여과 감소의 특징이 있으며, 다음과 같은 결과로 신장혈류 감소가 나타난다.

- 태반조기박리, 전치태반, 자궁파열, 수술손상으로 인한 저혈량성 쇼크
- 내독소성 쇼크(융모양막염, 신우신염, 산후패혈증)
- 요로폐색(양수과다증과 수뇨관 손상)
- 자간전증, 특히 HELLP 증후군(hemolysis, elevated liver enzymes, low platelets)
- 잘못된 수혈(적혈구 응집)

관상세포손상은 크레아티닌과 요소를 배출하는 신장능력장애를 초래해 산성증을 일으킨다. 급성 상황에서는 정확한 사구체여과의 측정이 어렵다. 이

는 혈장요소와 크레아티닌 수치의 상승, 24시간 소변배출 400mL 이하 감소와 같은 간접적 방법을 사용하기 때문이다(Davison & Baylis, 1995).

간호와 관리

근본원인에 따라서 급성 신부전의 관리가 결정되지만 모든 상황에서, 특히 자간전증에서 적절한 수액관리는 수액과부하와 폐부종을 예방하기 위해 순환하는 혈량과 혈압을 반드시 유지해야 한다. 매시간 중심정맥 측정, 도뇨관 사용, 수액공급과 배출에 대한 정확한 측정이 중요하다.

심각성에 따라 그 상태에서 완전히 회복할 수도 있고, 투석이나 이식이 필요한 영구적 손상을 입을 수도 있다. 8장에서 다양한 원인으로 유발되는 쇼크의 특별 관리에서 다시 설명하겠다.

간질환

간질환(hepatic disorder)은 임신의 1% 미만으로 나타나지만(Sillender, 2002), 다양한 급 · 만성 장애는 간기능을 복합적으로 파괴하거나 심각한 질병을 유발할 수 있다.

간기능은 다음과 같다(Sillender, 2002).

- 전환(transformation) 기능: 신장으로 배설할 수 있도록 비수용성 복합물을 수용성 형태로 전환(예: 약물, 독소, 비결합빌리루빈)
- 배설(excretion) 기능: 콜레스테롤과 결합빌리루빈의 배설
- 합성(synthesis) 기능: 알부민, 응고인자, 트랜스페린(transferrin), 갑상선결합단백질을 포함한 특별한 결합단백질과 같은 혈장 단백질 합성
- 대사(metabolism) 기능: 아미노산 · 탄수화물 · 지방의 대사

검 사

간기능장애검사는 다음과 같다.

- 초음파
- 컴퓨터단층촬영(CT 혹은 CAT scan)

- 자기공명 담도췌관조영술(magnetic resonance cholangiopan-creatography, MRCP)
- 내시경 역행성 담관 췌장조영술(endoscopic retrograde cholangio pan-creatography, ERCP): 임신 중에도 안전하다(Sillender, 2002).
- 간생검
- 혈장 간기능검사(serum liver function tests, LFTs)

혈장 간기능검사

- *간효소(liver enzyme)*. 알카리포스파타제(alkaline phosphatase)로부터 분리된 것으로, 간효소 수치는 임신 동안 감소된다(Ramsay et al., 2000; Nelson-Piercy, 2002). 세포손상으로 효소가 세포에서 새어나오면 효소 수치가 상승한다.
  - 아스파테이트[aspartate 또는 아스파타민(aspartamin)] 트랜스아미나제 [transaminase 또는 아미노트랜스페라제(aminotransperase)] (AST): 심장, 근육, 신장, 췌장과 적혈구에서 발견되므로 특정한 간기능검사는 아니다(Sillender, 2002).
  - 알라닌 트랜스아미나제(alanine transaminase, ALT) 또는 아미노트랜스페라제(aminotransperase): 다른 조직에서는 낮은 수준으로 존재하므로 특정한 간기능검사이다(MaKay, 1999).
  - 알카리포스파타제(alkaline phosphatase): 대부분의 조직에서 발견되기 때문에 특정한 간기능검사는 아니다. 임신 동안 수치는 2~4배 증가하고, 주로 태반산물과 증가된 뼈산물로 인해(Ramsay et al., 2000; Sillender, 2002), 특히 담즙배액이 막혔을 때와 같은 간 손상이 있을 때 더욱 증가한다(MaKay 1999).
  - 감마 글루타밀 전이효소(gamma glutamyl transferase or trans-peptidase, GGT, GGTP): 상승된 수치는 특정한 간손상을 알려준다.
- *알부민(albumin)*: 임신 동안 혈량 증가로 수치가 10~60% 감소한다(Sillender, 2002). 간기능장애는 알부민 합성을 감소시키지만 단백뇨와 관련된 상태에서도 수치가 낮아질 수 있다. 낮은 알부민은 급성보다 만성 간질환에서 나타나는데, 의미 있게 수치가 떨어지려면 적어도 10일 이상이

걸리기 때문이다(Beckingham & Ryder, 2001; Sillender, 2002).

- *빌리루빈(bilirubin)*: 임신 동안 변화가 약간 있지만, 적혈구 파괴가 증가하거나 담즙분비 중지와 담즙폐쇄와 같은 경우에 혈류에서 빌리루빈 제거가 감소하면 수치가 상승한다(Nelson-Piercy, 2002; Sillender, 2002). 수치가 40μmol/L 이상이면 황달이 나타나고, 100μmol/L 이상 농축되면 응급구조가 필요하다(Beckingham & Ryder, 2001).
- *혈장 담즙산(serum bile acids)*: 담즙산 대사와 분비는 에스트로겐과 프로게스테론으로 인해 만삭에 가까울수록 상승한다(Ramsay et al., 2000).
- *응고인자(clotting factors)*: 대부분은 간에서 합성되지만 어떤 것은 비타민 K가 있어야 한다. factor I(fibrinogen), Ⅶ, Ⅷ, Ⅹ 수치는 임신 1기 말 이전부터 증가하지만(Rankin, 2005b), factor Ⅸ 수치는 떨어진다(Ramsay et al., 2000). 폐쇄성과 실질 간질환은 응고인자의 생성 감소와 담즙분비 저하로 지용성 비타민 K의 흡수 감소를 초래하기 때문에 응고장애(coagulopathy)를 일으킨다(Sillender, 2002).
- *혈액 글루코오스(blood glucose)*: 저혈당증은 글루코오스 분해와 생성으로 혈당수치를 조절하는 간기능으로 인해 전격간기능질환(fulminant liver disease)에서 심해질 수 있다(Nelson-Piercy, 2002).

〈표 4.3〉은 간기능검사의 수치를 보여준다. 각 검사에서 사용한 방법에 따

표 4.3

간기능 정상수치 (Nelson-Piercy, 2002)

	비임신	임신	1기	2기	3기
AST(iu/L)	5~40	10~40	10~28	11~29	11~30
ALT(iu/L)	0~40	6~35			
Alkaline phosphatase (iu/L)	30~200	90~600	32~100	43~135	133~418
Gamma-glutamyl transpeptidase(iu/L)	11~50		5~37	5~43	3~41
Albumin(g/L)	35~50	25~43			
Bilirubin(μmol/L)	0~20	4~20	4~16	3~13	3~14
Bile acids(μmol/L)	0~14	0~14			

라 특정 수치는 다양하기 때문에 전반적 임상상황과 관련해서 결과를 해석해야 한다(Ramsay et al., 2000).

간질환

간질환(liver disease)은 만성과 급성일 수 있고, 원인이 무엇이든 다음을 초래할 수 있다.

- 간성뇌병증(hepatic encephalopathy): 인지기능손상의 가역성 상태로 졸림, 단조로운 억양, 떨림, 운동실조증, 반사 저하나 항진, 특징적인 호흡 시 악취(간성악취, fetor hepaticus)가 특징이다. 촉발요인들을 확인하고 관리하며 혈액, 단백질, 대변이 찬 장을 비우고, 전해질불균형을 조정하며 수분공급을 유지하도록 한다. 간이식을 고려할 수 있다(Kreige & Beckingham, 2001).
- 간신장증후군(hepatorenal syndrome): 신장 내 혈관수축을 동반한 급성 핍뇨성 신부전이다. 예후는 나쁘며, 효과적 치료로는 간이식이 유일하다(Kreige & Beckingham, 2001).

만성 간질환

만성 간질환(chronic liver disease)은 일차적으로 간경변이나 B형이나 C형 만성 간염으로 발생할 수 있다. 수정능력 부족, 자연유산, 조산, 사산과 관계는 있지만 임신 진행을 악화시키지는 않는다(Sillender, 2002).

급성 간질환

급성 간질환(acute liver disease)의 비산과적 원인은 임신 1기에 많고, 급성 바이러스성 간염, 면역학적 간염, 담석과 의도적이거나 우연한 약물과다복용(예: paracetamol, asprin, NSAIDs, methyldopa, phenothiazine, sodium valproate)이 있다.

E형 간염이나 범발성 단순포진바이러스(disseminated herpes simplex virus, HSV)를 제외하고, 급성 바이러스성 간염의 진행은 일반적으로 임신에 의해 영향을 받지 않는다. E형 간염은 특히 임신 3기에 간성뇌병증과 전격간기능부전의 발병률 증가와 관련된다. 범발성 HSV는 드물지만 일

차적으로 HSV 2형 감염으로 발생한다. 특징은 발열, 복통, AST(aspartate aminotransferase)와 ALT(alamine aminotransferase)의 뚜렷한 증가이다. Prothrombin time의 지연, 황달, 간질성 폐렴(pneumonitis), 뇌염이 있을 수 있다(Nelson−Piercy, 2002). 즉각적 항바이러스 치료를 하지 않으면 사망률은 50% 이상이 될 수 있다(Sillender, 2002).

임신 동안에는 담즙 구성성분이 변화하고 담낭이 더 천천히 비워지면서 담석 형성이 2.5~11% 증가한다(Nelson−Piercy, 2002). 그러나 오른쪽 상부 선통성 통증, 발열, 황달, 오심, 옅은색 대변, 짙은색 소변의 특징을 가진 급성 담즙분비 중지는 임부의 0.1%에서 발견된다(Nelson−Piercy, 2002). 구강섭취의 제한, 비위장흡입, 정맥 내 수액, 진통제와 항생제를 포함한 보존적 관리로 75% 정도는 증상이 회복된다. 일부는 응급 담낭절제술이 필요할 수 있는데, 이는 임신 1기와 2기에는 비교적 안전하지만 임신 3기는 해부학적 변화로 어려울 수 있다. 췌장염과 동반될 경우 사망률은 높다(Sillender, 2002).

중증질병을 유발할 수 있는 급성 간질환의 산과적 원인은 임신오조증, 임신의 간 내 쓸개즙 정체, 급성 지방간 등이 있다. 자간전증과 HELLP 증후군는 6장에서 다시 설명할 것이다.

임신오조증

임신오조증(hyperemesis gravidarum)은 임신 1기에 지속적으로 심한 구토가 시작되는 상태이다. 일부 임부들은 20주 이상 지속되기도 한다(Nelson−Piercy, 2002). 호르몬, 기전적(mechanical) · 심리적 · 사회적 요인, 25세 이상, 비만, 다태임신, 기태임신, 구강피임약에 대한 내성이 없거나, 사회저 문제 등이 결합되어서 나타날 수 있다.

0.1~1% 정도 발생하며(Nelson−Piercy, 2002), 다음 임신에서 재발률은 50% 이다(Walters, 1999).

임상 양상

탈수, 전해질불균형, 영양장애, 비타민 부족, 체중감소, 케톤증, 근육소비, 침과다(ptyalism)가 나타날 수 있다.

일시적 갑상선 기능항진증이 50% 나타나는데, 이는 hCG(human chorionic gonadotrophin)가 TSH(thyroid-stimulating hormone) 반응기에 영향을 주어서 T4를 상승시키거나 TSH를 억제하기 때문이다(Hill et al., 2002; Nelson-Piercy, 2002). 임신오조증이 있는 여성(Chan, 1999)이나 갑상선중독증(thyrotoxicosis)의 임상 특징을 가진 여성(Tan et al., 2002)에게 항갑상선 약물투여를 시작하기 위해서 갑상선기능을 사정한다. 이는 구토를 빠르게 조절해서 중증질병이 될 수 있는 합병증을 예방할 수 있다.

중증질병을 초래할 수 있는 잠재적 합병증은 다음과 같다.

- 탈수: 헤마토크릿 상승, 체위성 저혈압과 빈맥이 나타날 수 있고 심하면 급성 신부전을 초래할 수도 있다(Hill et al., 2002).
- 간기능장애: 50% 정도에서 나타나고, AST와 ALT 상승(50iu/L 범주)(Nelson- Piercy, 2002), 황달은 흔하지 않지만(Nelson-Piercy, 2002) 빌리루빈 상승(Sillender, 2002)이 나타난다.
- 응고장애(coagulopathy): 불충분한 섭취와 흡수로 인한 비타민 K 부족으로 발생한다(Robinson et al., 1998).
- 시아노코발라민(cyanocobalamin, V B_{12})과 피리독신(V B_6)의 부족으로 빈혈과 말초신경장애(neuropathy)가 나타난다.
- 티아민(V B_1)의 결핍으로 베르니케 뇌병증을 일으킨다. 증상은 복시, 비정상적 안구움직임, 운동실조, 혼돈과 혼수이다(Nelson-Piercy, 2002). 사망률은 10~20%이고(Spruill & Kuller, 2002), 50% 이상이 역행성 기억상실증(retrograde amnesia)과 작화증(코르사코프 정신장애)과 같은 지속적 신경장애를 갖게 된다. 태아사망률은 40%이다(Nelson-Piercy, 2002). 적혈구 케톨 전이효소(red cell transketolase) 수치 저하와 티아민 의존효소로 확진할 수 있다(Nelson-Piercy, 2002).
- 저나트륨혈증(예: 혈장나트륨 <120mmol/L): 무기력, 발작과 호흡마비의 원인이 된다. 중증 저나트륨혈증과 그것의 급속한 반전은 뇌교수초용해증(central pontine myelinolysis)을 촉진하고, 추체로 증상(pyramidal tract), 경직성 사지마비, 가성연수마비(pseudobular palsy), 의식손상의 원인이 된다(Nelson-Piercy, 2002).
- 토물 흡인, 멘델슨증후군(심한 기관지염)의 가능성

- 말로리바이스증후군(Mallory–Weiss syndrome, 식도 위 결합부의 점막 열상), 지속적 구토에 따른 토혈증
- 탈수와 침상안정으로 인한 혈전색전증

정신적 요인이 임신오조증의 원인이 될 수 있고 위와 같은 증상을 초래할 수 있다. Nelson–Piercy(2002)는 심하면 임신을 중절할 것을 제안한다.

임신오조증이 태아에 미치는 영향은 특히 영양실조와 과도한 체중감소가 있으면 비록 자연유산율이 평균보다 50% 정도 낮다 하더라도 저체중, 조기분만과 태아기형이 있을 수 있다(Walters, 1999; Hill et al., 2002; Nelson–Piercy, 2002; Sillender, 2002).

검 사

- 요소와 전해질 수준
- 간기능검사
- 갑상선 기능검사
- 혈색소와 헤마토크릿
- 요검사(케톤)
- 모체의 체중
- 초음파(재태기간, 다태와 기태임신 확인)

간호와 관리

생리적 · 심리적 · 사회적 접근을 한다.

- 관찰과 치료를 위해서 입원한다. 입원만으로도 가정의 스트레스 환경에서 벗어나서 빠르게 회복될 수 있다(Nelson–Piercy, 2002).
- 사회적 · 정서적으로 지지한다(Sillender, 2002).
- 구강간호, 압박부위간호 등의 기본간호와 사생활과 존엄성을 존중한다.
- 탈수와 전해질 불균형을 조정하기 위해서 생리식염수(sodium chloride 0.9%)나 하트만용액을 필요 시 염화칼슘을 첨가해서 정맥 내로 투여한다.
- 포도당 수액은 베르니케 뇌질환을 촉진할 수 있고 저나트륨혈증을 조정하지 못하므로 피한다(Nelson–Piercy, 2002).

- 섭취량과 배설량 기록
- '필요 시'보다 정기적으로 항구토제를 투여한다(예: chlorpromazine, pro-chlorperazine, promethazine, cyslizine, metoclopramide, domperidone) (Nelson-Piercy, 2002).
- 수분보충과 항구토제 치료가 잘 이루어지지 않거나 모체의 체중손실이 10%를 초과하면 태아의 체중감소와 관계되므로 중심정맥카테터로 비경구영양을 준다. 카테터 삽입과 고장성 주입액으로 인한 합병증과 감염, 대사성 합병증, 정맥염과 혈전증이 있을 수 있다. 고농축 글루코오스의 사용으로 티아민 보충이 필요하다.
- 지속적 비위장관영양(위정체와 흡인 예방을 위한 정기적 위흡인과 함께)은 비경구영양의 대안이다. 이런 방법은 경제적이고 비침습적이며 관리가 쉽다(Hsu etal., 1996).
- 임신오조증인 여성(Tesfaye et al., 1998; Nelson-Piercy, 2002)이 구토가 3~4주 지속될 때는(Sprill & Kuller, 2002) 베르니케 뇌병증 예방을 위해서 티아민 보충제를 처방할 수 있다. 매주 티아민 100mg을 100mL 생리식염수에 희석해서 30~60분 이상 정맥요법으로 주입한다. 알약이 허용되면 매일 25~50mg을 3회 투여한다(Nelson-Piercy, 2002).
- 소화불량과 구토가 동반되면 히스타민 2 수용체 차단제(예: ranitidine, cimeti-dine)를 사용한다(Nelson-Piercy, 2002).
- 다른 치료(예: prednisolone 40~50mg을 매일 구강으로 나누어서 투여하거나, hydrocortisone 100mg을 매일 정맥으로 2회 투여)가 비효과적인 경우, 단기간 고농도 스테로이드를 시도할 수 있다(Nelson-Piercy, 2002; Sillender, 2002).
- 모든 방법이 효과가 없고 산모의 생명이나 장기간 건강이 위험할 경우, 유일한 확정적 치료로 인공유산을 고려할 수 있다(Nelson-Piercy, 2002).

임신성 간내담즙울체

임신성 간내담즙울체(intrahepatic cholestasis of pregnancy, ICP)는 임신 1기에 나타날 수도 있지만, 보통은 임신 3기에 나타나서 분만 1주 내에 사라지는 특발 상황이다(Walters, 1999). 담즙산(지방의 소화, 흡수와 배설을 도움)과 빌리루빈 축적으로 인해 간의 담즙생산과 장내 담즙 흐름이 손상되어서 혈류로 누출된다.

ICP의 병인은 지질학적 · 환경적 · 유전적 호르몬 요인을 포함해서 여러 요인이 함께한다. 에스트로겐 수치의 상승에 민감한 유전적 소인이 있는 여성에게 간기능장애가 나타난다.

영국에서 발생률은 0.5~1%(Burroughs, Coombes, 2000 인용)이고 재발률은 90% 이상이다(Nelson-Piercy, 2002). 유럽의 스칸디나비아에서는 발병률이 2%로 가장 높은 반면, 볼리비아와 칠레에서는 임신의 22% 이상이 영향을 받는다(Nelson-Piercy, 2002; Sillender, 2002).

다태임신, C형 간염 양성인 여성, 담석이 있었던 여성에게 발병률이 증가한다(Locatelli et al., 1999; Walters, 1999).

임상증상

가장 큰 특징은 담즙산염 증가로 인한 광범위한 난치성 소양감으로, 밤에 더욱 심해지고 특히 손바닥과 발바닥이 가렵다. 발진은 없지만 긁힌 흉터가 있을 수 있다. 많은 여성이 짙은색 소변과 옅은색 지방성 대변(지방변)을 보며, 소양감 이전에 오심, 구토나 상복부 통증과 땀분비 증가가 있을 수 있다(Walters, 1999). 더 심한 상태를 나타내는 것은 황달인데, 약 20%에서 나타난다(Walters, 1999; Milkiewicz et al., 2002).

검 사

임상 특징과 혈청 간기능검사를 근거로 진단한다. 간염, 담석, 간경변 같은 상태를 배제하기 위해서 간염 혈청학, 초음파와 자가항체 선별검사를 시도할 수 있다.

혈장담즙산은 정상보다 5~100배 높다(Walters, 1999; Nelson-Piercy, 2002). Alkaline phophatase, GGT, AST, ALT에서 중등도 상승이 있을 수 있다. 예를 들면, AST와 ALT의 상승이 60% 있고, 정상 수준의 4배 이상이 될 수 있으며, GGT는 20% 정도 상승한다(Nelson-Piercy, 20002). 혈청 빌리루빈이 25% 정도 증가하고, 아주 드물게 80μmol/L 이상으로 상승한다(Sillender, 2002).

합병증

ICP는 심한 소양증으로 심각한 이환율을 보이지만, 원래 생명을 위협하는 상태는 아니다. 그러나 영양결핍과 저프로트롬빈혈증을 유발하는 지방과 지용성 비타민의 흡수장애로 중증질환을 초래할 수 있다. 지용성 비타민 K의 흡수 저하는 산과적 출혈 위험 10~22%와 관계된다(Walters, 1999; Sillender, 2002).

ICP에서 담즙산염 수치의 상승은 프로스타글란딘의 상승, 혈관수축과 태아 장운동 자극과 관련되어서 태아에게 더욱 심각한 결과를 초래한다. 사산율은 2% 이상이고, 모체 증상이나 트랜스아밀라제 수치가 조정되지 않으면 만삭이 되면서 위험이 커진다(Nelson-Piercy, 2002). 전반적으로 저체중, 조산(60% 이상), 태아가사(fetal distress), 분만 중 태변착색(33% 이상)이나 식욕부진으로 인한 주산기 사망률은 3% 이상이 될 수 있다(Milkiewicz et al., 2002; Burrows et al., 2005).

간호와 관리

- 태아 성장과 안녕 사정
- 재태기간 37~40주에 선택적 분만(Sillender, 2002).
- 담즙산 수치를 낮추는 약물은 가려움을 완화시킬 수 있다[예: 활성탄, 구아검(guar gum), ursodeoxycholid acid 1,000~1,500mg 용량을 매일 2~3회 나누어서 단독 혹은 S-adenosylmetnionie와 병행 투여]
- Dexamethasone 12mg 매일 구강 투여는 담즙과 에스트로겐 생산을 낮출 수 있다(Nelson-Piercy, 2002).
- Chlorpheniramine(Piriton) 4mg이나 promethazine(Phenergan) 25mg과 같은 항히스타민제 투여는 논란이 있다. Sillender(2002)는 이점이 없다고 하지만, Walters(1999)는 수면과 짧은 휴식을 허용하므로 추천한다. 차가운 목욕이나 칼라민 로션도 도움이 될 수 있다.
- 비타민 K 10mg을 구강으로 매일 투여하면 산과적 출혈 위험을 줄일 수 있다.

임신성 급성 지방간

임신성 급성 지방간(acute fatty liver of pregnancy, AFL)은 임신 23주 이전에 보고되는 경우도 있지만, 주로 임신 3기에 나타나는 드문 대사성 장애이다(Suzuki et al., 2001). 분만 후 발병은 없다(Bird, 1997). 임신의 정상적 호르몬 변화에 대한 비정상적 반응일 수 있지만 병인은 확실치 않다(Brooks et al., 2002). 비만, 남아, 다태임신, 첫 임신과 관련되어서 발병률이 증가한다(Nelson-Piercy, 2002). 급성 간부전, 응고장애와 관련되면 사망률이 높고 예방이나 치료가 아주 어렵다(Lewis, 2004).

발병률은 임신 9,000~13,000건 중 1건이며, 모성사망률은 10~20%, 주산기 사망률은 20~30%(Nelson-Piercy, 2002), 재발률은 20%이다(Walters, 1999).

임상증상

HELLP 증후군의 임상특징과 중복되지만 근본적 생리-병리학은 다르다. HELLP 증후군에서는 조직학적으로 현저한 문맥부위 괴사가 있는 반면, AFL의 특징적 변화는 주로 중심부에서 간세포의 지방침윤이다(Fraser & Caunt, 1996; Nelson-Piercy, 2002).

오심, 식욕부진과 권태감이 점진적으로 나타난다. 다른 특징은 상복부 통증, 구토, 고혈압, 단백뇨, 부종, 복수, 간효소 증가, 황달(빌리루빈 수치가 167㎛ol/L 이상은 드물지만), 고요산혈증(hyperuricaemia)과 DIC가 있다. 그러나 AFL에서 고혈압과 단백뇨는 HELLP 증후군보다 더 경미하게 나타나는 경향이 있지만, 간효소는 더 많이 상승하고, 고요산혈증은 어떤 경우에도 항상 있는 것은 아니다.

검 사

특별한 진단검사 없이 임상 특징을 근거로 진단한다(Brooks et al., 2002). 지방침윤은 초음파, CT 스캔이나 MRI 검사에서 나타나지만, 중증 응고장애 때문에 간생검은 금기이다(Walters, 1999). 임신 동안 실행이 어려운 절차가 될 수 있다.

합병증

간성뇌병증과 함께 전격간장애와 신장애로 발전될 수 있다. 이환율과 사망률의 주요 원인인 응고장애와 함께 나쁜 결과를 초래한다. 그러나 처음 발병에서 생존한 여성은 분만 후 7~9일에 간기능이 정상으로 돌아오면서 점차 완전히 회복된다(Brooks et al., 2002; Nelson-Piercy, 2002). Castro 등(1999)은 간기능부전증(hepatic insufficiency)으로 인한 파괴적 원인보다 기능장애(functional failure)로 인한 AFL은 간이식의 적응증이 되지 않는다고 한다.

간호와 관리

AFL의 원인을 모르기 때문에 관리는 지지요법이다.

- 응고장애와 저혈당의 교정에 따른 조기 인식과 즉각적 분만은 모체와 태아의 결과를 좋게 한다(Brooks et al., 2002).
- 빠른 저혈당성 혼수의 시작과 사망을 피하기 위해서 정맥 내 덱스트로오스 주입은 필수적이다(Castro et al., 1999).
- 정상 간기능으로 회복될 때까지 글루코오스 수치를 감시한다(Castro et al., 1999).
- 급격히 발생하는 간기능장애와 간성뇌질환이 있으면 전문 간병동에 의뢰한다(Lewis, 2001).
- 응고장애가 있으면 경막외 진통제는 금기가 될 수 있고 마취제는 간성뇌질환을 악화시키기 때문에 통증완화가 어렵다.
- 회음절개술을 피한다. 음부와 회음 혈종으로 발전될 수 있으므로 능숙한 요원이 회음봉합을 해야 한다(Walters, 1999).
- 분만 형태에 대한 의견일치는 없다. 제왕절개술은 아기에게 좋지만 출혈 때문에 산모를 위해서 보통은 질식분만을 더 선호한다. 제왕절개할 경우에 문제를 예상하고 지혈과 함께 상처 배출관을 삽입한다.
- 산후출혈을 주의 깊게 관찰한다.

당뇨병

당뇨병(diabetes melitus)은 탄수화물 · 지방 · 단백질 대사에 영향을 주는 상태로, 부적절한 인슐린 생산이나 인슐린 작용을 방해하는 요인으로 나타난다.

1형 당뇨병은 인슐린 생산이 거의 전적으로 부족하여 발생한다. 발병은 보통 급성이고 25세 이하에 시작되며 인슐린요법이 필요하다.

2형 당뇨병은 더 나이가 많은 집단에서 점진적으로 시작되고 인슐린 분비 감소나 인슐린 저항이 증가한다. 그러나 25세 이하 집단에서 아동비만의 증가와 관련하여 2형 당뇨병의 발병이 증가하고 있다. 여성에게 더 많이 나타나고 전형적으로 사춘기에 시작한다.

더 어린 연령집단에서 2형 당뇨병은 MODY(maturity-onset diabetes of the young)와 간혹 혼동되는데, MODY는 β세포 기능장애나 고혈당증의 부적절한 인지로 오는 최소 6개군 중에 한 개의 유전자 돌연변이로 온다(Diabetes UK, 2003). 처음에는 정상적으로 인슐린 의존성이나 케톤산증과 관계가 없지만, 나이가 들고 임신 동안 인슐린 의존성이 나타날 수 있다(Dalton & Shepherd, 2004; Ehtisham et al., 2004).

발병률

1형 당뇨병의 발병률은 0.5%, 2형 당뇨병의 발병률은 2%이고(Nelson & Piercy, 2002), 상대적으로 MODY는 당뇨병의 1~2%에 해당한다(Dalton & Shepherd, 2004).

임신의 생리변화

임신 1기에 저혈당증이 나타나고 임신 2기와 3기에 고혈당증 경향이 있다.

임신 1기 동안은 혈액희석으로 인해 인슐린 요구량이 감소되는 시기로(Jordan, 2002), 에스트로겐과 프로게스테론은 β세포 증식을 일으켜서 인슐린분비가 증가한다(Landon & Gabbe, 1999). 오심과 구토가 탄수화물 섭취를 방해할 수 있고, 더욱이 상대적으로 저혈당이어도 증세가 나타나지 않는 현상(hypoglycemia unawareness)을 보인다(Nelson-Piercy, 2002).

임신이 진행되면서 태반에서 분비되는 호르몬(특히 태반락토겐, 글루카곤, 코르티솔)의 항인슐린 작용으로 혈당내성이 감소된다(Nelson-Piercy, 2002). 뿐만 아니라 프로게스테론은 위장운동을 감소시켜 탄수화물 흡수를 높여서 고혈당증을 증진한다(Kamalakannan et al., 2003). 이런 생리변화로 임신 3기 말 무렵에 인슐린 생산이 2배가 되고, 탄수화물 대사장애가 있는 여성에게 인슐린요구가 증가한다(Nelson-Piercy, 2002).

당뇨가 임신에 미치는 영향

유산, 자간전증(특히 이전부터 고혈압이나 신장질환이 있는 경우), 감염, 특히 칸디다질염과 비뇨기계, 호흡기, 자궁과 상처감염의 위험이 증가한다. 주로 모체고혈당증으로 태아 위험이 증가한다. 모체고혈당증은 선천적 기형, 갑작스러운 자궁 내 사망, 거대아(견갑난산), 적혈구증가증, 호흡곤란증후군을 유발할 수 있다(Nelson-Piercy, 2002).

고위험질환

출산과 관련된 고위험질환은 미세혈관과 거대혈관 기능의 손상으로 발생할 수 있고, 질병기간, 조절 수준, 고혈당이나 저혈당의 진행과 관련되며, 모두가 잠재적으로 생명을 위협할 수 있다.

혈관기능 손상

고혈당증에 지속적으로 노출되면 혈관이 손상된다.

- 큰 혈관의 죽종(atheroma)과 동맥경화는 심내혈관질환을 일으키고, 이는 뇌졸중과 심근경색의 위험을 높인다(Nelson-Piercy, 2002). 심근경색증 과거력이 있으면 임신 시 사망률은 50%가 넘는다(Landon & Gabbe, 1999).
- 신장장애는 1형 당뇨병을 가진 여성에서 5% 정도 나타난다(Stables, 2005a). 단백뇨와 저알부민혈증과 관련되어 심한 부종과 빈혈이 있을 수 있고, 자간전증과 태아성장 지연의 위험이 커진다(Landon & Gabbe, 1999). 특히 임신 전에 장애가 중등도에서 중증이거나 고혈압이 있는 경우에는 임신 동안 신기능이 악화될 수 있지만, 경증손상의 악화는 보통 산후

에 회복된다(Nelson–Piercy, 2002). 단백뇨(>3.0g/24hr), 혈장크레아틴(1.5mg/dL 이상)은 특히 나쁜 결과를 초래할 수 있다(Landon & Gabbe, 1999).

- 임신 동안 당뇨망막증은 2배로 빠르게 진행된다(Landon & Gabbe, 1999). 임신 초기에 나타나는 혈당조절 개선과 임신의 혈량 증가로 인한 망막혈량 증가와 종종 관련된다(Nelson–Piercy, 2002). 임신 동안 레이저광응고화(Laser Photo–coagulation)가 필요할 수 있고, 분만 동안 발살바법은 출혈위험이 있으므로 피해야 한다(Stables, 2005a).

당뇨병성 케톤산증

케톤산증(ketoacidosis)은 당뇨병의 심각한 합병증으로 모성사망률은 4~15%이고 산모가 심각한 상태가 되기 전에 산독증으로 태아사망이 나타나기 때문에 태아사망률은 50% 이상이다(Jordan, 2002; Kamalakanna et al., 2002). 그러나 최근 CEMD에 의하면 당뇨병으로 인한 사망 중에서 케톤산증인 경우는 없었다(Lewis, 2004).

인슐린이 상대적이거나 절대적으로 부족하면 포도당 이용을 방해하므로 에너지를 공급하기 위해서 지방이 탈 때 케톤산증이 나타난다. 임신 동안에는 드물지만 임신오조증, 감염, 손상, 자궁수축억제제나 코르티코스테로이드 요법이나 부적절한 인슐린공급과 관련되어서 위험하다(Cox & Grady, 1999; Nelson–Piercy, 2002).

임상증상(Charalambos et al., 1999; Cox & Grady, 1999; Stables, 2005a)

- 다뇨(삼투성 이뇨), 다음다갈증, 기면의 점진적 발현
- 케톤뇨, 당뇨
- 탈수, 빈맥, 체위성 저혈압과 어지러움
- 식욕부진, 오심과 복통
- 빠른 호흡, 깊게 내쉬는 호흡/과도환기, 숨 쉴 때 케톤 냄새
- 중증 대사성 산증
- 케톤증과 전해질불균형으로 인한 혼수, 고혈당은 세포내에서 세포외공간으로 수분을 이동시켜 나트륨을 희석하므로 혈청나트륨이 낮아질 수 있

다. 그러나 삼투성 이뇨가 나트륨과 비교해서 수분손실이 더 크면 고나트륨혈증이 발생한다. 전체 신체 내 칼륨보유가 고갈되지만 대사성 산증은 세포외 수소이온지수를 세포내 칼륨으로 교환해서 보통 혈청칼륨은 증가한다. 그러나 신장을 통한 손실이 크거나 구토가 심하면 저칼륨증이 있을 수 있다.

간호와 관리

혈당, 수분과 전해질 불균형의 조정, 촉진요인 확인과 관리, 소생술에 대한 관리가 포함된다(Charalambos et al., 1999; Cox & Grady, 1999; Jordan, 2002; Kamalakannan et al., 2003; Edozien, 2004).

- 심폐소생술
- 맥박산소계측기(pulse oximetry)
- ECG
- 도뇨: 요검사(케톤), 15분마다 배뇨량 측정, 박테리아 분석
- 혈액검사(포도당, 전해질, 혈구), 동맥혈액가스검사, 혈액배양검사
- 점진적 수화요법: 생리식염수(0.9%)를 처음 1시간 1~2L, 그 후 300~500mL/h 주입, 혈당이 11~12μmol/L면 식염수나 0.5% 덱스트로오스로 대치한다.
- 중심정맥압 감시
- 케톤이 없는 소변이 24시간 이상 지속되면 고혈당 교정을 위해 인슐린 주입
- 전해질 불균형 조정. 인슐린은 칼륨을 세포로 보내므로 인슐린 주입 동안 2시간마다 칼륨을 감시한다.
- 무뇨가 나타나거나 칼륨 수치가 6.0mmol/L 이상이거나, ECG에서 높은 T파와 넓어진 QRS파가 나타나면 칼륨을 중단한다.
- 탈수와 고혈당을 교정하면 대개 나트륨 수치와 산성증도 교정된다.
- 태아 안녕: 지속적 태아감시장치 적용. 모체의 대사성 비정상의 교정은 일반적으로 태아 상태를 좋게 한다.

저혈당증

임신 동안 엄격하게 혈당을 조절했기 때문에 저혈당증(hypoglycemia)이 더

잘 나타날 수 있다(Walkinshaw, 20005). Nelson-Piercy(2002)는 당화혈색소(HbA1C)가 1% 감소할 때마다 저혈당성 발작(hypoglycemic attack)이 33% 증가한다고 하였다. 최근 CEMD에서 당뇨병으로 인한 모든 사망은 저혈당증과 관련이 있었다(Lewis, 2004).

임상증상

저혈당증의 초기 증상은 떨림, 심계항진, 빈맥, 발한과 창백, 배고픔, 두통과 안절부절못함이다. 이후 증상은 복시, 또렷하지 못한 발음, 혼란, 공격성, 발작과 혼수가 포함된다. 의식상실은 급속히 발생할 수 있고 생명을 위태롭게 하는데, 케톤산증이 있으면 더 빠르게 발생한다(Cox & Grady, 1999). 아드레날린이 주 원인이며, 이것은 혈당지가 낮을 때 방출된다.

간호와 관리(Cox & Grady, 1999; Jordan, 2002; Edozien, 2004)

- 심폐소생술
- 맥박산소계측기(pulse oximetry)
- ECG
- BMstix: 혈당이 2.3μmol/L 이하이면 검사 결과를 기다리지 말고 치료한다. 혈당치가 4~9μmol/L가 될 때까지 30분 간격으로 검사한다.
- 혈액검사(포도당, 전해질, CBC)
- 50% 덱스트로오스 50mL 혹은 20% 포도당 50mL IV
- 글루카곤 1mg IV (IV가 어려우면 IM으로)
- 포도당, 칼륨과 인슐린요법을 시작한다. 지속작용 인슐린(long-acting insulin)이나 고농도 인슐린이 주어지면 저혈당을 예방하기 위해서 24~48시간 동안 10% 덱스트로오스 주입이 필요할 수 있다.
- 태아 안녕: 지속적으로 태아감시장치를 적용하고 태아 저혈당증을 예견한다.

갑상선질환

갑상선 기능

시상하부와 뇌하수체가 음성되먹임기전을 통해서 갑상선을 조절한다. 뇌하수체는 갑상선호르몬방출호르몬(thyrotrophin-releasing hormone, TRH)을 생산하는데, TRH는 뇌하수체의 갑상선자극호르몬(thyroid-stimulating hormone, TSH) 생산을 자극한다. 이후에 TSH는 갑상선을 자극해서 2가지 호르몬, 티록신(T4)과 삼요오드티로닌(triiodothyronine, T3)을 생성한다. 이러한 호르몬 생산을 위해서는 충분한 요오드 식이가 필요하다.

갑상선 기능이 비정상이고 호르몬 수치(T3, T4)가 낮으면, 갑상선 기능저하증에서처럼 TSH 양이 증가한다. 반면, 갑상선 기능항진증일 때 T3, T4 수치가 높으면 TSH 양은 감소한다(Ramsey, 1995).

갑상선의 구조와 기능은 임신으로 인한 어떤 변화가 있어도 요오드 대사의 변화로 갑상선 기능의 균형이 유지된다(Stables, 2005b). 경우에 따라 갑상선 질병으로 고위험질환이 될 수 있다. 조산사는 드물지만 일어날 수 있는 중요한 합병증에 대해서도 알아야 한다.

갑상선 기능항진증

갑상선 기능항진증(hyperthyroidism, thyrotoxicosis)은 임부 500명당 1명 정도로 발생하고, 원인의 95%는 자가면역질환(그레이브스병)이다(Nelson-Piercy, 2002). 많은 경우 임신 전에 진단하고 항갑상선 약물을 투여한다. 잘 조절된 여성이나 과거 그레이브스병을 치료받고 좋아진 사람은 보통 모체와 태아의 예후가 좋다. 갑상선중독증(thyrotoxicosis)이 거의 치료가 안 된 경우에는 임신이 어려울 수 있다. 임신한 여성은 자연유산, 조산, 태아 성장지연과 주산기 사망률의 위험이 증가한다. 치료를 잘 받지 못한 여성은 드물지만 심각한 합병증으로 심장 기능장애와 갑상선 위기 혹은 '발작(storm)'으로 발전될 수 있다(Major & Nageotte, 1999; Nelson-Piercy, 2002).

간호와 관리

갑상선 기능항진증은 약물치료로 관리하는데, 가장 보편적 약물은 카비마졸

(carbimazole)과 프로필티오우라실(propylthiouracil)이다. 이 약물은 갑상선 기능저하증과 갑상선종(goiter)의 원인이 될 수 있는 고용량 투여를 제외하면, 임신 동안 안전하다. 태아제대혈로 갑상선 기능을 검사하고, 그 후에도 산모가 고용량의 항갑상선 약물을 복용하거나 모유수유할 때 제대혈을 검사한다.

propanolol 같은 β차단제는 빈맥, 발한, 진전과 같은 교감신경계 증후를 호전시킨다(Nelson–Piercy, 2002). 임신 동안 적절한 약물투여 이외에는 분만 동안 특별한 중재가 없다. 합병증이 있다면 산후에 나타나기 쉽고 갑상선 위기가 올 수 있다.

심장 기능장애

심장 기능장애(heart failure)는 치료되지 않은 갑상선 항진증에서는 드물다. 그러나 임신 시 혈량 증가, 출혈, 빈혈, 패혈증이나 자간전증으로 심장 기능장애가 유발될 수 있다. 심장 기능장애는 즉시 치료하고 다른 상태는 적절히 관리한다(Sheffield & Cunningham, 2004).

갑상선 위기

갑상선 위기(thyroid crisis or storm)는 갑상선 기능항진증이 조절되지 않을 때 오거나 제왕절개술로 인한 스트레스나 감염으로 유발될 수 있다. 드물기는 해도 Major와 Nagoette(1999, p.710)은 갑상선 위기를 '적절한 관리가 되어도 모성사망률 25%와 관련된 의학적 응급상황'이라고 강조하였다.

임상증상

다음과 같은 갑상선 기능항진증의 특징은 급속히 악화된다.

- 빈맥
- 고열증
- 심장 기능장애를 일으킬 수 있는 급속한 동맥세동(atrial fibrillation)
- 초조함과 불안정–여성은 정신병이 있는 것처럼 보일 수 있다.
- 구토와 설사가 나타날 수 있다.
- 혼수로 발전할 수 있다.

간호와 관리

급성기 동안 집중간호가 필요하다.

- 약물요법: T3, T4 방출을 줄이기 위해서 나트륨이나 칼륨, 요오드, 덱사메타졸에 이어서 고용량의 프로필티오우라실 투여
- β차단제(예: propanolol), 부정맥치료제(예: digoxin), 이뇨제
- 페노바르비톤(phenobarbitone): 초조함과 불안정을 완화시키기 위해
- 해열제(antipyretics), 그러나 갑상선자가항체(thyroid-binding globulin, TBG)가 T3, T4로 대치되므로 아스피린은 피한다.
- 정맥수액, 전해질 대체를 포함한 보완요법, 포도당과 산소요법

갑상선 기능저하증

갑상선 기능저하증(hypothyroidism, myxoedema)은 자가면역질환으로 갑상선 항진증보다 더 흔하고, 임부 100명당 1명 정도로 발생한다(Nelson-Piercy, 2002). 치료되지 않은 갑상선 기능저하증은 TSH와 프로락틴의 증가로 배란을 막기 때문에 불임이 된다. 그러므로 갑상선 기능저하증인 임부는 티록신을 매일 0.1~0.2mg 복용하면 임신결과가 좋아진다. 태반을 통해서 매우 적은 티록신이 통과되므로 태아는 위험하지 않지만 제대혈에서 갑상선 기능검사를 한다.

갑상선 기능저하증의 몇몇 임상증상은 임신 특징과 유사하다. 체중 증가, 기면과 피곤함, 변비, 건조한 피부, 손목굴증후군(carpal tunnel syndrome)과 체액잔류가 해당한다. T4를 측정해서 정상 이하인 경우 진단할 수 있다(Ramsey, 1995). 임신이 갑상선 기능저하증에 미치는 영향은 거의 없지만, 치료되지 않은 갑상선 저하증이 임신에 미치는 해로운 영향이 있기 때문에(빈혈, 자간전증, 자연유산, 태아 성장지연) 갑상선 기능저하증의 진단은 중요하다(Nelson-Piercy, 2002).

결합조직질환

출산기에 고위험질환과 관련되는 주요 결합조직질환(connective tissue

disorder)은 전신홍반루프스(systemic lupus erythematosus, SLE)와 항인지질증후군(antiphospholipid syndrome, APS)이다. 류머티스관절염은 가장 보편적 결합조직장애이지만 임신 동안 완화되는 경향이 있어서 중증질환이 되지 않으므로 여기서는 설명하지 않겠다.

전신홍반루프스

전신홍반루프스(systemic lupus erythematosus)는 자가면역 류머티스성 질환으로, 과도한 항체생성은 신체기관의 염증을 초래한다. 남성보다 여성에게 더 보편적이고(9:1 비율), 백인보다 아프리카-카리브인과 아시아인에서 더 보편적이다(9:1 비율)(Hay & Snaith, 1995; Nelson-Piercy, 2002). 발생률은 여성 1,000명당 1명이며, 다른 자가면역실환과 마찬가지로 활동기와 완화기의 특징을 보인다(Branch & Porter, 1999; Nelson-Piercy, 2002). 원인은 밝혀지지 않았지만 유전적 소인과 자외선이나 바이러스성 감염과 같은 환경요인이 관계된다(Nelson-Piercy, 2002). Azathioprine(Imuran)이나 cyclophoshamide(Endoxana) 같은 면역억제약물로 치료한다(St Thomas Lupus Trust, 2005).

임상증상

심각성과 발현은 다양하다(Nelson-Piercy, 2002).

- 관절 관련: 90%가 관절염이 있다.
- 피부 관련: 80%가 뺨 발진, 광선 민감성, 레이노증후군, 머리카락 손실
- 장막염(serositis): 흉막염과 심장막염
- 신장 관련: 단백뇨, 신장기능부전
- 신경 관련: 피로, 우울, 무도병
- 혈액학적 관련: 빈혈, 혈소판감소증, 백혈구감소증
- 감염은 주요 사망원인이다.

진 단

임상증상과 검사 결과에 근거해서 진단한다. 적혈구침강속도(ESR) 상승이 있고 항핵항체(antinuclear antibody, ANA)가 전신홍반루프스인 여성의

95%에서 발견된다.

합병증

상태가 완화된 여성은 전신홍반루프스가 임신에 큰 영향을 미치지 않는다. 그러나 신장 관련, 고혈압, 착상시기에 항인지질 항체나 활동성인 질병이 있다면, 임신 동안 심각해질 수 있다(Nelson–Piercy, 2002). 그러므로 자연유산, 조산, 태아성장 지연, 자간전증, 신장기능장애의 위험이 커진다.

간호와 관리

질병이 심할 동안은 코티코스테로이드를 사용할 수 있다. 비록 스테로이드가 임신여성을 임신성 당뇨병으로 발전시킬 위험이 증가하지만(Nelson–Piercy, 2002) 아스피린, NSAIDs, azathioprine은 안전하게 사용할 수 있다. 전신홍반루프스 관리에서 활동적 신장염과 관련된 전신홍반루프스 악화와 자간전증의 구별은 어렵다. 양쪽 모두 단백뇨, 고혈압, 혈소판감소증이 나타난다. 더욱이 양쪽 모두 서로 겹쳐질 수 있다. Anti–DNA antibody titre 상승과 소변침강에서 적혈구와 세포원주(cellular cast)와 같은 검사가 구별에 도움이 된다(Nelson–Piercy, 2002). 신장 생검은 두 가지를 구별할 수 있는 유일한 확정적 방법이지만 임신 때에는 수행하기가 어렵다.

여성이 더욱 악화되고 태아가 생존 가능한 경우, 가장 적절한 대안은 분만이다. 분만은 자간전증을 치료하고 태아의 저산소증 위험을 최소화하면서 신장장애를 치료하는 약물투여를 가능하게 한다(Branch & Porter, 1999; Nelson–Piercy, 2002).

항인지질증후군 / 휴즈증후군

항인지질증후군(antiphospholipid syndrome, APS)은 전신홍반루프스와 유사하지만, 감염보다 동맥이나 정맥혈전증(sticky blood)이 있다. 발병은 500명 중 1명 꼴로 발생하고 전신홍반루프스가 있는 사람의 약 30%에서 항인지질증후군이 나타난다(Hay & Snaith, 1995).

임상증상

임상증상은 모든 크기의 정맥과 동맥의 혈전증으로 다음과 같이 나타난다 (Nelson –Piercy, 2002; Hughes Syndrome Foundation, 2005).

- 특히 팔목과 무릎 위로 그물울혈반으로 알려진 망상형 붉은 발진
- 혈소판감소증과 용혈성 빈혈
- 다리 정맥궤양
- 뇌동맥 관련(간질, 뇌경색, 무도병, 편두통)
- 심장판막질환, 특히 승모판

검 사

개인 병력, 검진과 혈액검사로 진단한다. 특정 혈액검사로 항카르디올리핀항체(anticardiolipin antibodies)나 홍반성 항응고제(lupus anticoagulant)를 밝혀낸다. 감염이 있거나 항생제 치료를 하는 동안 항체가 단기간 존재할 수 있으므로, 검사는 6~8주 간격으로 2회 하고 양성으로 나오면 진단한다.

합병증

임신 때 나타날 수 있는 합병증은 일차적으로 임신과 항인지질증후군의 응고항진 상태와 관련된다. 그러므로 혈전의 위험이 증가한다. 반복되는 유산, 조기발현 자간전증, 자궁 내 성장지연, 태반파열, 임신 2기와 3기 태아사망으로 임신이 악화되면 항인지질증후군인 여성은 병에 걸릴 수 있다. 이런 요인들은 비정상적 태반형성과 태반기능장애로 발생한다(Nelson–Piercy, 2002).

간호와 관리

- 저용량의 아스피린(혈전 과거력이 없으면)과 함께 항응고제 투여(heparinet 이나 warfarin)를 한다(Sheehan, 2003).
- 면역억제요법이 필요할 수 있다.
- 자간전증의 발전과 태아 안녕을 감시한다.

간 질

간질(epilepsy)은 재발되는 발작 특징을 가진 중추신경계 상태로, 대부분 원인을 알 수 없다. 임신을 악화시키는 가장 보편적 신경장애 상태로 출산 연령 여성의 0.5%에 영향을 준다(Nelson-Piercy, 2002). 잠재적으로 중증질환을 초래할 수 있는 발작 유형은 긴장간대발작과 간질지속증이고, 그 특성은 〈표 4.4〉에 설명하였다.

지속적 발작이 있을 때 간질인 여성은 임신, 분만과 산후기간 동안 적절한 간호를 받으면 산과적 합병증의 위험이 커지지 않는다(Royal College of Midwives, 1997; Richmond et al., 2004). 특히 엽산보충제(매일 5mg)와 단일 항간질약물 복용 등 적절한 산전관리를 받으면 많은 아기가 기형 없이 태어난다(Royal College of Midwives, 1997).

Carthuapoma 등(1999)은 여성의 1/3은 발작 빈도가 증가하고 나머지에서는 변화가 없거나 감소된다고 하였다. 임신 전 부적절한 관리와 부적절한 약물사용은 발작 위험을 높인다. 혈량 증가, 대사 증가, 혈청결합 증가와 장 흡수 감소는 치료적 수준 이하로 약물을 줄일 수 있는 임신의 생리변화이다. 어떤 여성은 수면부족, 과도환기, 출산기 신체적 · 정서적 스트레스 같은 발작을 자극하는 요인을 더 자주 경험할 수 있다. 또한 '하나의 법칙으로서' 수정 전 9개월 이내에 발작횟수가 적을수록 임신 동안 간질 악화 위험이 적고, 조

표 4. 4

발작의 분류와 특징

발작의 분류	발작의 특징
긴장간대발작 (tonic-clonic seizures)	간질인 여성의 1~2%에서 발생 긴장 단계 동안 호흡근육 수축과 산모의 적절한 산소화 장애: 갑작스러운 근육긴장 상실, 청색증, 사지의 긴장성 강직과 간대성 경련이 있다. 방광과 장을 비우는 반사가 나타날 수 있다. 질식으로 태아 저산소증과 서맥이 나타날 수 있다.
간질지속증 (status epilepticus)	30분 이상 지속적으로 계속되는 발작활동이나 발작 사이에 완전한 의식회복 없이 재발되는 발작. 위험은 낮고 1% 정도이지만, 태아손실비율은 거의 50%이다.

절되지 않은 간질 여성의 1~2%만이 분만할 때 긴장간대발작이 있다고 하였다(Royal College of Midwives, 1997).

임상 증상과 검사

임신 동안 첫 번째 발작은 확실한 원인 없이는 거의 일어나지 않으며 보통은 특발간질 과거력이 있다. 자간전증, 뇌종양, 뇌염, 전해질 불균형, 약물중독이나 뇌 저산소증이나 출혈의 감별진단을 한다.

다음을 검사한다(Nelson-Piercy, 2002).

- 혈압, 요검사, 요산, 혈소판수와 응고선별 혈액도말층(clotting screen blood film)
- 혈액 글루코오스, 혈장 칼슘과 나트륨, 간기능검사
- 뇌 CT, MRI, EEG

합병증

발작의 합병증은 긴장성 단계와 간대성 단계 동안 호흡근육의 비효과적 활동으로 인한 저산소증과 관련된다. 특히 발작 직후 반의식 상태일 때 위 내용물의 역류와 흡인은 위험하다. 간질치료약물이 비타민 K 의존 응고요소의 수준을 낮추므로 잠재적으로 산후출혈의 위험이 있다. 마지막 임신 4주에 매일 구강으로 10~20mg의 비타민 K 첨가제를 예방적으로 투여하면 이런 위험을 줄일 수 있고, 신생아의 출혈성 질병의 위험을 줄일 수도 있다(Crawford, 2002; Nelson-Piercy, 2002).

간호와 관리

긴장간대발작과 간질지속증의 예방

중요한 간호원칙으로 발작과 관련된 위험보다 기형발생의 위험을 줄이고 임산부와 태아 안녕을 위해서 여성이 처방된 약물을 지속해야 한다. 발작이 증가하거나 정기적 발작이 있는 여성은 매달 약물 수치의 사정을 권고한다(National Institute for Clinical Excellence, 2002; Nelson-Piercy, 2002). 보통 분만 동안 약물을 투여하고 구토가 있으면 정맥으로 약물투여가 필요할 수 있다.

조산사는 앞서 언급한 것처럼 대상자의 수면부족과 스트레스 같은 유발요인을 확인하고 피하도록 돕는 중요한 역할을 한다. 고온다습한 환경은 촉발요인이 될 수 있다. 1997~1999년 동안 CEMD에서 보고된 간질과 관련하여 사망한 9명 중 3명은 목욕 중 익사로 인한 것이므로 집에서 다른 사람과 얕은 물에서 목욕할 것을 추천한다(Lewis, 2001). 분만 동안 밝은 조명, 큰 소음, 과도 환기 같은 촉진요인은 최소화한다. 조산사가 계속 옆에 있으면서 지지하고 산소와 흡인기구가 준비되어야 한다.

발작과 발작 이후 간호

긴장간대발작 동안과 이후 간호와 관리는 〈표 4.5〉에 정리하였고, 간질지속증의 간호와 관리는 〈표 4.6〉에 제시하였다. 합병증을 최소화하기 위한 노력과 행동 증진이 중요하다.

표 4. 5

긴장간대발작 동안과 이후의 간호와 관리

간호활동	합리적 근거
도움을 청함: 조산사, 산부인과 의사, 소아과 의사	최상의 관리를 위해서 다학제적 지지가 필요하다.
발작 동안: 근처 물건(의자, 책상 등)을 치우고 억제하지 않는다.	손상을 피하기 위해서
발작 직후: 기도와 호흡을 사정한다. 6~10L/분의 산소를 마스크로 준다.	임산부와 태아 산소화 유지
왼쪽 옆으로 누운 자세나 회복 자세	기도유지와 체위성 저혈압과 위 내용물의 역류 예방
투약: diazemuls 5~10mg IV	더 이상의 발작 예방
임산부의 활력징후	임산부의 안녕 사정
지속적 태아심박동분석기(cardiotocography)	태아안녕 사정 발작 후 30분간 일시적 태아서맥, baseline 변이성 감소와 하강이 있을 수 있다.

표 4. 6

간질지속증의 관리

간질지속증의 치료 처치	중 재
임산부와 태아 상태 감시	임산부의 맥박, 호흡, 혈압, 태아심박동/데이심박동분석기(CTG) 사용. 청색증과 관련된 주요 발작이 있으면 30분 CTG를 시행해야 한다(Royal College of Midwives, 1997). 산소포화도 감시를 위해서 맥박산소계측기를 적용한다.
발작 조절을 위한 조치	정맥으로 항경련제제를 투여한다(예: benzodiazepine, phenytoin). 포도당, 산소, 수액, 항경련제를 투여해도 발작이 계속되면 기도삽관과 환기가 필요하다(Carhuapoma et al., 1999).
검사	혈액 글루코오스, 혈장 칼슘과 나트륨, 간기능검사

참고문헌

Asrat, T. and Nageotte, M. (1999) Renal disease. In: D. James, P, Steer, C. Weiner and B. Gonik(Eds) High Risk Pregnancy: Management options. W.B.Saunders, London.

Beckingham, I. and Ryder, S.(2001) ABC of diseases of liver, pancreas, and biliary system: investigation of liver and biliary disease. British Medical Journal, 322:33-6.

Bird, J.(1997) Intensive care problems in obstetric patients. Care of the Critically I11, 13(6):241-4.

Branch, W. and Porter, F.(1999) Autoimmune disease. In:D. James, P.Steer,C.Weiner and B.Gonik(Eds) High Risk Pregnancy: Manangement option. W.B. Saunders, London.

British Guideline on the Management of Asthma (2003a) Asthma in pregnanc. Thorax,58(Suppl.1):i47-i50.

British Guideline on the Management of Asthma (2003b) Management of acute asthma. Thorax,58(Suppl.1):i32-i46.

British Medical Association and Royal Pharmaceutical Society of Great Britain(2005) British National Formulary, No.49(March). British Medical Association and Royal Pharmaceutical Society of Great Britain, London.

Books, R., Feller, C. and Mayne, J.(2002) Acute fatty liver of pregnancy: a case report. Journal of the American Association of Nurse Anesthetists. 70(3):215-17.

Burrows, R., Clavisi, O. and Burrows, E.(2005) Interventions for treating cholestasis in pregnancy. Cochrane Library, Issue 1. John Wiley & Sons, Chichester.

Carhuapoma, J., Tomlinson, M. and Levine, S.(1999) Neurological diseases. In: D. James, P. Steer, C. Weiner and B. Gonik (Eds) High Risk Pregnancy: Management options. W.B.Saunders, London.

Castro, M., Fassett, M., Reynolds, T., Shaw, K. and Goodwin, M.(1999) Reversible peripartum liver failure: a new perspective on diagnosis, treatment, and cause of acute fatty liver of pregnancy, based on 28 consecutive cases. American Journal of Obstetrics and Gynecology, 181(2):389-95.

Chan, N.(1999) Thyroid function in hyperemesis gravidarum. Lancet, 353(9171):2243.

Charalambos, C., Schofield, I, and Malik, R.(1999) Acute diabetic emergencies and their management. Care of the Critically Ill, 15(4):132-5.

Coleman, M. and Rund, D.(1997) Non-obstetric conditions causing hypoxia during pregnancy: asthma and epilepsy. American Journal of Obstetrics and Gynecology, 177(1):1-7.

Coombes, J.(2000) Cholestasis in pregnancy: a challenging disorder. British Journal of Midwifery, 8(9):565-70.

Cox,C.and Grady,K.(1999) Managing Obstetric Emergencies. BIOS Scientific Publishers, Oxford.

Crawford, P.(2002) Epilepsy and pregnancy. MIDIRS Midwifery Digest,12(3):327-31.

Dalton, J. and Shepherd, M.(2004) Identification of MODY: the implications for Holly. Journal of Diabetes Nursing, 8(1):19-21.

Davison, J. and Baylis, C.(1995) Renal disease. In: M. de Swiet (Ed.) Medical Disorders in Obstetric Practice. Blackwell Science, Oxford.

Department of Health (1998) Report on Confidential Enquiries into Maternal Deaths in the United Kingdom 1994-1996. Her Majesty's Stationery Office(HMSO), London.

Diabetes UK(2003) Information: MODYQ & A. www.diabetes.org.uk

Donaldson, J.(1995) Neurological disorders. In: M. de Swiet (Ed.) Medical Disorders in Obstetric Practice. Blackwell Science, Oxford.

Edenborough, F.(2001) Women with cystic fibrosis and their potential for reproduction. Thorax, 56:649-55.

Edozien, L.(2004) The Labour Ward Handbook. London, Royal Society of Medicine.

Ehtisham, S., Hattersley A., Dunger, D. and Barrett, T.(2004) First UK survey of paediatric taye 2 diabetes and MODY. Archives of Disease in Childhood, 89:526-9.

Fraser, R. and Caunt, A.(1996) The HELLP syndrome. Care of the Critically Ill, 12(6):188-9.

Gilbert, E. and Harmon, J.(2003) Manual of High Risk Pregnancy and Delivery. Mosby, St Louis.

Gillet, D., de Braekeleer, M., Bellis, G., and Durieu, I.(2002) Cystic fibrosis and pregnancy: report form French data (1980-1999). British Journal of Obstetrics and Gynaecology, 109:912-18.

Hay, E. and Snaith, M.(1995) ABC of rheumatology: systemic lupus erythematosus and lupus-like syndromes. British Medical Journal, 310:1257-61.

Hill, J., Yost, N. and Wendel, G.(2002) Acute renal failure in association with severe hyperemesis gravidarum. Obstetrics and Gynecology, 100(5),Part2:1119-21.

Hsu, J., Clark-Glena, R., Nelson, D. and Kim, C.(1996) Nasogastric enteral feeding in the management of hyperemesis gravidarum. Obstetrics and Gynecology, 88(3):343-6.

Hughes Syndrome Foundation (2005) What is Hughes syndrome? http://www.hughes-syndrome.org(last accessed 22/12/2005)

Jevon, P. and Raby, M.(2001) Resuscitation in Pregnancy: A practical approach. Books for Midwives, Oxford.

Jordan, S.(2002) Pharmacology for Midwives: The evidence base for safe practice. Palgrove, Houndmills, UK.

Kamalakannan, D., Baskar, V., Barton, D. and Abdu, T.(2003) Diabetic ketoacidosis in pregnancy. Postgraduate Medical Journal, 79:454-7.

Knight, M., Kurinczuk, J. Brocklehurst, P.(2005) UK obstetric surveillance system uncovered. Midwives, 8(1):38-9.

Knox, A.(2001) Respiratory disease in pregnancy: introduction. Thorax, 56:324.

Kreige, J. and Beckingham, I.(2001) ABC of diseases of liver, pancreas, and biliary system: portal hypertension-2. Ascites, encephalopathy, and other conditions. British Medical Journal, 322:416-18.

Landon, M. and Gabbe, S.(1999) Diabetes in pregnancy. In:D. James, P. Steer, C. Weiner and B. Gonik(Eds) High Risk Pregnancy: Management options. W.B.Saunders, London.

Lewis, G.(2001) Why Mothers Die 1997-1999: The Confidential Enquiries into Maternal Deaths in the United Kingdom. Royal College of Obstetricians and Gynaecologists (RCOG) Press, London.

Lewis, G.(2004) Why Mothers Die 2000-2002: Report on Confidential Enquiries into Maternal Deaths in the United Kingdom. RCOG Press. London.

Lim, W., Macfarlane, J. and Colthorpe, C.(2001) Pneumonia in pregnancy. Thorax, 56:398-405.

Locatelli, A., Roncaglia, N., A., Bellini, P., Vergani, P. and Ghidini, A.(1999) Hepatitis C infection is associated with a higher incidence of cholestasis in pregnancy. British Journal of Obstetrics and Gynaecology, 106:498-500.

Major, C. and Nageotte, M.(1999) Thyroid disease. In: D.James, P.Steer, C. Weiner and B.Gonik(Eds) High Risk Pregnancy: Management options. W.B. Saunders, London.

McKay, K.(1999) Biochemical and blood tests in midwifery practice (1): pre-eclampsia. Practising Midwife, 2(8):28-31.

Milkiewica, P., Elias, E., Williamson, C. and Weaver, J.(2002) Obstetric cholestasis. British Medical Journal, 324(7330):123-4.

National Institute for Clinical Excellence(2002) The epilepsies: the diagnosis and management of the epilepsies in adults and children in primary and secondary care. www.nice.org.uk

National Society for Epilepsy (2002) Epilepsy: Information on seizures. http://www.epilepsynse.org.uk (last accessed 14/11/2005)

Nelson-Piercy,C.(2001) Asthma in pregnancy. Thorax, 56:325-8.

Nelson-Piercy,C.(2002) Handbook of Obstetric Medicine. Martin Dunitz, London.

Nicastri,P.,Diaferia,A.,Tartagni, M.,Loizzi, P. and Fanelli, M.(1998) A randomised placebocontrolled trial of ursodeoxycholic acid and S-adenosylmethionine in the treatment of intrahepatic cholestasis of pregnancy. British Journal of Obstetrics and Gynaecology, 105:1205-7.

Oakley, C.(1996) Pregnancy and heart disease. British Journal of Hospital Medicine, 55(7):423-6.

Ramsay, M.,James,D.,Steer,P.,Weiner,C. and Gonik,B.(2000) Normal Values in Pregnancy. W.B.Saunders, London.

Ramsey,I.(1995) Thyroid disease. In:M. de Swiet(Ed.) Medical Disorders in Obstetric Practice. Blackwell Science, Oxford.

Rankin,J.(2005a) Respiration. In:D. Stables and J.Rankin(Eds) Physiology in Childbearing. Elsevier, Edinburgh.

Rankin,J.(2005b) The haematological system-physiology of the blood. In:D.Stables and J.Rankin(Eds) Physiology in Childbearing. Elsevier, Edinburgh.

Richmond, J., Krishnamoorthy, P. and Benjamin, A.(2004) Epilepsy and pregnancy: an obstetric perspective. American Journal of Obstetrics and Gynecology, 190(2):371-9.

Robinson, J., Banerjee, R. and Thiet, M.(1988) Coagulopathy secondary to vitamin K deficiency in hyperemesis gravidarum. Obstetrics and Gynecology, 92(4), Part 2:673-5.

Royal College of Midwives(1997) The Care of Woment with Epilepsy: Guidelines for midwives. Royal College of Midwives(RCM), London.

St Thomas Lupus Trust (2005) What is lupus? http://www.lupus.org.uk (last accessed 14/11/2005)

Schatz, M.(1999) Asthma and pregnancy. Lancet, 353:1202-4.

Sheehan, T.(2003) A guide to Hughes syndrome. Nursing Times, 26 Aug:24-5.

Sheffield, J. and Cunningham, F.(2004) Thyrotoxicosis and heart failure that complicate pregnancy. American Journal of Obstetrics and Gynecoloty, 190(1):211-17.

Sillender, M.(2002) The liver and pregnancy. Care of the Critically Ill, 18(6):181-6.

Siu, S. and Colman, J.(2001) Congenital heart disease: heart disease and pregnancy. Heart,85:710-15.

Smaill, F.(2001) Antibiotics foe asymptomatic bacteriuria in pregnancy. Cochrane Database of systematic Reviews, Issue 2. John Wiley & Sone, Chichester.

Spruill, S. and Kuller, J.(2002) Hyperemesis gravidarum complicated complicated by Wernike's encephalopathy. Obstetrics and Gynecology, 99(5), Part 2:875-7.

Stables, D.(2005a) Diabetes mellitus and other metabolic disorders in pregnancy. In: D.Stables and J. Rankin(Eds) Physiology in Childbearing. Elsevier, Edinburgh.

Stables, D.(2005b) The endocrine system. In: D. Stables and J. Rankin(Eds) Physiology in Childbearing. Elsevier, Edinburgh.

Suzuki, S., Watanabe, S. and Araki, T.(2001) Acute fatty liver of pregnancy at 23 weeks of gestation. British Journal of Obstetrics and Gynaecology, 108:223-4.

de Swiet, M.(1995) Diseases of the respiratory system. In: M. de Swiet (Ed.) Medical Disorders in Obstetric Practice. Blackwell Science, Oxford.

de Swiet, M.(1998) The respiratory system. In: G. Chamberlain and F. Broughton Pipkin(Eds) Clinical Physiology in Obstetrics. Blackwell Science, Oxford.

de Swiet, M.(1999) Respiratory disorders. In: D. James, P. Steer, C. Weiner and B. Gonik(Eds) High Risk Pregnancy: Management options. W.B.Saunders, London.

de Swiet, M.(2002) Cardiac disease. In: A. MacLean and J. Neilson(Eds) Maternal Mortality and Morbidity. RCOG Press, London.

Tan, J., Loh, K, Yeo, G. and Chee, Y. (2002) Transient hyperthyroidism of hyperemesis gravidarum. British Journal of Obstetrics and Gynaecology, 109(6):683-8.

Tan, K. and Thomson, N.(2000) Asthma in pregnancy. American Journal of Medicine, 109:727-33.

Tesfaye, S., Achari, V., Yang, Y., Harding, S., Bowden, A. and Vora, J.(1998) Pregnant, vomiting and going blind. Labcet, 352(9140):1594.

Tomlinson, M. and Cotton, D.(1999) Cardiac disease. In: D. James, P. Steer, C. Weiner and B. Gonik(Eds) High Risk Pregnancy: Management options. W.B.Saunders, London.

Van de Ven(1997) Nesogastric enteral feeding in hyperemesis gravidarum. Lancet, 349(9050):445-6.

Walkinshaw, S.(2005) Very tight versus tight control for diabetes in pregnancy. The Cochrane Library, Issue 1, John Wiley & Sons, Chichester.

Walters, B.(1999) Hepatic and gastrointestinal disease. In:D. James, P. Steer, C. Weiner and B. Gonik(Eds) High Risk Pregnancy: Management options. W.B.Saunders, London.

Williams, D.(1999) Pregnancy and the heart. Hospital Medicine, 60(2):100-104.

Williams, D.(2004) Renal disease in pregnancy Current Obstetrics and Gynaecology, 14(3):166-74.

5

혈액장애와 고위험 출산여성

Haematological Disorders and the Critically Ill Woman

Pricilla Dike

이 장은 두 부분으로 나뉘는데, Part 1은 출산 중의 혈색소장애와 관련된 고위험질환, Part 2는 혈전색전증과 관련된 고위험질환에 대해서 각각 논의한다.

사전 지식

- 겸상적혈구성 장애와 지중해성 빈혈에 대한 기본 지식
- 임신 시 응고체계의 생리적 변화

Part 1: 혈색소장애

혈색소장애(haemoglobinopathies)는 혈색소 기형이 있는 유전장애 중 하나를 설명하는 용어로, 적혈구의 탈산소화 과정에서 모양이 변형되어 미세순환을 차단하고 주위 조직에 심한 통증과 경색을 초래한다(Adams, 1996; Rust & Morrison, 1996; Hall, 2002 인용). 이러한 장애는 혈색소 생산에서 α-, β-폴리펩티드의 구조(겸상헤모글로빈, sickle hemoglobin), 양(지중해빈혈, thalassemia) 혹은 기능에 변화가 생기면 나타난다.

정상 혈색소에는 단백질 고리가 4개 있어서, 신체조직에서 최대한의 산소를 흡수하고 전달 · 방출할 수 있는 모양을 하고 있다. 비정상적 유전자는 비정상적 단백질을 생산해서 신체조직 주위로 충분한 산소를 전달하지 못한다. 유전성 혈색소장애에는 3가지 형태가 있다.

- 구조적 혈색소 변형, α-globin이나 β-globin chain 결함이 있을 때
- 지중해빈혈, α-globin이나 β-globin chain 생산 저하가 있을 때
- 태아혈색소(HbF)의 생성에서 성인혈색소(HbA)로의 전환 실패

겸상적혈구질환이나 지중해성 빈혈인 여성의 경우에 임신은 모체와 태아 모두를 위험하게 한다. 임신 동안 주요 혈색소장애가 있는 여성은 쉽게 악화되고 전반적으로 임산부와 태아의 이환율과 사망률이 증가한다. 따라서 다학제팀 구성원이 효과적으로 협동하여 적절한 임신관리가 이루어지면 임신 결과가 좋아진다. 그래도 임신은 고위험 상태이므로 숙련된 관리가 필요하

다. 임신과 출산 동안 2가지 유형의 혈색소장애가 관계되는데, 겸상적혈구성 빈혈과 β-지중해성 빈혈이다. 각각은 고위험질환과 관련이 있을 수 있다. 여기서는 임신 중의 병태생리, 잠재적 합병증과 관리를 다루려고 한다.

겸상적혈구질환

겸상적혈구질환(sick cell disease, SCD)은 겸상 β-globin이 유전되는 혈색소장애이다. 이 상태를 설명하는 정의와 용어들이 많다. 때로 정의와 관련된 잘못된 용어들이 상태의 본질을 혼란스럽게 한다. 겸상적혈구성 빈혈(sickle cell anaemia)은 제한적이고 상태의 병리적인 양상만 설명한다. 그에 반해 겸상적혈구질환은 질병과 감염력을 의미한다. 겸상적혈구장애(sickle cell disorder)는 가벼운 병으로 잘못 설명할 수 있고 상태의 변하기 쉬운 본질을 명확히 설명하지 못한다. 다음 내용은 상태의 실제적인 것을 요약한 정의이다.

겸상적혈구 상태(sick cell condition)는 유전적으로 열성유전 혈색소장애로, β-globin(산소가 혈액으로 이동하도록 돕는 단백질)이 겸상(낫 모양)으로 달라붙는 비정상적 혈색소로 변형되어 생산된다. 수명이 짧고 산소운반량이 적으며, 혈류를 차단해서 고통스러운 위기, 빈혈, 조직과 기관의 손상과 발작을 유발한다.

혈색소 분자의 상이한 구조적 기형이 325개보다 많은 것으로 확인됐지만(Rust & Perry 1995) 동형(homozygous, HBSS)이 가장 일반적 형태이고(Davies & Oni, 1997), 겸상적혈구 지중해성 빈혈과 E 지중해성 빈혈이 '가장 중요한 유형'이다(Weatheral, 1997a).

배경과 유병률

영국에서 겸상적혈구 상태인 사람은 6,000~10,000명으로 추정된다(Laird et al., 1996; Streetly et al., 1997; Atkin & Ahmad, 1998). Davies 등(2000)은 영국에서만 매년 171명의 신생아가 겸상적혈구질환을 갖고 태어난다고 추정한다. 전 세계적으로, 전 인구집단 중 최소 5%가 가장 심각한 겸상적혈구 유형의 다른 형태 보균자로 추정된다(Anionwu & Atkin, 2001).

300,000명 이상의 신생아가 주요 겸상적혈구와 지중해성 빈혈 증후를 갖고 태어나며, 대부분은 진단과 치료를 받지 못하고 사망한다(Anagastiniotis & Modell, 1998).

겸상적혈구 상태는 주로 열대열말라리아가 있거나 풍토병이 있는 지역 출신 가족의 자손들에게 영향을 준다(Anionwu & Atkin, 2001). 따라서 겸상 유전자(sickle gene)는 아프리카, 카리브해, 중동과 지중해(이탈리아 남부, 그리스 북부와 터키 남부 포함)에 걸쳐 널리 퍼져 있다(Sergeant, 1992; Davies & Oni, 1997; Anionwu & Atkins, 2001). 영향을 받은 대상자 집단을 경솔하게 범주화하려는 시도에서 'black disease'로 표현하는 데 대해서는 논쟁의 여지가 있다(Dyson, 1999).

위험집단이 전 세계 다른 지역으로 이주함으로써 유럽과 미국 등 서구 나라에 의도하지 않게 재분포되었다. 또한 결혼, 출산과 같은 인종 간 혼합으로 백인의 겸상적혈구 발병률이 꾸준히 증가하고 있다. 예를 들면, 미국 국가 선별검사 프로그램에서 겸상적혈구 성향(sickle cell trait)은 백인 100,000명 중 242~258명, 겸상적혈구질환(sickle cell disease)은 100,000명 중 평균 1.72명이 발생한다고 보고했다(Sickle Cell Disease Guideline Panel, 1993).

겸상적혈구질환의 병리, 합병증과 관리

탈산소화 동안, 적혈구의 구조가 전형적 '겸상(낫 모양)'이 되도록 분자가 변화한다. 혈장에서 반복적인 적혈구 덩어리(응집)와 화학반응으로 형성된 합성화합물(중합작용, polymerization)은 막을 강직시켜 궁극적으로 되돌릴 수 없는 '겸상 형태의' 혈색소가 되게 한다. 겸상혈색소를 가진 세포는 변형된 적혈구막 때문에 움직임이 변화되어서 혈관을 통과해서 영향을 받은 부분은 폐쇄되거나 저산소증과 조직손상이 나타날 수 있다. 일반 혈색소의 평균 생존기간은 120일인 반면, 겸상혈색소는 17일이다. 이것은 골수에서 새로운 적혈구 형성 비율보다 적혈구 파괴 비율이 높아서 나타나는 만성 보상성 빈혈을 초래한다. 겸상적혈구질환의 합병증이 있는 임신에서 임상 문제는 용혈과 혈관폐색 위기와 관련이 있는데, 이는 혈관벽을 차단해서 감염에 대한 민감성을 높여 합병증을 일으킨다.

빈 혈

임신과 관련된 혈장량의 증가로 생리적 빈혈이 발생한다. 겸상적혈구질환과 만성 빈혈이 있는 임부인 경우, 생리적 과정이 병리적 과정으로 바뀔 수 있다. 30 이상의 헤마토크릿 수치는 혈액점도 증가로 위험할 수 있어서 임신 중 예방적 수혈에 대해 논란이 많다(Kaul et al., 1983). 수혈의 일차 목적은 겸상혈색소의 비율을 줄이는 것이다. 철분 보충제는 큰 도움이 안 되고, 임부와 태아가 임상적으로 위태로울 때에만 수혈을 지시할 수 있다. 임신 동안 엽산보충제가 필요하고 겸상적혈구질환이 있는 사람은 반드시 복용해야 한다.

감 염

겸상적혈구질환인 사람은 특히 *pneumococcus, salmonella* species, *haemophilus*에 의한 감염에 걸리기 쉽다. *human parvovirus* B19에 감염된 사람은 적혈구 모세포의 감염으로 발전하고, 이는 1~2주 동안 성숙적혈구의 생산을 중지시키는 원인이 된다. 그 결과 헤모글로빈 농도가 최악으로 떨어진다(재생불량성 위기, hypoplastic crisis). 이로 인해 울혈성 심부전증이 발생한다. 영국에서 가장 흔한 사망원인은 폐 합병증, 뇌졸중, 감염과 관련된 원인, 급성 비장격리, 만성 기관부전이다. 감염은 즉각적으로 적절한 치료가 이루어져야 한다.

겸상적혈구질환을 가진 임부에게 감염은 더 자주 나타나고 심각하다. 왜냐하면 자가비절제술(autosplenectomy)의 원인이 되는 적혈구로 인한 비장기능저하증(hyposplenism)과 같은 여러 이차적인 현상이 나타나기 때문이다. 임신 중 요로감염은 특히 중요한 문제인데, 겸상적혈구질환을 가진 여성의 18%에서 나타난다. 이는 겸상으로 신장유두 손상과 관련된 높은 빈도의 미세혈뇨(Davies, 1998)와 태아로 인한 소변흐름의 방해로 발생할 수 있다(Adam, 1996). 백혈구 증가(leucocytosis)로는 감염을 확인할 수 없는데, 이는 조직손상의 결과로 위험상황에서 흔히 백혈구가 증가하기 때문이다(Adam, 1996). 겸상적혈구질환인 사람은 철과 아연 부족으로 보통 상처회복이 더딜 수 있다. 언제 어디서든지 감염과 감염요인을 피하는 것이 중요하다. 감염에 대한 의학적 검토 후에 예방적 항생제 치료를 한다. 감염재발을 방지하기 위해서 *pneumococcus* 예방접종을 실시해야 한다.

유산과 사산

겸상적혈구질환에서 유산과 사산은 일반적인데, 이는 태반경색, 태반기능부전과 관계가 있다. 유산과 사산은 혈색소질환이 없는 임부의 10.5%, 조혈모세포질환 임부의 12.5%, 겸상 β-지중해성 빈혈 임부의 17.5%, 겸상적혈구질환 임부의 20%에서 나타난다(Davies 1998).

자간전증

Smith 등(1996)의 관찰연구에서 고혈압은 임신 동안 겸상적혈구질환인 임부의 가장 보편적 합병증으로 나타났다. Davies(1998)는 영국에서 중증인 경우가 5%, 경증인 경우가 6.5%라고 보고했다. 신장질환, 본태성 고혈압, 다태아와 당뇨병과 같은 병력은 물론 가능한 원인적 요소로서 태반허혈, 내피세포 손상과 여러 요인들이 있다(Repke, 1996). Harvard 연구소에 따르면, 임신이 아닐 때에는 겸상적혈구질환인 여성이 그렇지 않은 여성보다 혈압이 낮은데, 그 범위는 90/50~110/70mmHg 정도이다. 그러므로 임신 2기에 부종과 단백뇨와 관련해서 수축기압 30mmHg 상승이나 이완기압 15mmHg 상승은 정상 임신관리와 마찬가지로 임신성 고혈압 치료를 해야 한다.

뇌졸중

지주막하 출혈로 인한 갑작스러운 뇌졸중(중풍)이 특히 젊은 여성에게 증가하고 있다(Davies, 1998). 일부 병원에서는 지주막하 압력을 줄이기 위해서 겸상적혈구질환인 산부의 분만 2기를 1시간 이내로 하도록 제한하고 있다.

동통성 혈관폐색 위기

동통성 혈관폐색 위기(painful vaso-occlusive crisis)는 겸상적혈구질환인 임부의 30%에서 나타나는 합병증이다. 이것은 특히 주위 조직의 산소결핍을 초래하는 겸상적혈구로 인한 작은 혈관벽 차단이 원인이 되어 뼈에도 영향을 미친다. 근육과 내장의 통증, 압통과 부종이 있다. 통증이 있는 비장경색증(splenic infaction)은 조혈모세포 질환이나 지중해성 빈혈인 여성에게도 나타날 수 있다.

뇌에서 sickling crisis(혈관을 막아 조직의 산소부족으로 고통스러운 상태)

는 겸상적혈구질환인 사람의 지적능력을 5점 정도 감소시키는 신경심리손상을 초래한다(Davies & Oni, 1997). 폐 모세혈관계의 겸상적혈구화(sickling)는 종종 흉막 통증과 함께 흉부외곽뼈의 통증이 있는 'chest syndrome'을 유발한다. 만성 저산소증과 빈혈로 심기능이 악화될 수 있다. 빈맥, 빈호흡, 청색증은 신체 증상 이전의 초기 증상이다. PO_2가 60mmHg 아래로 떨어지면 사망할 수 있다. 다행히도 응급 교환수혈로 생명을 구할 수 있다. Chest syndrome, 중추신경계 문제, 태반기능부전이 있거나 심각한 혈관폐색 위기와 같은 경우에는 교환수혈을 한다(Davies, 1998). 혈색소를 10~14g/dL 수준으로 유지하기 위해서 장기간 hypertransfusion 요법을 하기 전에 보통 선택적 교환수혈을 적용한다. 주의할 것은 동종면역, 감염, 철분과다, 혈액량 유출(fluxes)이다.

뼈에서 반복되는 겸상적혈구화는 무혈관괴사를 일으킬 수 있다. 특히 대퇴골과 상완골에서 빈발한다. 에스트로겐의 연화작용과 임신 동안 자궁 무게가 이를 더 악화시킨다. 그 결과로 혈액순환의 정체는 겸상적혈구질환인 여성에게 산후 정맥혈전색전증의 유발요인이 된다.

혈관폐색 위기는 세균배양검사가 음성일 때는 보통 산소요법, 수액요법, 항생제, 진통제로 치료한다. 고위험 위기에서는 환자 스스로 조절하는 모르핀의 피하주입이 가장 효과적이다. 임신일 때 장기간 모르핀 사용은 매우 주의해야 한다.

망막병증(retinopathy)

겸상적혈구질환인 일부 임부는 임신 동안 겸상적혈구질환의 증식망막증(시력상실을 초래하는 망막혈관의 퇴행성 변화)이 급속히 진전된다. 그러므로 안구 정기검사(최소한 매년)가 필요하다. 망막혈관증식증은 레이저 치료로 조절할 수 있다(Weatheral, 1997b).

신장유두괴사

신장의 유두 모양 융기의 파괴(신장유두괴사; renal papillary necrosis)로 혈색소의 급하강이 일어나서 겸상적혈구질환이나 겸상세포 성향을 가진 여성은 빈혈이 악화될 수 있다. 간에서 적혈구 분리는 겸상적혈구질환인 임부에게 간기능장애를 일으킨다. 이는 분만 후 자연스럽게 안정될 수 있다.

자궁 내 성장지연

겸상적혈구질환 산모의 신생아 중 24~65%에서 자궁 내 성장지연이 나타났다(Davies, 1998). 미숙이 일반적이고 주산기 사망률은 4배로 높다. 태아 성장지표에 대한 정기적 초음파 사정과 태아 초기부터 만삭까지 도플러 혈류량 사정으로 태아안녕을 사정한다.

산전관리

선별검사(screening)

산전관리 예약 때 혈색소 전기영동(hemoglobin electrophoresis)으로 위험성이 높은 여성을 선별(screen)한다. 임부에게 겸상세포 성향 혹은 질병이 확인되면 파트너 혹은 남편도 선별검사를 하고, 상담과 진단을 받게 한다. 임신 전과 임신 중의 선별검사 목적은 부모를 위한 임신선택권을 최대화하고, 질병과 관련된 아동기의 이환율과 사망률을 줄이기 위해서 겸상적혈구질환인 신생아를 조기에 확인하고 치료하는 것이다. Davies 등(2000)은 겸상적혈구질환이 출생아 10,000명 중 5명 이상이거나 겸상세포 성향이 1,000명 중 15명인 곳에서는 신생아 대상 일반 선별검사를 도입하는 것이 비용 효과적이라고 하였다. 일반 선별검사는 고위험 인구비율이 15% 이상인 곳에서도 추천된다(Streetly, 2000). 일반 선별검사든 선택적 선별검사든 여성과 남편/파트너에게 결과에 대한 정보를 제공하고 상담 프로토콜을 모든 정책에 반영해야 한다. 영국에서는 산전 선별검사와 상담이 표준관행임에도 불구하고 이런 서비스가 적절하게 제공되고 있지 않다. 국가의 지속적인 감시와 함께 선별검사 서비스와 산전 진단을 개선하기 위해서 명확한 국가정책이 필요하다(Modell et al., 2000).

모니터링

산전관리는 산과 의사, 혈액학 전문의가 협력해서 자주 실시해야 한다. 혈액질환 전문의사의 지지를 받으며 필요한 어느 곳에서든 소아과 의사, 산부인과 마취의와 연락한다. 이것이 절대표준이 되어야 한다.

빈혈치료

철분치료는 피하고 관례적으로 엽산을 투여한다. 수혈의 빈도는 임신합병증의 성향과 빈도에 따라 결정된다. 혈액질환 전문의사의 지시에 따라 중증빈혈을 치료하기 위해서 packed red cells를 직접 수혈하거나 교환 수혈한다.

겸상적혈구화 위기(sickling crisis)관리

적절한 휴식, 수분공급(정맥 수액공급 2~4L/24hr), 정기적 통증완화, 산소화를 포함한 활력징후, 비강 캐뉼라나 마스크로 산소공급, 필요시 항생제를 투여하는 것이 중요하다.

분만 중 관리

- 분만이 확인되면 바로 적절한 다학제팀에 알린다. 팀에는 조산사, 산부인과의 · 마취과의, 소아과의와 혈액학 전문의가 포함되어 있다.
- 확실한 산과적 이유가 확인되기 전까지는 상례적 분만 중 관리와 질식분만에 목적을 둔다. 수술분만이 필요하면 전신마취보다 척추마취가 좋다.
- 제왕절개술 준비를 위해서 혈액교차실험을 하고, 혈색소 수치를 적어도 하루에 한 번씩 점검해야 한다.
- 탈수, 산증(acidosis)과 감염을 피한다. 구강 수액공급이 어려우면 식염수의 정맥주입(3L/24hr)을 실시하는데, 분만 동안 수액공급과 배출을 감시하기 위해 수액균형 일지를 작성한다. 안면 산소공급과 저산소증을 발견하기 위해서 맥박산소측정기를 사용한다. 의사에 따라서 전 분만과정 동안 지속적 산소요법 적용을 추천하기도 하고, 동맥혈산소포화도(SaO_2) 수치가 급속히 하강할 때(≤97%) 산소요법을 제안하기도 한다. 수술분만 후 적어도 6시간 동안은 산소공급을 지속한다. 분만 동안은 예방적 항생제 요법이 추천된다.
- 저체온을 피한다. 수술과 회복 동안 적절한 온도 유지를 위해서 전기담요를 사용한다. 규칙적 활력징후 사정이 중요하다.
- 더욱 강력한 진통제가 필요할 수 있다. 진통제의 근육주사는 통증완화가 천천히 나타나므로 정맥투여가 더 좋다. 특히 발작이나 신장손상이 있는 대상자에게 pethidine을 사용하면 안 되는데(Adams, 1996), 신장 조기손

상과 그 후 나빠진 신장기능으로 pethidine은 거의 배설되지 않기 때문이다. 모르핀은 pethidine과 같은 부작용이 없으므로 제공할 수 있다.

- 양수태반착색과 태아절박가사 비율의 증가로 응급 제왕절개술을 할 수 있으므로 지속적 태아심묘법(cardiotocography)을 한다.
- 혈전장애를 예방하기 위해, 특히 수술분만이나 지속적 부동 상태에서 항색전스타킹 착용과 예방적 항응고 치료가 필요하다.
- 분만 직후 제대혈로 신생아 겸상세포검사를 한다. 결과가 양성이면 혈액전문의에게 의뢰해서 추후관리를 한다.

산후관리

- 합병증이 없는 질식분만 산모는 일반 산후관리를 하고, 제왕절개술을 한 산모는 집중관리를 한다.
- 위기 징후 발견을 위해서 면밀하게 활력징후를 감시한다.
- 완전히 움직일 수 있을 때까지 항색전 치료를 계속한다.
- 산후 패혈증 예방을 위해서 항생제 치료를 계속한다.
- 빈혈을 치료한다.
- 자궁 내 장치는 자궁 내 감염의 소인이 되므로 피하는 것이 좋지만 피임교육은 중요하다. 혈전색전증을 피하기 위해서 차단피임법을 장려하고 단일 프로게스테론 피임약보다는 복합피임약을 권한다.
- 회복과 안정을 위해서 산모는 최소 24시간 동안 병원에 머무르도록 한다.

임신에 대한 겸상적혈구의 영향 요약

- 일반적으로 출산력이 감소한다.
- 임신 시 만성적 질병 상태, 심한 빈혈, 혈관폐색 위험, 유산, 조산과 신질환으로 합병증이 있을 수 있다.
- 정맥혈전색전증은 물론 감염, 특히 요로감염, 폐렴과 산후 패혈증 위험이 증가한다. 혈전색전증 위험은 모성이환율과 사망률을 약 2.5% 증가시키는 요인이다.
- 자궁 내 성장지연, 자간전증, 태아절박가사, 제왕절개술의 발생 가능성을 높인다.

지중해빈혈

지중해빈혈(thalassemia condition)은 적혈구에 있는 혈색소 구조의 일부를 구성하는 α-globin이나 β-globin chain을 생성하지 못하는 상염색체 열성 유전질환이다(Weatheral, 1997b).

배경과 유병률

지중해빈혈(thalassemia major)의 발병률에 대한 믿을 만한 수치는 없지만 영국에는 대략 600명 정도가 있는 것으로 추정된다(Laird et al., 1996; Streetly et al., 1997; Atkin & Ahmad, 1998). Davies 등(2000)에 따르면, 영국에서만 매년 지중해성 빈혈인 신생아가 17명 태어난다고 한다. 영국에서 β-지중해성 빈혈의 잠복률은 전체 인구 중 1:10,000 정도이다(Kean et al., 2000). 전 세계적으로 β-지중해성 빈혈 성향(β-thalassemia trait)을 가진 사람은 중국 1:30, 키프로스 1:7, 아시아 1:20, 아프리카-카리브해 1:50, 백인 1:1,000으로 추정된다(Department of Health, 1993).

α-globin은 16번 염색체의 가닥별로 2개, 즉 4개의 유전자가 만든다. 충분한 α-globin protein chain을 생산하지 못하는 사람은 α-지중해성 빈혈이 된다. 비정상 α-globin 1개를 가진 사람은 α-지중해빈혈의 '무증상 보균자(silent carrier)'라고 하고, 1개 혹은 2개의 비정상 α-globin 유전자를 가진 사람은 α-지중해빈혈 성향(α-thalassemia trait)을 갖는다. α-지중해성 빈혈 형질은 다양한 방식으로 연합해서 혈액장애를 일으키는데, 그 정도는 경미한 정도에서 심한 정도까지 다양하다. 지중해성 빈혈의 유형과 임신에 미치는 영향은 〈표 5.1〉에서 설명하였다.

병리와 합병증

평균 적혈구혈색소농도(mean cell hemoglobin concentration, MCHC)<27pg이면 지중해성 빈혈을 의미한다(Modell et al., 1997). α-, β-지중해성 빈혈 소질은 낮은 MCV(평균 적혈구용적, mean corpuscular volume), 낮은 MCHC와 정상 MCHC 수치로 진단한다. 진단은 globin chain 합성과 DNA 분석으로 확인한다(Weatheral, 1997a).

표 5.1

지중해성 빈혈의 종류와 의미

지중해성 빈혈의 종류	설명과 의미
HbA β-thalassemia (β-thal trailt)	부모로부터 HbA와 Hb β-thalassemia의 유전. 유전자의 보인자 단계가 된다.
HbS β-thalassemia (sickle β-thalassemia)	한 부모로부터 HbS와 다른 부모로부터 β-thal의 유전. β-globin 유전자로 생산된 globin의 양에 따라 심각도가 다르다. 이 상태는 겸상적혈구질환과 거의 동일하다. 아프리카, 카리브해, 그리스, 이탈리아, 중동과 터키 사람에게 흔하다.
HbA 2/HbF	태아 헤모글로빈 증가와 함께 Hb β-thalassemia 성향이 있다. 겸상적혈구화 위기(sickling crisis)에 대한 보호수단을 갖는다.
α+(α-thal-2: non-deletional α^{+}-thal)	α-globin 유전자 2개 중 1개가 결함이 있는 유전자로 활성화되지 못하는 상태와 관계가 있나.
α° (α-thal-1)	같은 염색체에 2개의 α-globin 유전자 모두 제거된 상태와 관계가 있다.
β+	몇몇 남아 있는 β-globin chain을 생산하지만 정상 이하인 상태
β°	어떤 유전자도 β-globin chain을 생산하지 못하지만, HbF와 α-globin 과다 생산으로 비효과적 적혈구 생성을 초래하여 면역계를 파괴한다(Yerby, 2005).
HbH disease	α-thalassemia 유전자 4개 중 1개만 유전될 때 나타나고, α-유전자 4개 중 3개는 기능을 하지 못하는 것을 의미한다. 중증빈혈, 뼈 변형과 만성 피로로 고통받고 특히 감염 동안 비장비대가 된다. 이들은 보통 수혈에 영향을 받지 않는다.
α-thalassemia major (hydrops fetalis, 태아뇌수종)	바르트혈색소(hemoglobin Bart's)를 만들려고 생산되는 γ-globin의 원인이 되고 개인의 DNA에 α-globin 유전자가 없다. 자궁 내 수혈을 하지 않으면 유산, 사산(Anionwu & Atkin, 2001), 출생 직후 사망을 초래한다.
β-thalassemia major (Cooley's anemia)	가장 심각한 형태의 β-thalassemia로 혈색소 내 β-globin의 완전결핍은 수혈과 집중의학관리가 필요하고 생명을 위태롭게 하는 빈혈의 원인이 된다. 철분과부하는 장기간 수혈 합병증이며, 이는 기관부전으로 조기 사망을 막기 위한 킬레이트(chelation) 요법으로 교정한다.
β-thalassemia intermedia	혈색소에 β-globin 부족이 있어서 중증빈혈과 뼈 변형과 비장비대와 같은 중요한 건강문제의 원인이 된다. 일반적으로 수혈은 삶의 질을 높이지만 생존하게 할 수 없다.
Eβ-thalassemia	β-thalassemia intermedia의 증상과 유사하며 상당한 중증빈혈을 일으킨다. 빈혈, 뼈 변형, 다리궤양과 발달지연(Weatheral, 1997b), β-thalassemia major인 사람에게 오는 심리적 후유증을 경험할 수도 있다.

β-지중해빈혈(β-thalassemia major)인 여성이 임신하는 것은 드문데(Kean et al., 2000), 이는 출산기 연령까지 거의 생존하기 힘들기 때문이다. α°(α-thal-1)은 빈혈과 산전출혈, 심부전, 태아뇌수종, 산후출혈, 신부전, 발작과 같은 임신합병증과 연관된다(Oteng-Ntim et al., 2003). 동종접합 β-지중해빈혈(homozygous β-thalassemia)인 사람이 치료받지 않으면 아동기에 사망하지만, 치료를 받으면 임신할 수 있는 가능성이 높다. 신생아는 보통 살아남기 힘들고, 저조한 체중 증가, 섭취문제와 불안정을 흔히 볼 수 있다(Newland & Evans, 1997).

간에서는 반복되는 수혈로 철분과부하가 발생할 수 있으며, 내분비와 심기능부전 골수기형을 일으키고 특히 규칙적으로 수혈받지 않는 사람은 골수팽창이 발생한다(Weatheral, 1997b; Kean et al., 2000). 철분과부하는 특히 간과 심장의 조직과 기관의 독성이 되어 기관기능부전으로 환자의 조기 사망을 초래한다. 의학기술이 발전하여 MRI를 사용할 수 있게 됨으로써 β-지중해성 빈혈관리에서 심장과 간의 철분 수치를 추정할 수 있게 되었다.

간호와 관리

- 선별검사와 진단: 여성이 지중해성 빈혈의 보인자(carrier)로 진단받게 되면 파트너/남편도 검사하고 유전전문가에게 부부상담과 산전 진단을 의뢰한다. 임신 초기와 임신 전에 보인자 선별검사를 위한 국가정책이 필요하다. 적절하고 신속한 의뢰와 전문가의 즉각적 상담이 있어야 한다.
- 임신 전 사정: 파트너/남편검사(혈색소 전기영동분석법), 유전자상담, 수태 전 조사와 파트너/남편의 정액검사를 한다.
- 수혈: 지중해성 빈혈인 사람은 적혈구만 부족하고, 다른 혈액구성요소는 아주 정상적이다. 어떤 의사는 6g/dL일 때 수혈을 추천하고 10g/dL일 때까지만 혈색소를 올린다(낮은 수준의 수혈계획, low transfusion scheme). 심각한 형태의 β-지중해성 빈혈관리는 철분축적 효과를 예방하기 위해서 킬레이트치료(5~7일간 deferiprone을 구강투여하거나 deferrioxamine을 피하투여하는 것, 두 가지를 병합해서 투여)로 수혈을 보조한다. Deferiprone은 기형발생을 예방하기 위해 보통 수정 3개월 전에 중단한다. 킬레이트는 환자의 5%에서 호중성 백혈구감소증(neutropenia)

과 일시적 관절염을 초래한다.

- 골수이식: 합병증이 생기기 전에 수행한다면 매우 효과적이다. 그러나 이미 철분과부하인 나이가 많은 환자의 잠재적 사망률이 30% 이상이므로 이식의 안정성과 효과에 대해서는 많은 논란이 있다.
- 철분 결핍: 일반적 문제는 아니므로 철분치료는 결핍이 확인되기 전까지는 부적절하다. 엽산보충제는 골수에서 혈액 생성을 유지하기 위해서 임신 동안 필요하다.
- 실험적 치료

– 태아혈색소의 약물학적 자극과 제한된 globin 유전자 대체를 위한 신체유전자 치료개발(Olivieri, 1995).

– 수산화요소(hydroxyurea) 치료는 겸상적혈구성 빈혈인 경우 고통스러운 위기의 빈도를 줄이고, 겸상적혈구 지중해성 빈혈관리에도 효과가 있다. 유전자치료는 여전히 불확실하다(Weatheral, 1997a).

- 출생 때 태아혈액으로 비정상 혈색소검사를 하고, 대부분은 출생 1주 내에 일반 혈액 선별검사를 한다.

혈색소질환 관리에서 조산사의 역할

조산사는 유전자 유전, 임상증상, 보인자간호, 겸상적혈구와 지중해성 빈혈 장애를 가진 임부간호, 산전 선별검사 프로그램과 신생아 선별검사 프로그램에 대한 지식, 위험한 대상자 · 파트너/남편의 확인과 적절한 서비스와 의뢰체계에 대한 기본지식이 있어야 한다.

건강교육은 여성과 가족에게 현 상태에 대한 교육인데, 이는 대처전략을 증진하는 데 필요하다. 위기를 예방하고 질병증상을 조기에 보고하기 위한 조치들을 취해야 한다.

조산사는 건강교육에서 다음을 통합하고 그 이상의 역할을 해야 한다.

- 임신 전 관리와 선별검사
- 특히 입원 동안 여성과 가족의 임상/사회적 간호
- 유전상담

- 적합한 건강관리팀 구성원의 개입과 연락
- 여성건강관리와 관련된 모든 건강관리전문가, 대상자와 가족이 받아들일 수 있는 합의된 관리지침을 만든다.

혈색소질환 합병증이 있는 임신여성을 관리하는 것은 어려운 일일 수 있다. 그러한 임신은 합병증의 빈도 증가, 임박한 이환율 및 사망률과 관련이 있다. 그러나 적절한 건강관리요원과 여러 전문가가 협력하여 임부와 아기에게 최상의 임신결과를 증진함으로써 이를 예방할 수 있다.

Part 2: 임신 중 혈전색전증

임신은 정맥혈전증(venous thrombosis)의 가장 중요한 위험요인이고, 정맥혈전색전증(venous thromboembolism)은 임신 중 예방 가능한 주요 사망원인이다. 혈전색전증(thromboembolism)은 발원 부위에서 혈액으로 운반된 혈전성 물질이 혈관을 막는 혈관폐쇄이다(Tiran, 2003). 혈전색전장애는 정맥염증과 영향 받은 부위를 벗어나 혈류를 차단하는 혈액응괴 형성(thrombus, 혈전)이 특징인 장애이다. 심부정맥혈전증(deep venous thrombosis)과 폐색전증(pulmonary embolism)은 정맥혈전색전증으로 병태생리학적 과정에서 별도의 2가지 증상이 나타나지만, 색전장애에 대한 용어와 설명은 많다.

- 폐색전증(pulmonary embolism, PE): 폐색전은 색전이 폐로 가서 동맥을 차단하여 생긴다. 생명을 위협할 수 있고 모성이환율과 사망률의 주요 원인이며, 영국에서 모성사망의 가장 일반적이고 직접적인 원인이다(Lewis, 2004).
- 심부정맥혈전증(deep vein thrombosis, DVT): 장딴지나 골반의 심부정맥 혈액응괴 형성과 관계가 있다. 혈액응괴의 일부가 떨어져 나와 혈류를 따라 이동하게 되면 신체 어디든지 손상을 입힐 수 있다. 흥미롭게도 임신이 아닌 상황에서는 DVT의 55%만이 왼쪽에 영향을 주는데, 임신일 때는 90%가 왼쪽에 영향을 미친다(Greer & Thomson, 2001). 다리의 DVT는

폐색전의 일반적인 예고가 된다. DVT를 치료받지 않은 경우에는 24%가 폐색전이 될 수 있고, 사망률은 15%이다. 항응고제 치료를 받으면 색전증은 4.5%로 낮아진다.

- 표재혈전정맥염(superficial thrombophlebitis): 표재정맥벽의 염증이다. 혈액응괴의 형성으로 불편할 수 있지만 다른 유형의 혈전색전증처럼 위험하지는 않다.
- 정맥혈전증(phlebothrombosis): 정맥염증 없이 혈액응괴만 형성된 것이다.

발생률

혈전색전증은 비슷한 연령대의 임신하지 않은 여성보다 임신한 여성에게 더 흔하여 발생률이 10배에 이른다(Rodger et al., 2003). 응고형성은 1:1,000~1:1,500 임신에서 나타나고 영국에서 매년 모성사망자는 15명 정도로 추정된다(Greer, 1999, 2001; Bothamley, 2002; Bates, 2003). 2000~2004년 사이 3년간 혈전색전증으로 여성 100,000명당 1.2명이 사망하였고 모성사망의 거의 30%를 차지한다(Lewis, 2004). 임신과 관련된 정맥혈전색전증의 발생을 확인하기 위한 한 연구에서 Lindqvist 등(1999)은 10,000명당 13명의 비율로 나타난다고 보고했다.

병태생리

정상임신 과정에서 정맥혈전증을 일으키는 Virchow의 전형적인 세 가지 요인은 응고항진성, 정맥정체, 혈관손상이다(Greer, 2001). 이 요인들은 정맥혈전증 부위에 따라서 다르다. 정맥계에서 응고항진성과 느린 흐름이 나타나는 반면, 동맥계에서 내피손상과 혈소판 활성화가 증가한다.

응고항진성은 응고와 섬유용해체계의 단백질 변화로 일어나는데, 이는 분만 3기에 출혈을 조절하는 역할을 한다. 응고항진성은 혈액응고를 돕는 플라스미노겐 활성억제제(plasminogen-activator inhibitor) 증가를 통한 섬유소용해의 손상으로 심화된다(Greer, 1999). 임신과 관련된 혈액응고의 변화는 다음과 관련된다. 응고요소(Ⅰ, Ⅶ, Ⅷ, Ⅸ, Ⅹ) 증가, protein S 감소, 정맥정체, 분만과 관련된 혈관손상, 혈소판의 활성화 증가, 활성화된 protein C의 저항 증가가 있다(Women's Health and Education Centre, 2004). 프로게스테론의 영향으로 넓은 정맥관, 근육긴장 감소, 증대된 자궁무게로 인한 하대정맥 압박으로 정맥정체가 나타난다. 혈액이 혈관 내에 더 오래 머물고 DVT의 소인이 될 수 있다. 혈관벽의 외상으로 혈관손상이 오고, 이는 손상부위의 혈소판을 응집시키는 화학반응과 혈액덩어리를 만드는 섬유소 형성을 촉진한다(Bothamley, 2002).

혈전색전증의 다른 위험요인

Brenner와 Kupferminc(2003)에 따르면, 유전적이거나 후천적 혈액응고 상태가 결합하면 정맥혈전증의 위험이 커진다. 이는 응고계와 섬유소용해계 간 균형의 변화로 발생하며, Leiden factor V의 존재, protein C, protein S와 antithrombin Ⅲ 결핍과 관련된다(Bothamley, 2002). 일반집단의 5% 정도에서 나타나고 정맥혈전증 환자의 20~60%에서 나타난다(Tutchek et al., 2002). 임신 시 유전적 혈전성향증(thrombophilia)인 여성은 유산, 자궁 내 태아사망, 태반조기박리, 중증 자궁 내 성장지연의 위험이 커지므로(Brenner & Kupferminc, 2003) 면밀한 산과적 관리가 필요하다.

Tutschek 등(2002)의 연구에서 임신 전 위험요인은 가족력 중에 DVT나 폐색전증이 있는 경우이고, 산후 위험요인으로는 4명 중 1명은 침상안정으로 인한 부동이다. 혈전색전증 장애의 위험요인은 다음과 같다. 35세 이상의 연령, 유전적 · 후천적 혈전성향증, 혈전증의 병력, 비만과 정맥류(Tutschek et al., 2002), 수술분만(제왕절개술), 부동성, 태반조기박리, 자궁 내 성장지연, 임신성 고혈압과 자간전증(Greer, 1999) 같은 관련 요인들이다.

Bothamley(2002)는 임신 중 혈전색전증의 다른 요인들로 항카디오린핀항체(anticardiolipin antibody), O형 외의 다른 혈액형, 백인, 혼합구강피임약, 최근 감염, 탈수, 골반대수술, 최근 큰 질병(예: 심장이나 폐질환, 암, 감염성 장질환이나 신징증후군), 다출산력, 유즙억제를 위한 에스트로겐 치료, 하시마비, 겸상적혈구성 빈혈과 흡연 등을 들었다.

진 단

영국 CEMD에서는 임신 중 혈전색전증 질환에 대한 적절한 진단과 치료가 필요하다고 강조해왔다(Lewis, 2004).

폐색전증

폐색전증(PE) 진단은 임부를 돌보는 의료인이 직면하는 가장 어려운 문제 중 하나이다. 폐색전증은 사망률이 높지만, 시기적절한 진단으로 이런 상태의 여성이 확인되면 조기에 항응고제 치료를 할 수 있는 반면, 진단에서 제외되면 불필요한 항응고치료의 위험을 피할 수 있다. 폐색전증은 대부분 호흡곤란, 빈호흡이 자주 나타나지만, 때때로 기침, 각혈과 흉막 통증이 나타날 수 있다. 신체검진으로 빈맥이나 약간의 '마찰음' 정도를 확인할 수 있다. 중증 폐색전증은 저혈압, 실신(의식상실), 경정맥의 팽창으로 오른쪽 심부전, 커진 간, 왼쪽 흉골 주위 호흡기장애, 제2심음의 고정분열(fixed splitting of S_2)이 있을 수 있고, DVT 증상과 복합되어 나타나기도 한다(Greer & Thomson, 2001).

검 사

EKG는 폐색전증의 90%에서 비정상이다. 비특이성 T파 역전은 40%에서 나타난다. 폐색전증의 거의 12%가 동맥혈가스에서 PaO_2가 80~90mmHg이다. 거의 모든 폐색전증 환자는 ventilation-perfusion(VQ) scan에서 비정상으로 나타난다. Ventilation-perfusion scan은 폐색전증의 일차적 진단도구이고, 이상적으로 정맥촬영술(bilateral duplex venography)을 병행할 수 있다(Greer, 2001). 임상적 의심이 폐스캔 결과와 일치하지 않으면 폐혈관조형술(pulmonary angiography)을 한다.

심부정맥혈전증

심부정맥혈전증(deep vain thrombosis, DVT)은 완전히 무증상일 수도 있지만 보통 장딴지에 통증과 부종이 나타난다. 손상된 부위의 신체검진에서 압통, 다리둘레의 차이, 발적, 호만검사 양성(발의 후방굽힘 · 폄에서 통증 느낌), 체온상승, 부종, 하복부 통증, 백혈구 상승이 나타날 수 있다. DVT 진단에서 Duplex 초음파가 가장 중요하다(Greer, 2001). 정맥 초음파 영상에서 몸쪽(근위) 다리정맥에 비압축성 분절이 보이면 DVT를 확인할 수 있다(Rodger et al., 2003). 다른 결과가 확실치 않으면 정맥촬영술(venography)이 유용하다. 다리의 정맥역류 측정(교류저항혈량 측정, impedance plethysmography; 혈관 내 혈류 추정)은 DVT의 대안적 진단기술이다. 근위

정맥의 폐쇄는 혈량의 변화로 감소될 수 있고, 이것은 장딴지 위의 전기저항(전도)의 변화를 측정해서 확인할 수 있다.

치료와 관리

조산학/의학적 관리

- 진료 초기에 혈전색전증의 개인력과 가족력을 확인하고 산과의학팀에 의뢰한다.
- 지역적으로 정맥혈전색전증 관리에 대한 합의된 정책과 지침을 고수한다.
- 예방적으로 6주 이상 헤파린 치료를 받는 여성은 합병증에 대한 증상을 조산사나 의사에게 반드시 보고해야 한다고 교육한다. 합병증 증상에는 헤파린으로 인한 골다공증과 저혈소판증의 증상도 포함된다.
- 폐색전증이 있을 때 다른 응급처치는 물론 적극적 소생술이 중요하다. 응급팀에게 알리기, 적절한 도움 청하기, 활력징후 사정과 기록, 산소, 헤파린과 다른 처방약물 투여, 산소포화도 측정기와 ECG 부착, 적절한 수액균형 투여와 유지, 기관내삽관 돕기와 참여, 정맥 내 시술 시작, 태아안녕 상태 감시와 가족 지지 등이다.
- DVT와 비만 예방, 금연, 운동, 탄력스타킹 신기 같은 건강증진전략을 기회가 있을 때마다 강조해야 한다.

예방법

- 영국 혈액학 지침에서 과거 정맥혈전색전증이나 혈전성향증(thrombophilia)인 여성은 임신과 산후 6~8주 동안 class II의 무릎 아래 탄력압박스타킹을 신도록 권고한다. 이것을 2년간 신으면 산후 혈전성 증후 위험이 23%에서 11%로 감소한다(Girling, 2004). Class I 혈전색전 스타킹은 비행기 여행 중인 임부나 입원한 임부에게 추천된다(Walker et al., 2001).
- 아스피린은 DVT 예방에 긍정적 영향을 주는 것으로 메타분석에서 확인되었다. 아스피린은 임신 2기와 3기에는 해롭지 않기 때문에 적은 용량(매일 60~75mg)이 추천된다(Roder et al., 2003).
- 과거 정맥혈전색전증은 있지만 혈전성향증은 없는 여성은 임신과 산후 6주 동안 혹은 INR(international normalised ratio)이 2.0 이상이 될 때까지

저분자량 헤파린(low molecular weight heparin, LMWH)을 예방목적으로 제공한다(Royal College of Obstetricans and Gynaecologists, 2004).

- 와파린 유도체는 태반을 통과하므로 기형발생 영향 때문에 임신 동안, 특히 재태기간 6~12주 사이에는 피한다. 그러나 와파린과 헤파린은 유즙분비기 동안은 안전하다(Royal College of Obstetricans and Gynaecologists, 2004).

급성 관리

- 급성 단계 간호 목적은 여성이 출혈위험 상태에 놓이지 않도록 항응고 수준을 높이는 것이다.
- 폐색전증 여성은 산소요법, 적절한 무통과 소생술이 필요할 수 있다.
- 항응고치료를 시작하기 전에 CBC, 요소, 전해질, 신장이나 간 기능을 검사하고 간기능부전을 배제하기 위해서 응고 선별검사를 해야 한다(Royal College of Obstetricans and Gynaecologists, 2001).
- 임신 때 급성 혈전색전증은 헤파린 5,000U(80iu/kg)를 정맥으로 대량주입하고 그 후 적어도 매일 검사 결과에 따라 조정해서 2,000iu/hr를 지속적으로 주입하여 치료해야 한다. 이때 1,000iu/mL 주입과 PTT(partial thromboplastin time) 검사 결과를 점검한다(Royal College of Obstetricans and Gynaecologists, 2001). 이틀 동안 계속 INR>2.0이 될 때까지 헤파린 치료를 지속한다(Gree & Thomson, 2001).
- 와파린은 태아 기형발생 효과와 항응고 효과가 크므로 임부의 혈전색전증 장애관리에서는 사용하지 않는다. 또한 자연뇌출혈의 위험을 증가시킨다.

분만 중 치료

저분자량 헤파린(LMWH)으로 산전 혈전 예방치료를 받는 여성은 분만 동안에도 LMWH를 지속하도록 추천한다. 고농도의 예방적 · 치료적 용량을 투여받는 여성이 분만유도나 자연적 분만 시작, 제왕절개술을 할 때에는 LMWH의 혈전 예방적 용량을 중단하거나 줄인다. 다음의 용량을 분만 동안 지속해야 한다. 즉, 12시간마다 unfractionated heparin 5,000U이나 dalteparin 5,000iu, enoxparin 40mg, 혹은 tinzaparin 50iu/kg을 추천한다(Royal

College of Obstetricans and Gynaecologists, 2004).

LMWH 주사 후 12~24시간 이내 경막외 국소마취는 피한다. 단, 혈소판이 정상이라면 고려할 수 있다. 이것은 후에 혈종 형성의 위험을 최소화하기 위함이다(Girling, 2004). 분만 중에 활성화 부분 트롬보플라스틴 시간(activated partial thromboplastin time, APTT)의 상승은 출혈 위험을 높이고 경막외 마취에 문제가 된다(Bates, 2003). 그러므로 LMWH는 경막외 카테터를 제거한 뒤 3시간 이내에 주면 안 되고, 가장 최근 주사 후 10~12시간 이내 관을 제거하면 안 된다(Checketts & Wildsmith, 1999).

산후 정맥혈전색전증으로 진행된 산모의 치료는 임신하지 않은 여성치료와 비슷하다.

결 론

임신은 정맥 혈전색전증의 중요한 위험요인이며, 혈전색전증은 임부의 사망요인이지만 예방할 수 있다. 그와 관련된 사망과 이환을 피하기 위해서 조기 발견, 감시, 치료와 관리에서 조산사, 임산부와 의료팀의 역할이 중요하다.

참고문헌

Adams, S.(1996) Sickle cell disease in pregnancy: caring for the pregnant woman with sickle cell crisis. Professional Care of Mother and Child, 6(2):34-6.

Angastiniotis, M. and Modell, B.(1998) Global epidemiology of haemoglobin disorders. Annals of New York Academy of Sciences, 850:250-69.

Anionwu, E. and Atkin, K.(2001) The Politics of Sickle Cell and Thalassaemia. Open University Press, Milton Keynes, UK.

Atkin, K. and Ahmad, W.(1998) Genetic screening and haemoglobinopathies: ethics, politics Bates, S.(2003) Treatment and prophylaxis of venous thromboembolism during pregnancy. Thrombosis Research, 108:97-106.

Bothamley, J.(2002) Thromboembolism in pregnancy. In: M. Boyle (Ed.) Emergencies around Childbirth: A handbook for midwives. Radcliffe Medical Press, Oxford.

Brenner, B. and Kupferminc, M.(2003) Inherited thrombophilia and poor pregnancy outcom. Best Practice and Research in clinical Obstetrics and Gynaecology, 17(3):427-39.

Checketts, M. and Wildsmith, J.(1999) Central nerve block and thromboprophylaxis - is there a problem? British Journal of Anaesthesiology, 9(82):164-7.

Davies, S.(1998) Obstetric implications of sickle cell disease. Health Visitor and Community Nurse, 24(9):361-3.

Davies, S.,Cronin,E., Gill, M., Greengross, P.,Hickman,M. and Normand, C.(2000) Screening for sickle cell disease and thalassaemia - a systematic review with supplementary research. Health Technology Assessment, 4(3):1-101.

Davies, S. and Oni, L,(1997) Fortnightly review: management of patients with sickle cell disease. British Medical Journal, 315:656-60.

Department of Health(1993) Report of Working Party of Standing Medical Advisory committee on sickle cell, thalassaemia, and other haemoglobinopathies. Her Majesty's Stationery Office(HMSO), London.

Dyson, S.(1999) Genetic screening and ethnic minorities. Critical Social Policy, 19(2):195-215.

Gelbart, M.(1998) In our parents' shadow: thalassaemia. Nursing Time, 94(24):39.

Girling, J.(2004) Thromboembolism and thrombophilia. Current Obstetrics and Gynaecology, 14:11-22.

Greer, I.(1999) Thrombosis in pregnancy: maternal and foetal issues. Lancet, 353(9160): 1258-65.

Greer, I.(2000) The challenges of thrombophilia in maternal-foetal medicine. New England journal of Medicine, 342:424.

Greer, I.(2001) Acute management of venous thromboembolism in pregnancy. Current Opinion in Obstetric and Gynaecology, 13:569-75.

Greer, I. and Thomson, A.(2001) Management of venous thromboembolism in pregnancy. Best Practice and Research in Clinical Obstetric and Gynaecology, 15(4):583-603.

Hall, F.(2002) Screening for sickle cell disorders: part 1. British Journal of Midwifery, 10(4):223-37.

Kaul, D., Fabry, M., Windisch, P., Baez, S.and Nagel, R.(1983) Erythrocytes in sickle cell anaemia are heterogeneous in their rheological and haemodynamic characteristics. Journal of Clinical Investigation, 72:22-31.

Kean, L., Baker, P. and Edelstone, D.(2000) Best Practice in Labour word Management. W.B.Saunders, London.

Laird, L., Dezateux, C. and Anionwu, E.(1996) Fortnightly review: neonatal screening for sickle cell disorders: what about the carrier infants? British Medical Journal, 313:407-11.

Lewis, G.(2004) Why Mothers Die 2000-2002: Report on Confidential Enquiries into Maternal Deaths in the United Kingdom. Royal College of Obstetricians and Gynaecologists(RCOG), London.

Lindqvist, P., Dahlback, B. and Marsal, K.(1999) Thrombotic risk during pregnancy: a population study. American College of Obstetrics and Gynaecology, 94:595-9.

Modell, B., Harris, R., Lane, B. et al.(2000) Informed choice in genetic screening for thalassaemia during pregnancy: audit from a national confidential inquiry. British Medical Journal, 320:337-41.

Modell, B., Petrou, M., Layton, M. et al.(1997) Audit of prenatal diagnosis for haemoglobin disorders in the United Kingdom: the first 20 years. British Medical Journal, 215:779-84.

Newland, C. and Evans, T.(1997) ABC of clinical haematology: haematological disorders at the extremes of life. British Medical Journal, 314:2262.

Olivieri, N.(1995) Clinical experiences with reactivation of fetal haemoglobin in the beta haemoglobinopathies. Seminars in Haematology, 33:24-42.

Oteng-Ntim, E., Okpala, I. and Anionwu, E.(2003) Sickle disease in pregnancy. Current Obstetrics and Gynaecology, 13:362-8.

Repke, J.(1996) Intrapartum pre-eclampsia and hypertension. In: J. Repke(Ed.) Intrapartum Obstetrics. Churchill livingston, London.

Rodger, M., Walker, M. and Wells, P.(2003) Diagnosis and treatment of venous thromboembolism in pregnancy. Best Practice and Research Clinical Haematology, 16(2):279-96.

Royal College of Obstetricians and Gynaecologists (2001) Thromboembolic Disease in Pregnancy and the Puerperium: Acute management. RCOG Guidelines No. 28. RCOG, London.

Royal college of Obstetricians an Gynaecologists (2004) Thromboprophylaxis During Pregnancy, Labour and after Vaginal Delivery. RCOG Guidelines No, 37. RCOG, London. Obstetrics and Gynaecology, 38:472-84.

Sergeant, G.(1992) Sickle Cell Disease. Oxford University Press, Oxford.

Sickle Cell Disease Guideline Panel (1993) Sickle Cell Disease: Screening, diagnosis, management and counselling in newborn infants. Agency for Healthcare Policy and Research, US Department of Human Services, Rockville, MD.

Smith, J., Espeland, M., Bellevue, R., Bonds, D., Brown, A. and Koshy, M.(1996) Pregnancy in sickle cell disease: experience of the cooperation strdy of sickle cell disease. Obstetrics and Gynecology, 87:199-204.

Streetly, A.(2000) A national screening policy for sickle cell disease and thalassaemia major for the United Kingdom. British Medical Journal, 320:1353-4.

Streetly, A., Maxwell, K. and Mejia, A.(1997) Sicle Cell Disorders in Greater London: A needs assessment of screening and care services. Bexley and Greenwich Health Authority, London.

Tiran, D.(2003) Bailliere's Midwives' Dictionary (10th edn). Bailliere Tindall, London.

Tutschek, B., Truve, S., Goecke, T. et al.(2002) Clinical risk factors for deep venous thrombosis in pregnancy and the puerperium. Journal of Perinatal Medicine, 30:367-70.

Walker, L., Greaves, M. and Preston, F.(2001) British Society for Haematology Guideline. Investigation and management of heritable thrombophilia. British Journal of Haematology, 114:512-28.

Weatheral, D.(1997a) ABC of clinical haematology: the hereditary anaemias. British Medical Journal, 314:492-513.

Weatheral, D.(1997b) Fortnightly review: the thalassaemias. British Medical Journal, 314:1675-82.

Women's Health and Education Centre (2004) Thromboembolism in prenancy. http://www.womenshealthsection.com (last accessed 10/06/2004)

Yerby, M.(2005) Anaemia and clotting disorders. In: D. Stables and J. Rankin (Eds) Physiology in Childbearing. Elsevier, Edinburgh.

Further reading

American Academy of Paediatrics (2002) Health supervision for children with sickle cell disease. Paediatrics, 109(3):526-35.

Anionwu, E., Patel, N., Kanji, G. et al.(1998) Counselling for prenatal diagnosis of sickle cell disease and β-thalassaemia major: a four year experience. Journal of Medical Genetics, 25:769-72.

Claster, S. and Elliot, P.(2003) Managing sickle cell disease. British Medical Journal, 327:1151-5.

Davies, S. and Roberts, I.(1996) Bone marrow transplant for sickle cell disease-an update. Archives of Disease of Childhood, 75:3-6.

Modell, B., Ward, R. and Fairweather, D.(1980) Effects of introducing antenatal diagnosis on the reproductive hehaviour of families at risk thalassaemia major. British Medical Journal, 280(6228):1347-50.

Neile, E.(1998) Who suffers when ignorance prevails? Stories about thalassaemia. Practising Midwife, 1(6):36-9.

Orion, A., Rust, M. and Kenneth, G. (1995) Pregnancy complicated by sickle cell hasmoglobinopathy. Clinical Obstetrics and Gynaecology, 38(3):472-84.

Platt, O., Brambilla, D., Rosse, W. et al.(1994) Mortality in sickle cell disease: life expectancy and risk factors for early death. North England Journal of Medicine, 330:163-4.

Sears, D.(1994) Sickle cell trait. In:S.. Embury, R. Hebbel, N. Mohandas and M.H. Steinberg (Eds) Sickle Cell Disease: Basic principles and clinical practice. Raven Press, New York.

Yost, N.(2001) Diagnosing and managing sickle cell disease in pregnancy. Contemporary Obstetrics and Gynaecology Online. www.contemporyobgyn.net

Zenner,D., Ades,A.E., Karnon, J.,Brown,J.,Dezateux,C. and Anionwu, E.N.(1999) Antenatal and neonatal haemoglobinopathy screening in the UK: review and economic analysis. Health Technology Assessment, 3:1-186.

6

고혈압성 질환과 고위험 출산여성

Hypertensive Disorders and the Critically Ill Woman

Mandy stevenson and Mary Billington

임신 중 고혈압성 질환은 고위험질환과 사망을 초래하는 주요 원인이다. 모성사망조사국(Confidential Enquiry into Maternal Deaths, CEMD)에 의하면, 2004년에 14명의 산모가 자간전증으로 사망하였고, 그중 9명은 뇌출혈로 사망하였다. 사망한 산모의 46%는 충분한 간호를 받지 못한 것으로 확인되었는데, 이러한 사망은 악화되는 상황을 신속하게 인식하고 치료와 관리를 통해 예방이 가능하다.

이 장에서는 고혈압성 질환 중 고위험 상태를 초래하는 자간전증, 자간증, HELLP 증후군(용혈, 간효소 증가, 혈소판 감소)에 대해 논의하려고 한다.

사전 지식

- 임신 중 심혈관계에 영향을 미치는 신체 변화
- 분만 중 고혈압성 질환에 대한 기초지식

분 류

임신 중 고혈압성 질환에 대한 정확한 정의는 없지만 크게 두 그룹으로 나눌 수 있다.

- 독특하게 임신 중에 나타나는 고혈압으로, 약 12%의 임산부에게 나타난다. 다음과 같은 증후군이 나타난다.
  - 자간전증, 자간증
  - 임신으로 초래된 고혈압으로 임신 2기 중반 이후나 3기에 자간전증 증상이 없는 혈압 상승
  - HELLP 증후군
- 임신 전부터 있었던 고혈압: 만성 고혈압은 임산부의 3~5%에서 나타나며, 신장질환이나 갈색세포종, 더 많게는 본태성 고혈압으로 인해 발생할 수 있다.

고혈압은 임신과 함께 새로운 의학적 문제로 인해 임신 중에 발생할 수 있는 복합적인 증후군이다. 본태성 고혈압에 자간전증이 겹치는 것이 그 예이다.

자간전증

발병률

자간전증(pre-eclampsia)은 가장 흔한 임신성 고혈압 질환이다. Roberts와 Cooper(2001)는 임부 중 3~5%, Action on Pre-eclampsia(APEC, 2005a)는 임부 10명 중 1명이 자간전증이라고 추정하였다. Nelson-Piercy(2002)는 중증 자간전증을 앓는 임부가 약 1%라고 하였고, APEC은 임부 50명 중 1명이라고 하였다. 그러나 자간전증은 경증에서 중증까지 매우 다양하며, 진단기준이 정확하지 않아 발병률을 정확히 확인하는 것이 어렵다.

개념과 정의

전통적으로 자간전증은 분만 후 혈압이 정상적으로 돌아오는 질환이며, 고혈압의 기본증상과 부종, 단백뇨 중 적어도 2가지 증상이 나타난다. 가장 최근의 정의에서 부종이 제외되었는데, 이는 부종이 주관적이며 진단 시 크게 영향을 주지 않는다고 판단되기 때문이다. 그러나 Higgins와 Sweit(2001)는 빠르게 진행되는 부종에 대해서는 자간전증이나 신장질환 또는 심장질환과 같은 병리적 변화를 초래하므로 항상 조사해야 한다고 하였다. 자간전증은 세부적인 검사로 유발요인이 밝혀졌을 때 진단하는 질병이라기보다는 실제로 나타나는 증상과 징후들의 집단인 증후군으로 간주되고 있다. 질병학에서는 유발요인과 정확한 병태생리학이 밝혀지지 않았다고 한다.

점차적으로 자간전증은 고혈압과 단백뇨보다 장애가 더 많다고 인식되고 있다. 왜냐하면 자간전증은 여러 장기와 시스템과도 관계가 있는데, 일반적으로 임부의 혈관경련과 관류저하를 동반한 혈관 내 염증반응으로 내피세포 기능장애가 나타나기 때문이다. 그러나 혈압측정과 소변검사는 1차적인 선별검사(screening) 항목으로 상태에 대한 주요병인은 아니며, 정확성도 의심스럽지만(Robert & Cooper,2001) 쉽고 비교적 값싸게 사정할 수 있기 때문에 진단 시 가장 먼저 이용된다(Rubin, 1996; Shennan et al., 1996; Saudan et al., 1997; Brown et al., 1998; Davies et al., 2002)

발현과 진전이 매우 다양하여 조기 진단이 쉽지 않다. 고혈압은 단백뇨 전에 나타나나 일부 여성은 단백뇨가 나타나지 않은 상태에서도 심각한 양상을

Box 6.1

자간전증 유발요소(Walker 2000; Dekker & Sibai 2001; Roberts & Cooper 2001)

초임부(위험률 2배)
파트너의 변화/첫 아버지(primipaternity)/제한적인 정자노출/기증받은 정자
다른 여성에게 자간전증 임신을 유발시킨 파트너/남편
자간전증 임신력
나이 많은 여성/임신과 임신 사이 간격이 긴 경우/청소년
가족력(어머니가 자간전증이 있었던 경우 25%, 자간전증 자매가 자간전증이 있었던 경우 40%)
기증받은 난자
만성 고혈압과 신장질환
겸상적혈구 장애(sirckle cell disorder)/겸상세포 소질(Sickle cell trait)
비만, 당뇨(임신성 당뇨 포함), 출생 시 저체중이었던 임부
5번 요인이 부하된 활동성 단백질 C의 저항성과 단백질 S의 결핍
항인지질 항체
고호모스테인혈증(플라스마 호모스테인 농축의 증가로 정의된다. 유전적 돌연변이, 비타민 결핍, 신장질환, 다양한 약물과 노화가 발병 원인이 될 수 있다.)
스트레스; 일과 관련된 사회심리적 긴장
다임신
요로감염
구조적 선천성 기형
태아수종
염색체 이상(예: 삼체성-특히 자간전증이 조기에 일어나는 것과 관련이 있다)(Nelson-Piercy 2002)
포상기태

보인다. 반면에 다른 여성들은 혈압이 현저하게 올라가기 전에 단백뇨가 나타나기도 한다.

병태생리학

현재 많은 전문가들은 모체의 전신 반응 때문에 초래되는 태반근원(placental trigger)에 대한 두 단계의 모델을 제안하고 있다. 모체반응의 본질이 다르기 때문에 질환의 발현과 진전에 차이가 있다고 하였다(Walker, 2000; Briley et al., 2001). 태반근원 문제는 완전허혈 상태나 상대적인 허혈 상태라고 제안하는데, 그 이유는 다음과 같다.

- 자궁의 나선동맥이 영양배엽세포로 침투하지 못했을 때 일어나는 부실한 태반형성. 정상 임신에서는 이러한 동맥들의 근육벽이 자궁근층의 안쪽 세 번째 층까지 벗겨져 있다. 그 결과 융모간강에 더 많은 관류가 이루어지도록 한다.
- 태반부전증은 나선동맥에 섬유소와 혈전이 침착된 것과 관련이 있다(Walker 2000).
- 비정상적으로 큰 태반. 이는 잦은 임신이나 포상기태일 때 혈액공급으로 과도하게 자란 것이다(Roberts & Cooper 2001).
- 다른 요인으로는 당뇨나 본태성 고혈압과 관련된 심혈관계의 변화와 같은 태반 관류의 감소가 있다.

태반의 허혈은 자간전증이나 이와 관련된 질환을 가진 임부에게 비정상적인 염증반응을 일으키는 직·간접적인 계기가 될 수 있다(일반적으로 자궁내막부전증의 일부이다). 그러나 모든 여성이 자간전증으로 진행될 수 있는 태반장치의 잠재력을 가진 것은 아니다. Walker(2000)는 임부의 반응은 유전적·행동적·환경적 요소에 의해 영향을 받는다고 주장하였고, 여기에는 임부와 태아의 유전자형이나 둘 사이의 관련성도 포함된다고 하였다.

면역학적 이론에서는 임부의 과도한 반응은 부계의 항원에 가장 적게 노출되었을 때 나타난다고 하였다. 예를 들어 새로운 파트너와의 첫 임신이나 기증받은 정자를 사용했을 때이다. 다른 이론은 자유기(free radical)와 산화방지제(antioxidants) 간의 불균형으로 생겨난 산화 스트레스 때문이라고 하였다. 자유기는 대사작용으로 인해 발생하는데, 세포막, 단백질과 DNA를 손상시킬 수 있으며, 허혈 상태 시 더 많은 양이 생성된다.

자간전증에 대한 정확한 원인은 알 수 없지만, 태반과 모체측 요소들을 포함한 여러 가지 요인으로 발생하며, 모체의 광범위한 혈관 내 염증반응 중 하나인 내피세포의 기능장애를 일으킨다(Redman et al., 1999; Higgins & deSwiet, 2001). 내피세포의 기능장애가 자간전증의 임상양상이라는 개념은 진단을 위한 근거로 사용된다.

고혈압

앤지오텐신의 기능이 변화되어 혈관긴장도의 내피세포 조절이 방해를 받으면 혈관경련이 초래되며, 말초저항과 혈압이 상승한다.

단백뇨

단백뇨는 사구체내피증으로 인해 발생하며, 분만 후 해결된다. 자간전증의 후기 양상이지만, 좋지 않은 임신 결과와 관련이 있다. 24시간 소변에 단백뇨가 한번 0.3g을 초과할 때가 있는데 절대량보다 더욱 심각하다.

부 종

병리적 부종은 혈장의 부족한 단백질로 인해 내피세포의 투과성이 증가하면서 일어난다. 또한 삼투압의 혈중 알부민 수치가 20g/L 아래로 떨어질 때 일어난다. 결과적으로 순환량과 심박출량이 감소되고, 더 나아가 장기의 관류가 줄어들며, 헤모글로빈과 헤마토크릿이 증가하고 결국 좋지 않은 주산기 결과를 초래한다. 병리적 부종은 위통, 등의 통증(간부종, liver edema), 두통과 경련(뇌부종)과 무호흡(폐부종) 같은 중증 자간전증의 여러 양상을 초래한다.

응고장애

혈관 내피세포의 손상은 응고체계와 혈소판 응집의 활성화를 초래한다. 더 작은 혈관에서 미세 색전이 형성되면 장기의 관류를 감소시킨다.

신장기능 손상

일반적으로 신장기능은 마지막 단계까지 유지되지만, 중증 자간전증에서는 혈관수축과 관류저하로 손상된다. 혈중 요산 수치가 올라가 신세뇨관 기능장애가 나타나며, 신사구체의 기능장애로 인해 크레아티닌과 단백뇨도 증가한다. 이는 또한 요산의 생성, 조직의 국소 빈혈 및 산화스트레스를 증가시킨다. 신세뇨관 기능장애는 사구체 기능장애 이전에 발생하므로 혈중 요산치의 증가와 고혈압은 단백뇨보다 먼저 나타난다.

대부분 급성 신세뇨관 괴사 때문에 신부전증이 나타나는데, 일반적으로 장기간의 손상 없이 회복된다. 그러나 자간전증과 관련된 신부전증 중 4% 이하의 급성 피질 괴사는 영구적인 신부전증을 초래한다.

간기능장애

간기능장애는 혈관수축과 국소적 부종으로 인한 관류저하로 발생한다. 혈중

ALT(alanine aminotransferase), AST(aspartate amniotransferase), 알칼리성 인산 가수분해 효소(alkaline phosphatate)의 증가는 세포막을 통한 누수를 의미한다. AST 증가는 심장, 근육, 신장, 췌장, 적혈구의 손상을 의미하는데, 이는 조직의 신진대사에 관여하므로 이러한 기관에서 높은 농도로 발견된다(Mckay, 1999). 간기능장애가 간에 미치는 영향은 간에서 합성되는 혈장 알부민과 응고인자의 감소이다.

간피막 내의 출혈은 피막을 파열시킬 수 있다. 간피막이 파열되는 경우는 매우 드물지만 사망률은 60%에 이른다(Bird, 1997; Lewis, 2001).

자간전증의 위기는 〈Box 6.2〉와 같다.

Box 6.2

자간전증의 위기(Redman, 1994; Nelson-Piercy, 2002)

자간전증
뇌출혈(사망의 주요요인)(Lewis, 2004)
망막분리
피질맹(cortical blindness, 매우 드물고 회복 가능함)
폐부종과 급성 호흡곤란증후군(ARDS)
기관지부종
HELLP 증후군
간경색 또는 간파열(1997~1999년 사이에 두 사례)(Lewis 2001)
태반출혈/태반조기박리
자궁 내 태아질식 또는 사망
파종성 혈관 내 응고장애
신부전증/피질과 신세뇨관의 괴사

자간증의 경우 아래의 항목이 더해진다.
흡입
폐렴
심폐정지(Mattar & Sibai, 2000)

간호와 관리

고혈압의 정도를 판단하는 데는 조산사의 역할이 매우 중요하다. 이 질환에 관련된 병태생리학을 정확히 이해해야 비정상적인 증상들을 신속하게 인식할 수 있다(Bennett, 1994). 이러한 발견은 즉각적이고 적절한 관리와 의뢰를 하게 하고, 결국 여성과 태아의 건강과 안녕을 확실히 하여 불필요한 절충을 하지 않게 한다. 진단이 내려졌을 때, 조산사는 여러 전문분야로 이루어진 팀과 함께 적절하고 지속적인 관리를 제공해야 한다(Bennett, 1995). 간호와 관리는 각 상황에서 요구되는 중재의 정도에 따라 이루어진다. 예상되는 관리로는 항고혈압제 형태의 투약이 적절하다.

정확한 진단은 졸속 혹은 너무 늦은 부적절한 치료나 수행을 방지하며 임산부, 태아 또는 신생아의 사망률을 낮춘다. CEMD는 임신 중 고혈압성 질환과 관련된 모성사망률이 실제보다 낮게 보고되고 있다고 계속 지적하고 있다(Lewis, 2001, 2004).

경증 질환의 관리에는 혈압 측정, 단백뇨와 부종을 규칙적으로 사정하는 것이 포함된다. 여성의 질병 과정은 악화되기 때문에 조산사는 약물치료, 정기적인 혈액검사, 체액검사, 집중적인 감시장치 및 지속적인 태아사정을 수행해야 한다.

자간전증으로 간주되거나 진단을 받으면, 주요 관리목적은 다음과 같다.

- 여성의 건강상태를 악화시키는 모든 해로운 요인과 합병증의 가능성을 예방하는 것이다. 부적절하게 많은 수액공급과 관리로 인해 폐부종이나 조절되지 않는 혈압으로 인한 뇌출혈 같은 합병증이 발생할 수도 있다.
- 경련 예방
- 정해진 시간에 태아를 안전분만하여 여성의 생명을 유지
- 여성과 가족뿐만 아니라 다학제팀과의 효과적인 의사소통

임신 중 중증 고혈압성 장애는 신속하고 정확하게 확인하여 이를 근거로 적절한 관리 계획이 미리 준비되고 수행되어야 한다. 자간전증을 알 수 있는 중요한 증상은 고혈압과 단백뇨이다. 국가 고혈압 교육 프로그램 사업 그룹(National High Blood Pressure Education Program Working Group)에서는 자간전증이라고 진단할 때 아래의 항목이 반드시 포함되어야 한다고

발표하였다.

- 140mmHg 이상의 수축기 혈압 또는 90mmHg 이상의 이완기 혈압
- 소변검사에서 단백질이 0.3g이거나 24시간 소변검사에서 그 이상의 단백뇨

Levine 등(2000)은 수축기 혈압이 30mmHg 이상 또는 이완기 혈압이 15mmHg 이상 증가하는 것이 자간전증으로 진행되는 여성의 진단기준이 되어서는 안 된다고 하였다.

생리적 악화를 나타내는 임상적 평가 또한 신중히 고려되어야 하고 혈압 측정도 함께 실시되어야 한다. 평가에는 아래의 항목이 반드시 포함되어야 한다.

- 다양한 단계의 부종: 경증 부종부터 중증 부종까지, 말초부터 시작하여 복부를 포함하는 전신 부종이 있다. 이러한 다양한 부종은 전자혈압계나 심혈관계의 안정 상태의 변화를 알리는 기준이 될 수도 있다.
- 정기적인 소변검사는 감염과 같은 신장기능변화와 관련된 다양한 근거를 제공한다. 요로감염은 병리검사에서 제외되었는데, 소변으로 분비되는 단백질의 양은 사구체 내피증 때문으로 간주되며, 중증 질병의 기준이 되기도 한다. Chernecky와 Berger(2001)는 소변검사에서 발견된 총 단백질의 밀리그램을 비교하였는데, 3+는 소변 1리터당 300mg의 단백질과 같으며, 4+는 1g의 단백질과 같다고 하였다. 만약 질환과 관련된 요소와 함께 1+의 단백질이 발견된 경우 정확한 단백질의 양을 측정하기 위해 총 단백질량과 크레아티닌 청소율을 알 수 있는 24시간 소변검사를 실시해야 한다. 24시간 동안 3g 이상의 단백질량은 경증이나 중등도의 자간전증을, 5g 이상은 중증 자간전증을 암시한다.

적은 소변량은 질병의 악화나 핍뇨의 시작으로 본다. 핍뇨는 4시간당 120mL 이하의 소변량을 의미한다. 정확한 소변량의 측정을 위해 섭취와 배설은 1~4시간마다 정규적으로 측정한다. 소변량 감소는 신장동맥의 경련으로 인한 결과라는 가설이 있다.

진단에서 파악된 다른 구성요소와 자간전증의 실제는 다음과 같다.

- 위통, 오른쪽 상복부의 불편감과 구토: 이 증상들은 간기능장애일 수도 있으며, HELLP 증후군이 있을 때 나타나는 가장 중요한 변화이므로 혈액양상의 변화를 반드시 고려해야 한다. 부종이나 출혈로 인한 간피막의 팽창은 통증을 유발하며, 중증 자간전증을 의미하기도 한다.
- 두통과 시력장애: 두통은 약으로 완화되지 않는다. 예를 들어, paracetomol이라는 약물사용은 산모의 상태가 더 나빠졌음을 의미한다. 이러한 증상악화는 중추신경계의 손상이나 두개 내 관류 부족을 의미하기도 한다.
- 심부건반사(deep tendon reflex response): 심부건반사를 확인하여 과다반사나 간대성 경련이 있는지 사정해야 한다. 임신 기간 중 어느 시기에 한 번 '정상' 반응이 아닌 결과가 나왔다면 그 사정의 타당성에 대해 의문을 가져야 한다. Sibai 등(1981)은 정상 임부도 증가된 반응이 나타날 수 있다고 하였다. 반대로, 자간성 경련을 일으킨 여성에서 신경성 반응의 증가를 보이지 않는 경우도 있다. 그러므로 과다반사가 자간전증의 증상이라고 볼 수는 없다. 만약 채점자가 악화 여부를 측정하고자 한다면 기저선반응은 자간전증과 생리적 상태 변화의 관련성이 의심스러울 때 확인해야 한다. 많은 의료인은 신경계의 항진반응과 간대성 반사(clonus)가 출현하면 여성의 생리적 조건이 악화되고 있다고 하였다. 일반적으로 반사는 슬개골에서 나타난다. 결과는 무반응부터 간대성 반사가 나타나는 강한 반응까지 다양하다(Seidel, 2000). 간대성 반사는 신경근육계의 비정상적인 패턴을 의미하며, 골격근의 불수의적인 수축과 이완이 빠르게 교차한다(Mosby 1986). 발의 배측굴곡(dorsiflexion)은 근육의 경련으로 발생하고, 즉시 이완하는 것을 볼 수도 있다. 간대성 반사가 나타나면 신경근육계의 과민성과 질병의 악화가 임박했음을 의미한다.

요약하자면, 임상의 중증 자간전증 요소는 다음과 같다.

- 중증 고혈압: 6시간 안에 적어도 2회 이상 측정하였을 때, 수축기 혈압 160mmHg 이상, 이완기 혈압 110mmHg 이상
- 단백뇨: ≥5g/24시간
- 핍뇨: ≥400mL/24시간

- 뇌성 또는 시각장애
- 위통
- 폐부종 또는 괴사
- 혈소판감소증
- 간기능 손상
- 과도반사와 간대성 반사

출산 전과 분만 시의 중등도와 중증의 자간전증

주산기 관리를 위한 의사결정은 태아의 성숙과 임부 상태의 심각도에 따라 다르다. 여성의 전반적인 건강상태는 혈액과 생화학적 결과 프로파일로 결정한다. 악화된 혈액프로파일로 자간전증을 확진할 수 있는데, 자간전증의 확진 후에는 여성과 태아를 보호할 철저한 관리가 이루어져야 한다. 반면 정상범위 내의 결과에서는 일반적인 관리를 할 수 있다. 진단검사의 빈도는 병동마다 다양하다. 그러나 검사규칙에 대한 지침은 다학제팀에 의해 인증되어야 한다.

Dekker와 Walker(1997)는 연속적인 검사가 질병의 진행을 나타낼 것이라는 데 의견이 일치했다. 혈중 요산 수치가 질병의 공정한 기준이라는 제안에 대해서는 이의를 제기하였는데 그 이유는 전체 사례의 1/3에서만 예측 가능한 결과가 나왔기 때문이다. 그러므로 한 가지 결과만을 사용해서는 안 된다(Lim et al., 1998). Stamilio 등(2000)은 단일선별검사가 신뢰나 비용 대비 효과 면에서 좋지 못하다고 하였다. 따라서 완벽한 혈액프로파일을 바탕으로 일반적인 관리와 적극적인 관리를 선택할 수 있다. 혈액 진단검사는 진단을 확진하거나 반박할 때 임상사정(clinical assessment)과 함께 사용해야 한다.

임부의 간호와 관리

분만결정은 여성의 질병 상태에 따라 결정한다. 효율적인 수행을 위해 다음과 같은 관리원칙이 적용되어야 한다.

임부와 가족을 위한 총체적 간호 준비

걱정이 주요양상이므로 임부와 가족에 대한 배려와 관리가 필요하다. 여성의 불안, 의심, 불쾌감 같은 감정은 격려를 받으면 진정될 수 있다. 질병과 수행에 관련된 활동에 대한 포괄적인 설명으로 정보를 제공한다.

생리적 사정

- 혈압을 반드시 측정해야 하며, 주요 차트에 정확히 기록하되 더욱 자주 기록해야 한다. 전자혈압계를 사용한 경우 매시간 수동혈압계의 결과와 비교하여 두 기록의 일관성을 확인해야 한다. 기록시간은 질병의 심각성과 항경련제나 혈압강하제 같은 약물의 반응에 따라 다르다.
- 맥박산소계측기(pulse oximetry)로 동맥 헤모글로빈의 산소포화도를 측정한다(이는 헤모글로빈 분자에서 산소포화도의 평균값을 측정한다). 산소포화도는 디지털 숫자와 소리로 표시된다. 이 측정값으로 산모의 저산소증을 파악할 수 있다.
- 맥박수는 1분 단위로 측정한다.
- 호흡은 폐부종(천식음, 악설음, 호흡곤란의 증상, 얕은 호흡), 황산마그네슘 중독(magnesium sulfate toxicity) 또는 폐감염을 확인하기 위해 사정한다.

혈액검사

간과 신장 기능을 위한 혈액검사로는 요소, 전해질, 요산치를 측정하고, 응고장애 또한 혈액검사를 통해 확인한다. 파종성 혈관 내 응고장애(disseminated intravascular coagulation, DIC)가 시작되었다면 혈액의 응고시간과 섬유소원(fibrin) 감소에 대한 주의가 필요하다.

체액균형과 관리

경구와 정맥 주입량, 체액량, 혈액과 hydralazine이나 magnesium sulfate 같은 약물, 소변량, 대변량을 포함한 정확한 체액균형 기록이 필요하다. 소변량 측정기에 연결된 유치도뇨관은 소변량을 측정하는 데 가장 정확한 방법이다. 소변량은 4시간마다 측정하며 저혈량증, 급성 신부전증, 또는 핍뇨(<100mL)를 진단할 수 있다. 이러한 시간기준은 임부가 다른 중재 없이 정상적인 소변 습관을 되찾게 해줄 수 있다.

반대로, 4시간 후에도 이뇨현상이 없다면 gelofusine 같은 500mL 교질액

(colloid solution) 주입이 필요하다. 교질액은 고분자량으로 체액의 끌어당김효과(pulling effect)를 제공하며 더 오랫동안 순환을 촉진시켜 부종을 예방한다. 교질액 주입 후에도 반응이 없거나 미미하다면, 중심정맥관(CVP catheter)을 삽관하여 체액교환이 정확히 이루어지는지 확인해야 한다. 폐부종을 일으킬 수 있으므로 반복적으로 수분 섭취량을 측정해야 한다.

핍뇨와 중심정맥압 하강(CVP<5cm)은 저혈량증을 의미하므로 교정해야 한다. 핍뇨와 중심정맥압 상승(CVP>10cm) 시에는 이뇨제인 frusemide 40mg을 정맥투여한다. 그러나 이뇨제는 저혈량증 증상이 경미해지거나 치료되었거나 없어진 후에 사용해야 한다.

적절하게 수액공급을 하고 사정하는 관리가 필요하다. 예를 들어, 교질액의 양이 증가하는데도 임부의 소변량에 변화가 없을 때에는 중심정맥압을 기록해야 한다. 중심정맥압 기록은 심장으로 돌아가는 혈액의 양을 의미하지만, 정맥 내의 혈액량을 반영하는 데 반드시 필요한 것은 아니다. 따라서 면밀한 주의와 관리 없이 계속적으로 수액 주입을 높이면 체액이 잘못된 곳으로 이동하여 폐부종을 일으킬 수 있다.

탈수나 폐부종, 체액과잉을 방지하기 위하여 신중하게 수액을 관리해야 한다. 자간전증 임부는 나트륨과 칼륨이 신장에 정체되어서 수분정체가 일어나 정상 임신과 비교해볼 때 혈장량이 줄어든다. 폐부종은 자간전증의 중요한 증상이며, 삼투압의 저하와 혈관 내 정수압(hydrostatic pressure)의 상승, 모세혈관 투과성의 증가로 알부민이 간질강으로 빠져나가 발생하는 혈관 내 체액 상실 때문에 일어난다. 이러한 혈관과 조직 사이의 체액분포 이상은 저혈량증과 부종을 유발한다. 이러한 부적절한 관리는 이뇨제로 인한 체액상실과 혈관 사이의 체액상실을 일으킬 수 있다. 체액량을 유지하기 위해 정질용액(crystalloid fluid)을 권장한다(시간당 85mL 또는 한 시간 전 소변량에 30mL를 더한 양). 황산마그네슘과 같은 혈관 내 주입은 시간당 총 85mL이어야 한다. 교질액과 같은 부수적 액체는 임부의 저혈량증이나 태아의 저산소증을 예방하기 위해 혈관확장제 사용 전에 투여해야 한다. 체액의 과잉축적은 임부사망의 요인이 될 수 있다.

임상에서는 안전하고 효과적인 수분섭취를 위해 프로토콜이 있어야 한다. 예를 들어 〈그림 6.1〉과 같은 액체 섭취량 차트가 필요하다.

그림 6. 1 수액관리 진행차트의 예

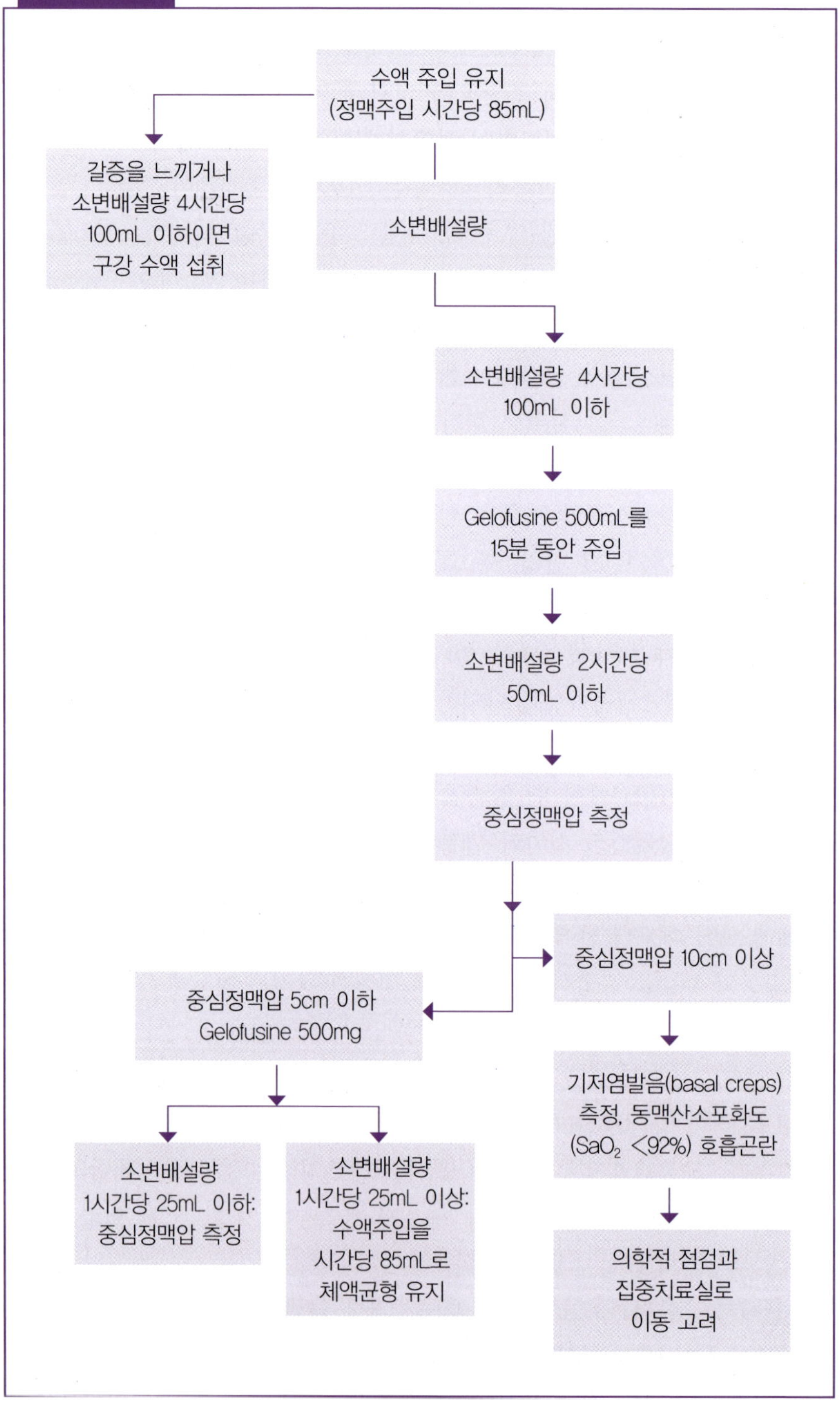

태아 모니터링

자궁과 태반의 불충분한 혈액순환으로 인해 태아가 위태로워지는 것을 태아 모니터링으로 확인할 수 있어야 한다. 태아움직임의 감소는 태아 저산소증을 나타내기 때문에 태아의 심장박동 패턴 평가를 위한 태아심음자궁수축검사(cardiotocographs, CTGs)가 필요하다. 조산이 예상될 경우 성장지연이 발견되면 태아의 폐성숙을 돕기 위해 코르티코스테로이드(corticosteroid) 투약이 필요하다(Royal College of Obstetricians and Gynecologists 1999).
산과병동에서 조산아를 관리할 수 없으면 태내관리(*in utero*)나 신생아중환아실로 이동해야 한다.

고혈압의 치료

자간전증이나 자간증에서의 고혈압 치료는 조절되지 않는 혈압으로 인한 뇌출혈의 위험을 감소시키기 위한 것이다. 모체의 뇌출혈 위험성을 완화시키고 자궁태반관류를 유지함으로써 태아의 산소량을 지속시키는 것이다. 항고혈압요법은 이완기 혈압이 110mmHg 이상 또는 수축기 혈압이 160mmHg 이상인 경우 시작한다.

그러나 원활한 혈압조절을 위한 약물의 사용은 논쟁의 여지가 있다. 여러 연구에 따르면 임신 중 고혈압을 위한 항고혈압제의 사용이 성공적이라는 분명한 결과가 없다(Sibai 1996; Abalosetal 2001). Methyldopa 같은 약은 일차관리로 사용되는 항고혈압제이다. 임부와 태아의 건강을 위해 약의 용량을 매일 3g씩 증가시켜야 한다고 말하지만, 용량의 증가에 따라 졸음·기면 상태가 나타날 수 있다(British Medical Association(BMA) & Royal Phamaceutical Society of Great Britain, 2005).

만약 임부의 건강상태가 악화되거나 안정적이지 않으면 입원을 해야 하며, 2단계 치료로 labetarol 같은 경구용 베타차단제를 사용한다. 경구용 labetarol은 매일 최대 2.4g씩 용량을 올릴 수 있다. 태아의 성장지연과 태아서맥의 가능성 때문에 오랜 기간의 복용을 권하지 않는다.

혈압관리의 목적은 혈압을 130~140/90~100mmHg 정도로 유지하는 것이다. 약물로 혈압을 빠르게 낮추면 도리어 태아의 비정상적인 심장박동을 일으켜 관리가 필요할 수 있다.

항고혈압제의 정맥 내 투여는 혈압이 160/100mmHg 이상으로 유지되거나 평균동맥압(mean arterial pressure, MAP)이 125mmHg 이하인 경우에만 고려한다. 평균동맥압은 한 심장주기 동안 동맥계가 받는 평균 혈압이다. 그 결과는 이완기 혈압과 가까운데, 이는 심실 이완기가 심실 수축기보다 두 배 더 길게 유지되기 때문이다. 평균동맥압은 질병과 관련된 저혈량증의 정도를 반영한다.

평균동맥압 계산방법은 $\frac{(\text{수축기 혈압} - \text{이완기 혈압})}{3} + \text{이완기 혈압}$

예를 들어, 한 산모의 혈압이 145/105mmHg이라면, $\frac{(145 - 105)}{3} + 105 = 115$ 이므로, 평균동맥압은 115이다.

자간전증 임부에게 항고혈압제를 사용하는 것이 경증 자간전증 임부의 장애를 일으키는 것을 억제하거나 변화시킨다는 증거는 없다. 그러나 뇌혈관계와 심혈관계의 부작용을 예방하기 위한 목적으로 사용해야 한다.

Hydralazine

Hydralazine은 자간전증 환자의 95%에서 혈압이 조절되었기 때문에 중등도나 중증의 고혈압을 치료할 때 정맥주사용으로 사용하는 경향이 있다. 이 약물은 혈관확장성 항고혈압제인데, 심박출량과 심박수의 증가, 근육이완, 평균동맥압의 감소증상을 가진 환자에게 사용한다. 부작용으로 갑작스러운 혈압 하강이 나타나므로 태아의 건강을 위해 사용 시 경고가 필요하다. 이 약은 투여 15분 이내에 효과가 나타나고, 최고 효과는 30분에서 60분 사이에 나타나며 4~6시간 동안 지속된다. 태반 관류저하의 위험성을 줄이기 위해 hydralazine 투여 전 혈장확장제를 먼저 투여한다.

- 5~10mg의 hydralazine은 10mL의 0.9% normal saline과 함께 희석하여 1~2분 동안 혈관으로 투여한다.
- 이완기 혈압이 90~100mmHg이거나 30mg의 약이 투여되었다면 20분 간격으로 다시 투여한다. 태반과 신장, 뇌의 혈류 감소를 일으키므로 이완기

혈압은 90mmHg 이하로 떨어지지 않도록 한다.

- 빈맥, 심계 항진, 두통은 hydralazine의 부작용으로 나타날 수 있다. 1회 대용량 주입(bolus doses)을 하는 동안에는 5분마다 혈압을 기록해야 한다.
- 1회 대용량 주입으로 혈압이나 평균동맥압이 안정되면 15분 간격으로 혈압과 평균동맥압을 측정한다.
- 그러나 평균동맥압이 125mmHg 이하로 유지되기 힘들면, 유지량의 주입을 고려해야 한다. Hydralazine을 0.9% normal saline에 희석하여 1mL당 hydralazine 1mg의 적정량 용액을 만든다. 시간당 10mL의 양으로 시작하여 혈압이 만족할 만한 수준이 될 때까지 증가시킬 수 있다. 최대 용량이 시간당 40mL에 도달하였거나, 임부의 심박수가 1분당 120회 이상으로 증가하면 그 이후의 중재로 labetalol을 사용하도록 한다.

Labetalol

Labetalol은 haydralazine 사용 후에도 조절되지 않는 혈압의 2차적 관리를 위해 사용한다. 베타 아드레날린 수용체 차단제인 labetalol은 혈관확장으로 인한 말초저항력을 감소시킨다. Hydralazine 투여 후 혈관확장이 나타나는 것처럼 labetalol은 심박출량을 감소시켜 혈압을 빠르게 낮추기 때문에 주의가 요구된다.

Labetalol은 5분 후 즉각적인 효과가 나타나며, 최대 효과는 10분에서 20분 사이에 일어난다. 이 효과는 45분에서 6시간 동안 지속된다.

- Labetalol이 필요하면, 20mg을 천천히 혈관으로 주입해야 한다.
- 혈압이 안정되지 않으면 10분 간격으로 재주입한다. 첫 투여 10분 후에 40mg, 그 다음 80mg을 투여하는데, 최대 용량은 300mg이다(Lewis, 2001).
- 일부 병동에서는 infusion pump를 이용하여 labetalol을 분당 1~2mg으로 지속적으로 정확히 공급한다.

Nifedipine

Nifedipine은 1mg을 경구용으로 주의하여 사용해야 한다. 약효는 30분 이내에 나타난다. 말초저항력을 줄여 혈압을 낮추는 데 목적이 있다. 저혈압, 근무력증, 태아 스트레스의 위험성이 있으므로 황산마그네슘과 함께 투여해서는 안 된다(Waisman et al., 1988; Dhurana & Graham, 1999; BMA & Royal Pharmaceutical Society of Great Britain, 2005).

메타분석한 결과 hydralazine과 다른 항고혈압제를 비교하여 hydralazine이 중증 고혈압을 조절하는 데(Magee et al., 2003) 최선의 약인지가 의문스럽다. 왜냐하면 labetalol과 같이 대체약물을 상례적으로 사용하는 데 대해 충분한 근거를 제공하지는 못하였기 때문이다.

항경련제 요법(anticonvulsive therapy)

자간전증 여성의 간호와 관리의 목적은 여성의 건강상태가 악화되는 것을 방지하고 자간으로의 진전되는 것을 막는 것이다. 황산마그네슘 같은 항경련제 치료는 경련을 예방할 수 있다. 매그피 시도(Magpie Trial Collaborative Group, 2002) 같은 시도는 연구에서 황산마그네슘이 자간으로 진전하여 반복적인 경련을 예방한다는 근거를 제시하였다. 전통적으로는 dizepam과 phenytoin이 자간성 경련을 치료하거나 예방하는 데 사용하였으나 효과가 적었다(Sibai 1996).

황산마그네슘은 중추신경계의 흥분을 줄이고 말초혈관을 확장시키며 자궁과 신장의 혈액순환을 증가시키는 효과가 있다(Eclampsia Trial Collaborative Group 1995). 보고에 의하면 황산마그네슘은 신부전증 환자에게는 금기이다. 왜냐하면 마그네슘은 신장에서 배설되는데, 신부전이 있으면 마그네슘을 보유하므로 잠재적으로 고마그네슘혈증의 원인이 되기 때문이다. 그러므로 이러한 경우 phenytoin을 사용한다.

황산마그네슘에 대해서는 나라마다 정책이 다르나 공통적으로 아래의 내용이 포함되어 있다.

- 한 번에 혈관으로 투여하는 대용량 주입은 5~10분마다 실시한다. $MgSO_4$ 4g과 0.9% NaCl 12mL를 희석하여 20mL의 형태로 투여한다. 이것은 마그네슘 16mmol과 같다(BMA & Royal Pharmaceutical Society of Great Britain, 2005).
- 혈중 마그네슘 농도를 2~4mmol/L의 치료적 농도를 유지하기 위해 대용량 주입 후 1~2g/시간의 용량을 유지하면서 주입한다.

- 황산마그네슘을 주입하기 시작하면 심부건반사와 호흡수, 산소농도를 모니터링해야 한다. 일부 산과병동에서는 치료 중 혈중 마그네슘 수준을 측정하기 위해 혈액검사를 실시한다.
- 황산마그네슘으로 인한 임상증상을 주의 깊게 관찰해야 한다. 치료적 마그네슘 혈중 농도는 2.0~4.0mmol 이다. 마그네슘 농도를 5mmol까지 증가시키면 임부에게 따뜻함, 열감, 복시(double vision), 언어장애(slurred speech)가 나타난다. 마그네슘이 5mmol 이상 되면 심부건반사가 나타나지 수 있다. 6.0mmol 이상이면 호흡정지에 가까운 호흡억압이 나타난다. 12mmol 이상이면 심장마비를 일으킨다.
- 황산마그네슘은 마그네슘 독성 증상을 발견하면 즉시 중단한다. 임부와 태아의 건강상태 평가도 실시해야 한다. 심부전증을 발견하기 위해 심전도 모니터링도 한다. Duley(2003)와 일부 학자들은 치료적 마그네슘 농도가 태아의 심박수에 영향을 미친다고 하였다. 그러므로 진통부터 분만까지 태아심음과 자궁수축을 기록해야 한다.
- 호흡정지나 심장정지가 발생할 경우 calcium gluconate(10%의 10mL solution) 1g을 3분 동안 천천히 한 번에 주입한다. 환자는 즉시 기관내삽관(intubation)을 하여 호흡을 유지하고 중환자실로 옮겨야 한다.
- 황산마그네슘은 분만 후 24시간 동안 경련예방을 위해 주입할 수 있다.

분만은 임부와 태아의 건강상태에 따라 달라진다. 임부와 태아의 건강균형은 태아의 건강을 위해 필요하지만, 산모의 생리적 손상이 악화되는 것을 막지는 못한다. 예를 들어, 치료하지 않은 핍뇨는 신장장애를 초래한다. 미숙아라 판단될 때에는 corticosteroid를 투여하여 폐가 성숙해질 때까지 임신을 연장시켜야 한다. Odendaal(2001)은 34주 후의 corticosteroid 치료는 효과가 없다고 주장하였다. 그러나 O'Brien 등(2000)은 다량의 dexamethasone(정규적으로는 8mg을 2회 투여하는 데 반해서 매 12시간에서 36시간 동안 10mg 투여)이 혈소판과 간기능효소(liver function enzyme)를 증가시키므로 HELLP 증후군의 치료에 효과적이라고 주장하였다. 비록 영국에서는 임상에서 일상적으로 사용되고 있지 않더라도 임부의 건강상태가 계속해서 악화되거나 혈소판의 현저한 감소로 응급 분만이 필요하다면 이러한 처치는 고려할 가치가 있을 것이다.

효과적인 이뇨작용과 더 이상 나빠지지 않는 것과 같이 정상적인 기대범위 내에서도 다시 잘못될 수 있으므로 병리학적 변화를 확인하기 위해 분만 후 모니터링을 주의 깊게 관찰해야 한다. 분만 후 산모 중 30~40%에서 자간증이 나타났기 때문에(Douglas & Redman, 1994; Chames et al., 2002) 예방이 가장 중요하다. 진통기나 분만 시 혈압이 정상적으로 조절되었다면 경구용 labetalol 같은 항고혈압 치료(초기에 매일 200mg이나 14일의 간격을 두고 매일 800mg까지 증가시킨다)를 계속하는 것은 신중해야 한다(BMA & Royal Pharmaceutical Society of Great Britain, 2005).

자간증

자간증(eclampsia)은 임신 중이나 자간전증이 있었던 분만 후 10일 이내(Robson, 2002), 또는 임신 중이나 분만 후 고혈압이 있었던 여성이 경련하는 것을 말한다(Walker, 2000). 경련은 혈관수축이나 고혈압성 뇌병변과 같은 대뇌의 국소빈혈로 인해 일어난다. 혈액-혈관장벽을 손상시켜 이차적으로 중증 고혈압을 일으키는데, 이는 뇌의 자가조절 상실과 관련이 있다. 혈압으로 인해 체액이 누출되어 뇌부종이 생긴다(Robson, 2002). 정상이나 혈압이 약간 높은 임부가 자간증성 고혈압이 있다면 대뇌의 국소빈혈 때문이고, 중증 고혈압 임부는 고혈압성 뇌병변 때문일 것이다(Robson, 2002).

자간증은 임신 중 약 1:2,000으로 발병한다(Douglas & Redman 1994; Katz et al., 2000). 1992년 영국의 연구에 따르면(n=32) 약 1:50(1.8%)의 여성이 사망하였고, 35%가 적어도 한 가지 이상의 합병증에 시달리고 있다고 보고하였다. 만삭 전이나 임신 중 자간은 높은 모성 합병증 발생률과 태아사망률 상승과 관련이 있다(Douglas & Redman 1994).

Douglas와 Redman(1994)은 경련 중 38%는 출산 전, 44%는 분만 시, 12%는 분만 48시간 이후, 2%는 분만 7일 이후에 나타난다고 하였다. 반면 미국에서 실시한 53명의 자간증 임부에 대한 후향성 연구에 의하면, 28명(53%)의 임부가 출산 전, 19명(36%)의 임부가 분만 중, 6명(11%)의 임부가 분만 후에 경련을 일으켰다. 이 차이점은 분만 시기를 포함해서 태반을 제거하는 것을 유일한 치료로 인식하는 자간전증의 관리에서 오는 차이 때문일 것이다.

전통적으로 많은 연구자들은 자간전증이 경증 자간전증에서 중증 자간전증 변화의 형태로 진행되는 데 대해 의문을 가졌다. Katz 등(2000)의 연구에 의하면, 단 13%(7명)의 여성만 경련 전 중증 자간전증이었다. 반면에 60%의 여성은 경련이 자간전증의 첫 번째 증상이었다. 이를 근거로 볼 때 다섯 명의 여성은 산전간호를 받지 못했고, 두 명의 여성은 경련 전에 단 한 번 산전진찰을 받았다. 또한 Katz는 자간증이 대뇌혈관계의 병리적 상태를 나타내므로 중증 자간전증으로 악화되는 것보다 낫다고 하였다. Douglas와 Redman(1994) 또한 43%의 여성에게서 고혈압과 단백뇨가 기록되기 전에 경련이 나타났고, 11%의 여성은 고혈압이나 단백뇨 같은 증상이 아예 나타나지 않았다고 비슷한 연구결과를 발표하였다. 그러나 이 중 13명의 산모는 산전관리를 받지 않았다.

다음 임신에 자간증이 재발할 확률은 미지수이지만, 대체로 잘 발생하지는 않는다. 그러나 APEC(2005b)는 20명 중 1명은 다음 임신에서 자간전증으로 진행될 가능성이 굉장히 높다고 하였다. 왜냐하면 상대적으로 임신 초기에 자간증으로 발전한 여성은 높은 위험요소를 갖고 있기 때문이다.

이환율과 사망률

자간증 여성의 5%는 중증 호흡장애, 10~15%는 혈액응고장애, 5~8%는 신부전증이 나타난다(Robson, 2002). 신부전증은 출혈이나 HELLP 증후군과 관련이 있다. 신생아 이환율은 조산이나 성장지연과 관련하여 발생한다.

자간증의 이환율과 사망률은 지난 30년간 빠른 속도로 감소하고 있지만, 고혈압성 장애는 직접적으로 임산부 사망을 일으키는 주요 원인이다(Lewis, 2001, 2004). 여러 기관의 기능부전으로 인해 정확한 사망원인을 찾아내는 것은 어어렵다(Robson, 2002). 내출혈이 주요 사망원인이지만 뇌경색 또는 뇌부종, 폐질환, 신부전, 간부전으로 인해 사망할 수도 있다.

간호와 관리

자간증의 관리는 즉시 일어나는 경련과 앞으로 일어날 경련을 관리하는 능력에 근거한다. 그러나 질병의 불확실성 때문에 경련 전에 나타나는 경고증상을 예측하기 어렵다.

자간증을 가진 여성의 즉각적인 간호는 기본 ABC 소생술 지침과 적절한 약물 투여에 기초해야 한다(11장 참조).

- 적절한 구조자(Nursing and Midwifery council 2004), 소생물품, 자간증약을 보낸다(많은 병동에서는 병실로 쉽게 이동시킬 수 있으며 자간증을 위한 약이 들어 있는 '자간증박스'가 있다)
- 임부와 함께 있는다.
- 기도유지 및 흡인위험 요인을 제거한다. 즉, 베개 치우기, 여성의 머리를 왼쪽으로 돌리기, 입과 기도의 점액이나 구토물 제거
- 호흡양상이 사정되어야 하며 경련 후에는 임부와 태아의 적정 산소농도 유지를 위해 10L/min으로 산소를 공급한다.
- 맥박산소계측기(pulse oximetry)는 여성의 산소농도를 눈으로 확인할 수 있으므로 유용하다. 맥박산소계측기는 경련 중에는 정확한 결과를 얻기 어렵기 때문에 고정시키기 좋은 피부 표면에 부착한다.
- 여성의 외상방지 – 만약 여성이 위험한 곳에 있다면, 장애물들을 즉시 옮겨서 이차적인 상해를 예방한다.
- 혈액순환 – 심박출량의 관찰이 필요하며, 만약 맥박이 없어지면 심폐소생술이 필요하다.
- 혈관 주사라인를 갖고 있지 않다면, 응급 시 수혈이나 약물투여를 위해 캐뉼라 삽입이 필요하다.
- 임신 중 경련이 나타나면 대동맥, 대정맥 압박이 생길 수 있으므로 경련 후 체위를 고려해야 한다. 이런 경우, 임부의 오른쪽 등 밑에 베개를 넣어 자궁으로 인해 하대정맥이 압박받는 것을 예방한다.

경련관리

전통적으로는 diazepam과 phenytoin의 혈관주사로 경련을 조절하였다. 그러나 최근 과학에 기초한 연구에서는 중증 자간전증이나 자간증 여성에게 황산마그네슘의 사용을 권장한다(Eclampsia Trial Collaborative Group, 1995). 매그피 시도(Magpie Trial)sms 황산마그네슘이 자간전증에서 자간증

으로 진전되는 여성 중 약 50%의 발병률을 감소시켰다고 하였다. 그럼에도 불구하고 황산마그네슘 투약으로 인해 오심, 구토, 어지러움, 저혈압, 빈맥과 같은 원하지 않은 합병증은(Magpie Trial Collaborative Group, 2002) 치료 전에 여성에게 충분히 설명해야 한다. 이것은 단순히 치료자의 뜻에 따른 치료가 아니라, 여성이 정확한 정보를 알고 결정할 수 있도록 하기 위함이다.

이 방법은 경련 시 황산마그네슘 4g을 한꺼번에 5~10분 동안 천천히 투여해야 한다. 황산마그네슘의 효과는 뚜렷이 나타나지 않지만 Befolt와 Moise(1992)는 이 약이 혈관을 확장시키므로 뇌 허혈(cerebral ischemia)의 가능성을 줄인다고 하였다.

경련의 예방

자간증치료협진그룹(Eclampsia Trial Collaborative Group, 1995)은 황산마그네슘을 1g/h으로 계속 투여할 것을 추천한다. 통계적 연구결과는 제한적이지만, 다른 항경련제와 비교할 때 황산마그네슘은 경련 재발 가능성을 50% 정도 감소시킨다.

경련관리

경련이 발생하면, 다음 두 가지 점에 주의를 기울여야 한다.

- 태아 상태 사정: 임부와 태아의 사망률과 질병률의 위험성을 증명하기 위한 증거가 제시되었다(Sibai, 1996). 자간증 여성 중 1/4은 태반박리가 나타났다. 질출혈이나 태아 빈맥과 같은 임상증상은 반드시 체크해야 한다. 태아를 분만시켜야 할 필요가 있는지 결정해야 한다. 분만방법은 임신주수에 따라 달라지지만, 임부가 원하는 것을 고려해야 한다.
- 임부 상태 사정: HELLP 증후군과 파종성 혈관 내 응고증후군은 자간증과 동반해서 나타난다는 것을 인식해야 한다. 그러므로 혈액검사를 통해 두 가지 상태의 발생과 진행을 확인해야 한다. 황산마그네슘을 사용할 때 마그네슘 독성의 위험을 줄이기 위해 15분마다 임부를 관찰해야 하고, 신장 기능의 확인을 위해 매시간 소변량을 관찰해야 한다.

산후관리

경련 후 흡인을 확인하기 위해 산모의 폐를 청진해야 한다.

자간증성 경련의 40%가 분만 후 나타나기 때문에 산모의 상태를 면밀히 관찰해야 한다(Douglas & Redman, 1994). 이론적으로 경련 위험성은 48시간 후에는 12%로 낮아지며, 일주일 후에는 2%까지 낮아지므로 경련 후 적어도 24시간 동안 황산마그네슘을 계속적으로 주입해야 한다.

산욕기간 동안 정신과적 간호는 정신적으로 상처받은 남편을 위해서도 필수적이다. 산모뿐만 아니라 신생아의 상태에 대해서도 설명과 옹호를 제공해야 한다.

HELLP 증후군

1954년도에 세 명의 자간증 여성에게 첫 증상이 발견되었지만 1982년에서야 Weinstain이 임신 중 합병증인 HELLP 증후군은 용혈, 간효소(liver enzyme) 증가, 혈소판 저하의 3가지 증상이라고 소개하였다(Portis et al., 1997). 일반적으로 HELLP 증후군은 혈관경련, 내피손상, 혈소판 응집 같은 여러 체계의 기능부전으로 인한 중증 자간전증이나 자간증 변형으로 간주된다(Nutt, 1997). 임부와 태아의 건강상태는 빠르게 악화되고, 자간전증만 앓는 것보다 예후가 나쁘다.

Sibai 등(1986)은 2~12%의 발병률과 3.5~24%의 산모사망률을 예상하였다. 주산기 사망률은 신생아 1,000명당 79~367명이다(Portis et al., 1997). 사망률의 범위가 넓은 이유는 진단하기 어렵고 진단기준이 다르기 때문이다(Nutt, 1997). 신생아의 합병증은 임부의 건강상태의 중증 정도와 관련이 있다(Portis et al., 1991).

병태생리학

용 혈

용혈은 혈관경련과 내피손상의 결과로 일어난다. 혈소판이 손상 부위에 응집하고 섬유소가 침전된다. 적혈구의 분열은 높은 압력하에서 섬유소 그물망의 힘이 가해지기 때문에 일어난다. 그러나 용혈은 중증 빈혈을 일으키기에는 불충분하다(Nelson-Piercy 2002).

용혈은 burr cells(가시 모양의 경계와 톱니 모양과 찌그러진 적혈구)이나 분열적혈구(작고 일정하지 않은 모양의 적혈구 fragments), 빌리루빈 증가(>1.2mg/dL), SGOT(serum glutamine oxalo-acetic transaminase), SGPT(serum glutamine pyruvic transaminase), LDH(lactate dehydrogenase)로 확인한다. 혈액검사 결과 평균보다 3 이상의 표준편차를 보이면 비정상으로 간주한다(Sibai et al., 1993). Nutt(1997)는 헤마토크릿의 감소도 있을 것이라고 하였다.

간효소(liver enzyme)의 증가

문맥 주위나 중심 실질조직의 괴사 또는 섬유소 같은 물질의 초자침전, 혈관동(sinusoids)에 여러 미세혈전과 섬유소가 침전된다(Fraser & Caunt, 1996) 혈관동의 혈류폐색은 간 팽창을 일으켜 우상복부의 통증을 초래한다. 일부 여성은 등의 통증을 호소하는데 이는 매우 중요하다. 간효소는 증가하고(Sibai et al., 1993), 간부전과 황달이 올 수도 있지만 드물게 나타난다. 중증인 경우 자연적으로 간 파열이 일어날 수도 있다(Portis et al., 1997).

혈소판 감소

혈소판 감소는 말초혈관의 파괴와 혈소판 활동이 증가하여 나타난다. 혈소판 수치가 100×10^9/L 이하이거나, 심각한 경우 50×10^9/L 이하인 경우 비정상 수치로 간주한다(Sibai et al., 1993). Nutt(1997)는 파종성 혈액응고증후군과 다르게 응고시간(PT), 부분응고시간(PTT), 출혈시간은 보통 정상수치를 나타낸다고 설명하였다.

기타 병태생리학

- 신장 혈액순환과 사구체 여과율 감소
- 심박출량 감소와 혈관저항 증가
- 혈소판과 섬유소 침전으로 신경계가 침범되어 두통, 뇌부종, 경련, 뇌졸중 발생(Nutt, 1997)

유발요인과 임상적 특징

Sibai 등(1993)은 442명의 임부가 HELLP 증후군과 관련이 있다고 설명하였다. 6명 중 1명의 여성이 임신 전에 고혈압을 갖고 있었고, 백인에게 많이 나타났다. Nutt(1997)는 증례는 없음에도 불구하고 나이가 많은 백인 다산부가 가장 위험하다고 설명하였다.

임상적 특징은 다음과 같다(Sibai et al., 1993).

- 우상복부나 상복부의 통증: 65%
- 오심 또는 구토: 36%
- 두통: 31%
- 시력변화: 10%
- 기타: 출혈, 황달, 설사, 피로

그러나 자간전증처럼 증상이 매우 다양하여 진단을 내리기가 어렵다. 일부 자간전증 여성들은 아무런 증상이 없다(Portis, 1997). Sibai의 연구결과, 70%는 임신 중, 30%는 분만 후에 나타났다. 통계자료에 의하면 20%의 여성은 분만 전 고혈압이나 단백뇨 같은 증상이 없었다.

Fraser와 Caunt(1996)는 중증 자간전증 여성은 간효소, 혈중 빌리루빈 수치, 혈당, 혈소판수, 응고검사, 혈장단백질 수치(특히 알부민)를 통해 간이 이환됐다는 증거를 알 수 있다고 하였다.

진단검사

HELLP는 용혈(적혈구 파괴), 간효소 증가, 혈소판 수 감소와 같은 혈액변화와 관련이 있다.

HELLP 증후군을 확진하는 검사기준은 아래와 같다.

- 용혈 시 총 빌리루빈 수준이 1.2mg/dL 이상, LDH(lactate dehydrogenase) 수치가 600U/L 이상
- AST(serum aspartate aminotransferase) 수치가 70μg/L 이상의 LFT(liver function tests)의 증가
- 100×10^9/L 이하로 감소되는 혈소판 수치
- 어떤 수치든지 감소하면 주의 깊게 관찰해야 한다.

간호와 관리

HELLP 증후군을 발견하면 신속한 중재가 필요하다. 중증 자간전증 관리와 비슷하게 여성의 건강상태를 안정시키고 분만을 준비해야 한다. 적정한 체액 균형으로 혈압과 경련을 조절하는 것이 HELLP 증후군 관리의 첫 번째 목표이다.

임신성 급성 지방간(AFLP)과 HELLP 증후군은 혈액검사 결과는 다르지만 통증, 오심, 구토, 소변량 저하와 같은 증상이 비슷하기 때문에 고려대상이다. 예를 들어 HELLP 증후군에서 PT는 정상이지만, 임신성 급성 지방간에서는 PT가 증가한다. 황달은 HELLP 증후군에서는 나타나지 않지만 임신성 급성 지방간(AFLP)에서는 나타난다(Witlin & Sibai, 1999). 정확한 진단은 효과적인 간호와 관리에 매우 중요하다.

간에 피막하 혈종이 있는지를 잘 찾아내야 한다. Clewell(1997)은 심한 상복부 또는 우상복부의 통증 또는 설명할 수 없는 저혈압은 명확한 혈종의 증상이라고 하였다. 이런 증상들은 간피막(hepatic capsule) 파열 가능성을 알려주는 증상이므로 임부의 이환과 사망을 예방하기 위해 응급수술이 필요하다.

산전 관리

- 임부의 건강상태를 안정시킨다.
- 태아 성숙과 정도에 따라 결정하고, 치료계획을 세운다. 임신 34주 이후라면 분만을 유도한다. 그러나 34주 이전의 태아라면 태아의 빠른 폐성숙을 위한 steroids치료를 고려한다.
- 태아를 분만시킨다.

산후 관리

산모 상태의 변화를 파악하기 위해 계속적인 세심한 관찰이 필요하다.

HELLP 증후군의 합병증

임산부의 합병증은 다음과 같다.

- 악화되는 DIC: 21%
- 태반박리: 16%
- 급성 신부전: 8%

- 급성 폐부종
- 늑막삼출물
- 뇌부종
- 간피막하 혈종
- 간파열
- 급성 호흡곤란증후군

HELLP 증후군이 심각한 경우 여러 장기가 기능부전에 빠질 수 있다(Sibai et al., cited by Fraser & Caunt, 1996). 신생아의 합병증은 태반경색, 태반박리, 자궁 내 성장지연, 기도폐쇄, 조산으로 사망에 이를 수 있다. 혈소판감소증과 백혈구감소증도 25~30%에서 나타난다(Fortis et al., 1997).

결 론

임신 전에 고혈압이 있었다면, 75%의 임부는 다음 임신 때 자간전증 발생률이 증가한다. 그러나 HELLP 증후군이 재발할 위험성은 3~5%이다(Nelson-Piercy, 2002).

임신 중 고혈압성 장애의 정도를 파악하기 위해서는 기록을 잘 확인하는 것이 가장 중요하다. 질병이 한 번 발견되었다면, 임부와 태아가 사망에 이를 수 있는 임부 상태의 변화나 악화 상태를 예방하는 것이 목적이다. 조산사와 의료인은 다학제팀과 함께 협력하여 여성에게 근거기반의 중재를 하고 확실한 지침과 정책, 절차, 최상의 관리를 적용하여 위험을 줄여야 한다.

참고문헌

Abalos, E., Duley, L., Steyn, D. and Henderson-Smart, D.(2001) antihypertensive drug therapy for mild to moderate hypertension during pregnancy. Cochrane Database of Systematic Reviews, Issue 2.

Actio on Preieclampsia (APEC)(2005a) About Pre-eclampsia. Action on Pre-eclampsia, London (also available at http://www.apec.org.uk).

APEC(2005b) Eclampsia. Action on Pre-eclampsia, London (also available at http://www.apec.org.uk)

Belfort, M. and Moise, K. (1992) The effect of MgSO4 on brain flow in pre-eclampsia: a randomised placebo-controlled strdy. American Journal of Obstetrics and Gynaecology, 167:661-6.

Bennett, P.(1994) Pre eclampsia II: the midwife and detection. Modern Midwife, Oct:20-22.

Bennett, P.(1995) Pre eclampsia IV: the midwife's role after diagnosis. Modern Midwife, Jan:25-6.

Bird, J.(1997) Intensive care problems in obstetric patients. Care of the Critically Ill, 13(6): 241-4.

Briley, A., Chappell, L., Kelly, F., Shennan, A. and Poston, L.(2001) The vitamins in pre-eclampsia study. Midwives. 4(9):288-91.

British Medical Association (BMA) and Royal Pharmaceutical Society of Great Britain(2005) British National Formulary, No. 49. BMA and Royal Pharmaceutical Society of Great Britain, London.

Brown, M., Buddle, M., Farrell, T., Davis, G. and Jones, M.(1998) Randomised trial of management of hypertensive pregnancies by Korotkoff phase IV or phase V. Lancet, 352(9130):777-81.

Chames, M.C., Livingstone, J.C., Ivester, T.S., Barton, J.R. and Sibai, B.M.(202) Late postpartum eclampsia: a preventable disease? American Journal of Obstetrics and Gynecology, 186:1174-7.

Chernecky, C. and Berger, B.(2001) Laboratroy Tests and Diagnostic Procedures (3rd edn). W.B.Saunders, Philadelphia.

Clewell, W.(1997) Hypertensive emergencies in prenancy. In: M.Foley and T.Strong(Eds) Obstetric Intensive Care: Apractical manual.W.B.Saunders, Philadephia.

Cotton, D., Gonik, B. and Dorman, K.(1985) Cardiovascular alterations in severe pregnancy induced hypertension seen with intravenously given hydralazine bolus. Surgery, Gynaecology and Obstetrics, 161:240-44.

Davies, L., Waugh, J. and Kilby, M.(2002) Assessing proteinuria in gypertensive pregnancy. British Journal of Midwifery, 10(7):441-5.

Dekker, G.and Sibai,B,(2001) Primary, secondary and tertiary prevention of pre-eclampsia. Lancet, 357:209-21.

Dekker, G. and Walker,J.(1997) Maternal assessment in pregnancy induced hypertensive disorders. In: J.Walker and N.Gant(Eds) Hypertension in Pregnancy. Chapman & Hall, Oxford.

Douglas, K. and Redman, C.(1994) Eclampsia in the UK. British Medical Journal, 309:1395-400.

Duley, L.(2003) Pre eclampsia and the hyperensive disorders of pregnancy. British Medical Bulletin, 67:161-76.

Duley, L., Gulmezoglu, A. and Henderson-Smart, D.(2003) Magnesium sulphate and other anticonvulsants for women with pre-eclampsia. Cochrane Database of Systematic Reviews, Issue 2.

Eclampsia Trial Collaborative Group (2005) Which anticonvulsant for women with eclampsia? Evidence from the collaborative eclampsia trial. Lancet, 345:1455.

Fraser, R. and Caunt, A.(1996) The HELLP syndrome. Care of the Critically Ill, 12(6):188-9.

Fugate, S. and Chow,G.(2004) Eclampsia. http://www.emedicine.com/med/topic633.htm

Hankey G., Eikelboom J., Khoon Ho W. and van Bockxmeer F.(2004) Clinical usefulness of plasma homocysteine in vascular disease. http://www.mja.com.au/public/issues/181_06_200904/han10269_fm.html

Higgins, H. and de Swiet, M. (2001) Blood pressure measurement and classification in pregnancy. Lancet, 357:131-5.

Katz, V., Farmer, R and Kuller, J.(2000) Preeclampsia into eclampsia: toward a new paradigm. American Journal of Obstetrics and Gynecology, 182(6):1389-96.

Khurana, R. and Graham, D. (1999) Managing hypertensive disorders in pregnancy. Womans Health Primary Care, 2:559.

Larrabee, K. and Monga, M.(1997) Women with sickle cell trait are at increased risk for preeclampsia. American journal of Obstetrics and Gynecology, 177(2):425-8.

Levine, R., Ewell, M., Hauth, J., Curet, L., Catalano, P. and Morris, C.(2000) Should the definition of preeclampsia include a rise in diastolic blood pressure >/= 15mmHg to a level < 90mmHg in association with proteinuria? American Journal of Obstetrics and Gynecology, 183:787-92.

Lewis, G.(2001) Why Mothers Die 1997-1999: The Confidential Enquiries into Maternal Deaths in the United Kingdom. Royal College of Obstetricians and Gynaecologists(RCOG) Press, London.

Lewis, G.(2004) Why Mothers Die 2000-2002: Report on Confidential Enquiries into Maternal Deaths in the United Kingdom. RCOG Press, London.

Lim, K., Friedman, S., Ecker, J., Kao, L. and Kilpatrick, S.(1998) The clinical utility of serum uric acid measurements in hypertensive disease of pregnancy. American Journal of Obstetrics and Gynaecology, 178:1067-71.

Magee, L.,Cham, C.,Waterman, E.,Ohlsson, A. and von Dadelszen, P.(2003) Hydralazine for treatment of severe hypertension in pregnancy: meta analysis. British Medical Journal, 327:955.

Magee, L., Ornstein, M. and von Dadelszen, P.(1999) Mangement of hypertension in pregnancy. British Medical Journal, 318:1332-6.

Magpie Trial Collaborative Group (2002) Do women with pre eclampsia and their babies, benefit from magnesium sulphate? The Magpie trial: a randomised placebo-controlled trial. Lancet, 359:1877-90.

Mattar, F. and Sibai, B.(2000) Eclampsia: risk factors for maternal morbidity. American Journal of Obstetrics and Gynecology, 182(2):307-12.

McKay, K.(1999) Biochemical and blood tests in midwifery practice (1): Pre-eclampsia. Practising Midwife, 2(8):28-31.

Mosby (1986) Mosby's Medical and Nursing Dictionary. Mosby, St Louis.

National High Blood Pressure Education Program Working Group (1990) Report on high blood pressure in pregnancy. American Journal of Obstetrics and Gynecology, 163:1691-712.

Nelson-Piercy, C.(2002) Handbook of Obstetric Medicine. Martin Dunitz London.

North, R., Taylor, R. and Schellenberg, J.(1999) Evaluation of definition of pre-eclampsia. British Journal of Obstetrics and Gynaecology,106(8):767-73.

Nursing and Midwifery Council (2004) Midwives Rules and Standards. Nursing and Midwifery Council(NMC), London.

Nutt, J.(1997) HELLP syndrome. British Journal of Midwifery, 5(1):8-11.

O'Brien, J.M., Milligan, D.A. and Barton, J.R.(2000) Impact of high-dose corticosteroid therapy for patients with HELLP syndrome. American Journal of Obstetrics and Gynaecology, 183(4):921-4.

Odendaal, H. (2001) Severe preeclampsia and eclampsia. In: B.Sibai (Ed). Hypertensive Disorders in Women. W.B. Saunders, Philadelphia.

Portis, R., Jacobs, M., Skerman, J. and Skerman, E.(1997) HELLP syndrome (hemolysis, elevated liver enzymes, and low platelets) pathophysiology and anesthetic considerations. Journal of the American Association of Nurse Anesthetists, 65(1):37-47.

Redman, C.(1994) Pre-eclampsia: still a difficult disease. Professional Care of Mother and Child, Jan/Feb:7-9.

Redman, C., Sacks, G. and Sargent, I.(1999) Preeclampsia: an excessive maternal inflammatory response. American Journal of Obstetrics and Gynecology, 180(2):499-506.

Roberts, J. and Cooper, D.(2001) Pathogenesis and genetics of pre-eclampsia. Lancet,357:53-6.

Robson, S.(2002) Pre eclampsia and eclampsia. In: A. MacLean and J. Neilson (Eds) Maternal Morbidity and Mortality. RCOG Press, London.

Royal College of Obstetricians and Gynaecologists (1999) Management of Eclampsia Clinical Guideline. RCOG Press, London.

Rubin, P.(1996) Measuring diastolic blood pressure in pregnancy. British Medical Journal, 313(7048):4-5.

Saudan, P., Brown, M., Farrell, T. and Shaw, L.(1997) Improved methods of assessing proteinuria in hypertensive pregnancy. British Journal of Obstetrics and Gynaecology, 104(10):1159-64.

Seidel, H.(2002) Mosby's Guide to Physical Examination. Mosby, St Louis.

Shennan, A., Gupta, M., Halligan, A., Taylor, D. and de Swiet, M.(1996) Lack of reproducibility in pregnancy Korotkoff phase IV as measured by mercury sphygmomanometer. Lancet, 347:399-42.

Sibaim, B.(1996) Treatment of hypertension in pregnant women. New England Journal of Medicine, 335:257.

Sibai,B.(2003) Diagnosis and management of gestational hypertension and preeclampsia. Obstetrics and Gynecology, 102:181-92.

Sibai, B., Lipshitz, J., Anderson, G., and Dilts, P. (1981) Reassessment of intravenous magnesium sulphate therapy in pre eclampsia-eclampsia. Obstetrics and Gynaecology, 57:199-202.

Sibai, B., Raamadan, M., Jsta, I., Salama, M., Mercer, B. and Friedman, S.(1993) Maternal morbidity and mortality in 442 pregnancies with hemolysis, elevated liver enzymes, and low platelets (HELLP syndrome). American Journal of Obstetrics and Gynecology, 169:1000-1006.

Sibai, B., Taslimi, M., el-Nazer, A. et al. (1986) Maternal perinatal outcome associated with the syndrome of hemolysis, elevated liver enzymes and low platelets in severe pre eclampsia. American Journal of Obstetrics and Gynecology, 15(5):501-9.

Stamilio, D., Sehdev, H., Morgan, M., Propert, K. and Macones, G. (2000) Can antenatal clinical and biochemical markers predict the development of severe preeclampsia? American Journal of Obstetrics and Gynecology, 182:589-94.

Wsisman, G., Mayorga, L., Camera, M., Vignolo, C. and Martinotti, A.(1988) Magnesium plus nifedipine: potential of hypotensive effect in preeclampsia. American Journal of Obstetrics and Gynecology, 159:308-309.

Walker, J.(2002) Pre eclampsia,. Lancet, 356(9237):1260-65.

Warden, M. and Earle, B.(2005) Pre eclampsia (toxemia of pregnancy). www.emedicine.co/med/topic1905.htm

Wells, B., Dipiro, J., Schwinghammer, T. and Hamilton, C.(2002) Pharmacotherapy Handbook. Appleton & Lange, Connecticut.

Witlin, A. & Sibai, B.(1999) Diagnosis and management of women with hemolysis, elevated liver enzymes and low platelet count (HELLP) syndrome. Hospital Physician, Feb:40-45,49.

Further reading

Broughton Pipkin, F.(1995) Fortnightly review: the hypertensive disorders of pregnancy. British Medical Journal, 311:609-13.

Brown, M., Buddle, M., Farrell, T., Davis, G. and Jones, M.(1998) Randomised trial of management of hypertensive pregnancies by Korotkoff phase IV or phase V. Lancet, 352:777-81.

Brown, M., Reiter, L.,Smith, B., Buddle, M., Morris, R. and Whitworth,J.(1994) Measuring blood pressure in pregnant women: a comparison of direct and indirect methods. American Journal of Obstetrics and Gynecology, 171:661-7.

Chesley, L.,(1978) Hypertensive disorders in pregnancy Appleton Century Crofts, New York.

Egerman, R. and Sibai, B.(2001) Preconception counselling for women with a history of hypertensive disorders. In: B. Sabai (Ed.) Hypertensive Disorders in women. W.B. Saunders, Philadelphia.

Green, L. and Fromen, R.(1996) Blood pressure measurement during pregnancy: auscultatory versus oscillatory methods. Journal of Obstetric, Gynecology and Neonatal Nursing, 25:155.

Nisell, H., Lintu, H., Lunell, N., Mollerstrom, G. and Pettersson, E.(1995) Blood pressure and function seven years after pregnancy complicated by hypertension. British journal of Obstetrics and Gynaecology, 102:876-81.

O'Brien, E.,Wasber,B.,Parati, G.,Staessen,J.and Myers, M.(2001) Blood pressure measuring devices: recommendations of the European Society of Hypertension. British Medical Journal, 322:531-6.

Raftery, E, and Ward, A. (1968) The indirect method of recording blood pressure. Cardiovascular Research, 2:210-18.

Royal College of Obstetricians and Gynaecologists (1999) Antenatal Corticosteriods to Prevent Respiratory Distress Syndrome. Guideline No.7.RCOG, London.

Zuspan, F.(1999) Chronic hypertension. In: J. Queenan and J. Hobbins (Eds) Protocols for High Risk Pregnancies (3rd edn). Blackwell Science, Oxford.

7

출혈성 질환과 고위험 출산여성

Haemorrhagic Disorders and the Critically Ill Woman

Dianne Steele

이 장에서는 산전과 초기 산욕기 출혈이 심한 여성의 간호와 관리 시 조산사의 역할과 책임에 대해 논의한다..

산과적 출혈은 영국의 모성사망 원인 3위 안에 든다. 1988~1990년(Lewis, 2004)에는 1백만 명당 9.3명, 2000~2002년에는 1백만 명당 8.5명이 출혈로 사망하였다. 사망자 수가 줄어든 데에는 조산사와 산과 의사의 숙련된 치료를 받는 환자 수가 늘고, 표준 이하의 치료를 받는 환자 수의 감소가 기여하였다. 2004년에 17명의 모성사망이 보고되었는데, 산전사망이 7명(전치태반 4명, 태반조기박리 3명), 산욕기 사망이 10명이었다(Lewis, 2004). 모성사망조사국(CEMD)에서 제시한 임산부의 출혈 요인은 다음과 같다.

- 임산부 연령의 상승
- 질병을 동반한 임신 횟수의 증가
- 체외수정으로 임신한 다태임신의 증가
- 전치태반이나 유착태반의 증가로 인한 제왕절개술의 증가
- 수혈 거절 여성

사전 지식

- 태반박리, 제대 탈출, 양막 배출과 관련된 생리적 과정
- 분만 3기에 대한 간호와 관리
- 산전 · 산후 출혈 관련 요인
- 정상 혈액응고 과정

배 경

정 의

중요한 산전 · 산후 출혈의 양에 대한 합의된 정의는 없다. 그러나 Mousa와 Alfirevic(2003)이 1,000~2,500mL의 출혈 범위를 보고하여 영국에서 큰 반향을 일으켰다. 산전출혈(antepartum hemorrhage, APH)의 임상적 정의는 '임신 24주 이후부터 출산까지 여성의 생식기에서 일어나는 출혈'이라는 데 논쟁의 여지가 없다(Tiran, 2004, p.13). 초기 산후출혈(primary postpartum hemorrhage, PPH)은 '출산 후 24시간 이내에 여성생식기에서 일어나는 과량의 출혈'을 말한다(Tiran, 2004, p.205).

빈 도

산전 · 산후 출혈에 대한 빈도(incidence)는 전국적인 조사가 이루어진 바가 없어 이에 대해 결정하기 어렵다. Mousa와 Alfirevic(2003)이 영국 모성센터에서 실시한 조사에서 산후출혈률을 산출할 수 있는 기회를 놓쳤다. 지역 모성센터에서 고위험관리를 할 때, 빈도(incidence rate)는 최상의 임상수행을 하는 데 도움이 된다. 동시에 출판된 자료는 특히 고위험인 경우 실무(practices)를 비교할 때 도움이 된다.

병태생리학

정상 혈액학적 변화

건강한 임부는 임신 중 혈장량 증가와 적혈구의 증가에 따른 생리적 기전에 의해 1,000mL 정도의 출혈에 대한 보상능력을 지니고 있다. 조혈계와 지혈작용의 변화는 임부가 분만 시 정상적인 출혈에 대비하기 위한 생명현상이다. 이러한 적응은 태반박리 동안과 박리 이후 대량의 출혈을 예방한다. 건강한 임부의 경우 500~1,000mL 정도의 출혈은 보상할 수 있으며, 혈압과 맥박에 약간의 변화만 있을 뿐이다(Duffy 1999).

분만 동안에는 혈액농축 때문에 적혈구 수치가 상승한다. 이런 부분적인 반응은 스트레스 반응, 근육 활동, 탈수로 인한 적혈구조혈인자 증가 때문이다. 또한 분만 동안 응고요소도 상승하는데, 이는 태반과 자궁탈락막에서 혈액응고촉진물실(트롬보플라스틴, thromboplastin)이 증가하기 때문이다. 태반박리 동안 트롬보플라스틴의 분비는 외부체계에 의한 응고를 활성화시킨다. 태반박리 기간 동안 응고요소의 농축과 응고(prothrombin) 시간의 감소는 태반박리 부위의 응고에 도움이 된다. 그에 상응해서 섬유소원과 플라스미노겐은 태반박리 이후 이들의 활용이 증가하는 것으로 인해 줄어든다. 마찬가지로 응고요소 Ⅴ, Ⅷ은 증가하면서 외부체계에 의한 응고활동에 기여하고 증가시킨다. 분만 중 혈액학적 변화에 있어서, Greer 등(1991)은 선천성 혈액응고장애가 있는 임부는 혈우병에 대한 특별관리를 위해 전문가의 치료가 필요하다고 하였다.

진통과 분만이 진행됨에 따라 시간이 지나면서 섬유소의 활성화는 줄어든다. 섬유소원의 활성화가 감소되면서 태반부착 부위에서 작은 응고를 형성하며 섬유소가 태반부착 부위 위에 침전되어 망을 형성한다.

Hathaway와 Bonner(1987)는 약 5~10%의 섬유소가 이 부위에서 사용되었다고 하였다. 분만진행 동안 섬유소 용해물질(fibrin degradatim products, FDP)이 증가하여 지혈이 잘 되지 않는 경우는 잠정적으로 합병증을 일으킨다. 그러나 중요한 점은 섬유소 용해물질(FDP)의 증가가 정상적인 현상이라는 것이다. 섬유소 용해물질이 증가하면 태반박리 부위에서 섬유소망의 형성을 방해할 수 있으므로 이 부위의 출혈을 예측할 수 있다. 태반박리 부위의 응고를 위해 혈소판 사용이 약 20% 정도 증가하여도 임부에게는 혈소판이 임신 중 생리적으로 증가했기 때문에 위험하지는 않다.

일반적으로 임신기간 동안 고응고능력은 임부가 분만 중의 많은 실혈과 출혈에 대응할 수 있게 해준다. 분만 중 태반박리 부위의 지혈반응능력은 임신과 분만 동안 일어나는 혈액학적 변화에 기인한 것이다.

유발/위험 요인

위험요인 사정 전략을 세울 때, 위험한 시기 동안 고위험 여성을 도울 수 있는 출산에 관한 많은 참고문헌과 전문의료인을 갖춘 시설이 있는지 사정한다. 조산사와 산부인과 의사가 위험요인을 예측하는 동안, 한 번도 산전검사를 받지 않은 여성들은 심한 출혈이 나타날 수 있다. 임부가 정상이 아님을 일찍 인식하고 심한 출혈을 초기에 도와줄 수 있는 최고의 조력자는 조산사이다. 초기에 즉각 치료하는 조산사의 능력은 이후 죽음을 초래할 수도 있는 출혈을 예방할 수 있다(Stables & Rankin, 2005).

출혈 가능성은 위기관리 과정과 후향적 연구(retrospective)를 통해 확인할 수 있다. 유발요인은 빈도 보고, 위험요소, 관련 합병증 등에 의존한다. 사망률에 대한 신뢰는 유용하지만, 사망 직전의 경우는 보고되지 않는다.

출혈의 원인과 유발요인을 고려할 때, 이것들은 산전과 일차 산후출혈에만 한정한다.

산전출혈

산전출혈의 원인

- 전치태반
- 태반조기박리
- 자궁경부미란, 폴립과 같은 태반 외 출혈

전치태반

전치태반(placenta previa)은 태반의 위치가 자궁하부나 자궁경부의 입구에 위치한 것이다. 태반 위치에 따라 전치태반의 단계를 구분하며, 초음파로 진단한다. 불가피하게 자궁수축이 시작되면 태반박리가 일어나거나 태반부착 부위에서 출혈이 발생한다. 자궁하부는 사행근육(oblique muscle)이 거의 없으므로 수축할 수 없으며, 근수축으로 혈관을 막을 수 없게 되므로 출혈에 대처할 수 없다. 다양하고 예측 불가능한 출혈이 발생할 수 있으므로 대량출혈이 일어날 수 있다. 그러므로 산전관리 중 초음파로 태반의 위치를 정확히 파악하는 것이 중요하다. 전치태반이 가능한 원인을 〈Box 7.1〉에 제시하였다.

태반조기박리

태반조기박리(placental abruption)는 태아 만출 전 자궁벽에서부터 태반이 박리되는 것으로 분만 시작 시기나 분만 중에도 발생할 수 있다. 자궁출혈은 태반부착의 정도에 따라 외부출혈과 은닉출혈의 두 가지가 복합하여 발생할 수 있다. 태반조기박리 원인을 〈Box 7.1〉에 제시하였다.

산후출혈

산후출혈의 유발요인은 다음과 같다.

- 태반박리 동안이나 후에 지혈을 위한 자궁내막의 근육수축과 퇴축의 실패
- 생식기계의 구조적 외상

Box 7.1

산전 · 산후 출혈 위험요인

산전출혈	산후출혈	촉진요인
전치태반:	과거력	고혈압성 질환
다산부	잔류태반 과거력	조기 진통 시 수축억제제 사용
다임부	현재의 잔류태반	유도분만과 촉진분만
자궁절개, 자궁근종절개, 제왕절개의 과거력	큰 태반 부착 부위	응고장애
이분태반	자궁 과다 팽창:	파종성 혈액응고증후군(DIC)
부태반	양수과다, 거대아	심한 빈혈
거대태반	산전출혈	양수색전증
흡연	지연분만	전신마취
고령임부	자궁섬유화	분만 3기 관리 실패
태반조기박리:	자궁감염	복강 내 임신(거의 없음)
모체의 고혈압	자궁내번	
두정위 교정에 따른 외상	자궁근무력증	
복부 외상	생식기계 외상	
자궁과대 팽창		
양막파열		
흡연		
약물오용(cocaine crack)		
우연히		

- 응고장애

태반의 위치와 박리

태반이 박리되는 과정은 초음파 검사로 확인할 수 있으며, 분만 3기의 기전에 대한 정확한 정보를 얻을 수 있다(Herman, 2000). 태반 부착 위치는 태반박리 시간과 관련이 있다. Lurie 등(2003)은 초음파를 사용하여 태반이 자궁저부에 붙어 있는 경우 분만 3기가 오래 걸린다고 보고하였다. 그러므로 태반 부착 위치는 분만 3기 합병증을 예측하는 데 도움을 준다.

자궁근무력증

대부분의 산후출혈은 자궁근무력증(uterine atony)과 분만 지연과 관련이 있다(Jouppila, 1995). 출혈은 태반 용수박리와 관련이 있으며, 임신주수가 증가할수록 발생 가능성은 줄어든다(Dombrowski et al., 1995). 모체의 연조직 손상은 거대아 분만과 관련이 있지만, 거대아 또한 견갑난산, 기계적 분만, 수술 분만 등 분만 합병증을 동반할 가능성이 높다. Coulter-Smith(1996)는 모성사망 사례에 대한 연구에서 다산부나 제왕절개 과거력이 있는 산부는 대량출혈 가능성이 높은 경향이 있다고 보고하였다. 기계분만에 대한 두 가지의 후향적 사례연구에서 논쟁이 일어났는데(Herabutya et al., 1988; Weerasekera, 2002), 그 결과 연조직 손상의 정도나 산후출혈에 특이한 차이는 없었다. 고령 임부, 자간전증, 비만은 산후출혈에 영향을 미치는 요인이다.

출혈 유발요인을 요약하면, 출혈을 경험한 많은 여성은 특이한 전구증상이 없고 단지 우연에 의해서 일어난다는 것이 지금까지 알려진 현상이다.

임상증상

저혈량성 쇼크는 순환계 내의 혈류량이 감소하면 건강한 임부에서도 발생할 수 있다. 임산부는 1L 정도의 출혈은 충분히 보상할 수 있다. 그러나 체액이 보충되지 않거나 출혈의 원인이 멈추지 않으면 저혈량 쇼크의 증상이 더욱 악화된다. 혈압저하는 순환계에서 출혈에 대해 보상을 시도하고 있다는 심각한 생리적 반응을 나타내는 것이다. 임상증상은 약한 맥박과 빈맥이다. 심박동수의 증가는 부신에서 카테콜아민이 순간적으로 과량분비된 결과이다. 카테콜아민은 직접적으로 심박동과 혈관 저항성을 증가시켜, 살아있는 기관들에 순환하는 혈액량을 증가시키려는 시도를 한다. 그러나 자궁은 생명유지에 중요한 기관이 아니므로, 임신여성은 활력징후의 변화가 나타나기 전에 1,200~1,500mL의 출혈이 일어나 저혈량증이 나타날 수 있다. 그럼에도 불구하고 태아는 적응하는 것으로 보인다(Advanced Life Support in Obstetrics, 2000).

감소된 순환혈액량을 높이기 위해 임부의 몸에 있는 체액은 세포간질에서 혈관 내로 이동한다. 체액의 이동량은 출혈량과 세포간질액의 이동에 따라 다르고, 이것은 임부에게 증상이 나타나기 전까지 오랫동안 상태를 유지시켜 줄 수 없다.

다음에는 비장과 간에서 보유하고 있던 적혈구와 혈장을 순환계로 내보냄으로써 몸에 혈액량을 회복시키려는 시도를 한다. 또한 신체는 신장에서 레닌 분비를 증가시켜 알도스테론 분비를 촉진시킴으로써 수분과 염분을 보존하기 위한 시도를 한다. 반면에 알도스테론의 활성화는 수분보유를 자극하고 혈장량을 증가시켜 혈압을 상승시킨다.

생리적 현상은 모세혈관과 작은 혈관을 수축시키고, 이 힘은 혈액을 피부에서 주요기관으로 보낸다. 출산하는 여성은 창백함, 안절부절못함, 공기부족 등과 같은 증상을 동반하는데, 이 모든 증상은 산소부족으로 인한 것이다. 이런 증상은 더 나아가 세포대사의 악화와 관련이 있다.

나타나지 않는 혈액손실은 측정할 수 없으므로 보이는 혈액의 양은 실질적인 임상증상을 드러내지 못한다. 그러므로 저혈량성 쇼크의 초기증상은 조산사가 즉각적인 중재를 수행하도록 지적하는 유용한 지표가 된다.

간호와 중재

주요 목적은 순환기계에서 허탈 상태를 복구하는 데 있다. 조산사는 처방된 정질액과 교질액의 신속한 주입을 위해 정맥주사를 확보해야 한다.

전자감시장치를 설치하여 활력징후를 지속적으로 평가해야 한다. 조산사는 전자감시장치를 반드시 사용할 줄 알아야 하는데 사용법을 모르면 모성사망률을 상승시키게 된다.

"수술 후 청색증에 대한 임상적 판단은 피부색이 짙을수록 판단이 어려우므로 산소포화도 측정기 같은 전자감시장치를 설치하여 평가하는 것이 정확한 사정에 도움이 된다."(Department of Health, 1996, p.89)

조산사는 필요한 간호중재를 정확히 수행하기 위하여 산과적 관리에 대한 지식을 갖추어야 하는데, 약물의 작용과 부작용, 투여 경로 등을 알아야 한다. 또한 내과적 치료에 실패하면 수술적 치료가 필요하다. 조산사는 tamizian과 arulkumaran(2002)이 제안한 대로 동맥압박, 색전용해 기술, 자궁압박 봉합, 자궁압박 등 예상되는 치료절차에 대한 지식이 있어야 한다. 중증인 경우 자궁절제술의 가능성도 염두에 두어야 한다. 조산사는 임부와 그 가족의 생존뿐 아니라 생명이 위급한 사건에 직면해 있는 산부인과 의료인에게도 중요한 지지를 제공해야 한다.

대량출혈에 대한 프로토콜은 모든 모성병동에서 응급상황 시에 사용할 수 있도록 반드시 마련해두어야 한다(Department of Health, 1994; Lewis, 2001, 2004). 병동에 적합한 프로토콜을 제작하여 비치하고 계속 수정보완하여 적절한 수행을 하도록 해야 한다(Macphail & Fitzgerald, 2001). 조산사는 이런 프로토콜을 숙지해야 한다고 Hutchon와 Martin(2002)은 제안했다. 또한 의료요원은 예행연습을 통하여 프로토콜에 익숙해져야 한다고도 제안했다. 의료인은 이런 프로토콜을 잘 수행하는지 평가받아야 하는데, 이는 모성사망률이나 관리 실패율을 감소시키는 데 기여할 것이다.

눈에 보이는 실혈에 대한 최초의 사정과 임부의 신체적 반응에 대해 조산사는 일상적인 관리활동을 변화시키지 않는다. 출혈이 많거나 다량의 출혈로 최악의 상태가 되면 수행은 자동적으로 이루어져야 한다.

산전출혈이 나타나면 조산사는 다음과 같은 수행을 해야 한다.

- 내과 의사에게 보고하고 조산사 보조자를 부른다.
- 임부의 활력징후를 사정하고 기록한다.
- 신경성 쇼크를 감소시키기 위해 통증관련 사정과 치료를 한다.
- 태아 상태를 사정하고 기록한다.
- 복부의 단단함과 변화 정도를 확인하기 위해 복부를 촉진(palpate)한다.
- 정맥주입 부위를 사정하고 투약과 수액주입을 위해 2개의 정맥주사 라인을 확보한다.
- 혈액응고검사와 혈액형, 교차검사를 위해 정맥혈을 채취한다.
- 초음파검사를 준비한다.
- 유치도뇨관을 삽입한다.

조산사와 산과 의사의 진단과 관리에 따라 조산사는 태아와 태반 만출을 위해 전신마취하에 수술준비를 고려해야 한다. 조산사는 병원방침에 따라 출혈에 대비하여 수술 전 간호를 수행하고 제산제를 투여한다. 태반이 자궁경부 쪽에 있을 경우 출혈을 더욱 가중시키므로 질검진은 절대 하지 않는다. 산후출혈 시에는 즉각적인 수행으로 출혈을 막고, 이후의 출혈을 예방한다.

조산사는 반드시 다음과 같이 대처해야 한다.

- 의료인력과 부수적인 조산인력 요청
- 자궁수축 정도 평가
- 출혈의 원인이 자궁 때문인지 다른 외상 때문인지 판단
- 출혈원인이 자궁이라면 옥시토신을 정맥 투여(syntocinon 40iu를 hartman 용액 500mL에 희석하여 투여)
- 투약경로 확보와 수액주입을 위해 정맥혈관 사정
- 혈액응고검사, 혈액형, 교차시험을 위해 채혈

출혈 원인이 외상이라면 혈액응고검사, 혈액형, 교차시험을 위해 혈액을 채취한다.

조산사는 다음과 같은 혈액검사를 한다.

- 혈소판, 섬유소 희석 생산물을 포함한 혈구수 검사
- 응고시간(PT)
- 부분 응고시간(PTT)과 트롬빈 시간 섬유소 적정 농도
- 혈액형과 Rh 인자 검사를 위해 채혈

응고에 대한 검사는 가장 적절한 수액주입을 결정하는 데 도움이 되며, 혈액 전문의, 산과 전문의와 협진하여 마취 전문의가 처방한다.

초기 관리에서 16G 주삿바늘을 사용할 수 있는 2개의 정맥주입로를 확보하는 것은 수액을 최대한 빨리 투여하는 데 매우 중요하다. 만일 대량의 출혈이 예상되거나 일어나면, 마취사에 의해 중심정맥압주사(CVP)를 확보하고 체액균형을 유지하기 위하여 표준화된 수액요법을 수행한다.

조산사가 시행할 초기 사정과 적절한 치료를 예상하고 의료요원들에게 정보를 제공하여 즉시 활동을 할 수 있게 하는 그림을 〈그림 7.1〉에 자세히 소개하였다. 이 그림은 또한 조산사가 출혈량과 지속적인 혈액응고가 있는지

여부를 관찰함으로써 임부의 상태를 사정할 수 있게 한다.

산부인과 의사, 마취 의사, 혈액내과 등의 전문인력을 호출해야 한다. 긴박한 간호를 수행하는 데 필요한 운반요원이나 수혈업무 담당자에게 알리는 것도 중요하다. 태반과 양막 상태로 박리가 어느 정도인지 확인할 수 있으며, 태반의 양과 무게를 측정하면 출혈량을 예측하는 데 도움이 된다.

산후출혈에 대한 약물치료

자궁근육의 수축력은 태반만출과 출혈을 성공적으로 멈추게 하는 데 중요하며 생명유지와 관련되므로 출산과정 중 성공적인 자궁수축은 매우 중요하다. 1930년대 Chassar Moir(Dunn, 2002)에 의해 소개된 자궁수축제(ergotic drugs)의 사용은 임산부의 이환율과 사망률을 감소시키는 데 크게 기여하였다. 그러므로 영국에서는 약물요법이 임산부의 이환율과 사망률을 감소시키는 데 크게 기여하는 요소가 되었다(Lewis 2004). 옥시토신의 사용(ergometrine과 병행하거나 단독 사용)은 산후출혈을 중지시키고 감소시키는 데 매우 효과적이다. 그러나 이 약물은 부작용이 있으므로, 분만 3기 관리를 위해 misoprostol 같은 prostaglandin의 사용에 대한 관심이 증가하고 있다. 이 장에서는 산후출혈 감소를 위한 최선의 약물선택에 대해 살펴보고자 한다.

Soriano 등(1996)의 연구보고에 의하면, 산후출혈을 예방하기 위해 옥시토신 5iu와 함께 에르고메트린(ergometrine, syntometrine) 0.5mg을 근육주사하는 것은 옥시토신(syntocinon 10iu)을 정맥주사하는 것과 효과가 같다고 하였다. 이 연구결과는 옥시토신 투약이 syntometrine 투여와 효과가 같음을 확인해주었으나, 합병증은 옥시토신 집단 7.2%, syntometrine 집단 22.9%로 옥시토신이 더 낮다고 보고하였다. 부작용은 혈압상승, 오심, 구토, 흉통, 심한 발한 등이었다. 비슷한 연구결과는 McDonalds 등(1993)에 의해 보고되었다. Cochrane(McDonalds et al., 2003) 보고는 출산 후 출혈 예방을 위한 옥시토신과 에르고메트린을 일반적으로 병행하여 사용하는 것은 1L 이하의 출혈이 있을 때는 옥시토신과 비교하여 산후출혈을 감소시키는 효과가 있음을 통계적으로 보고하였다. 또한 출혈량이 1L 이상인 경우 옥시토신을 5iu 투여한 집단과 10iu 집단 간의 차이가 없다고 하였다. 현재 모

그림 7. 1 초기 산후출혈에서 조산사의 관리

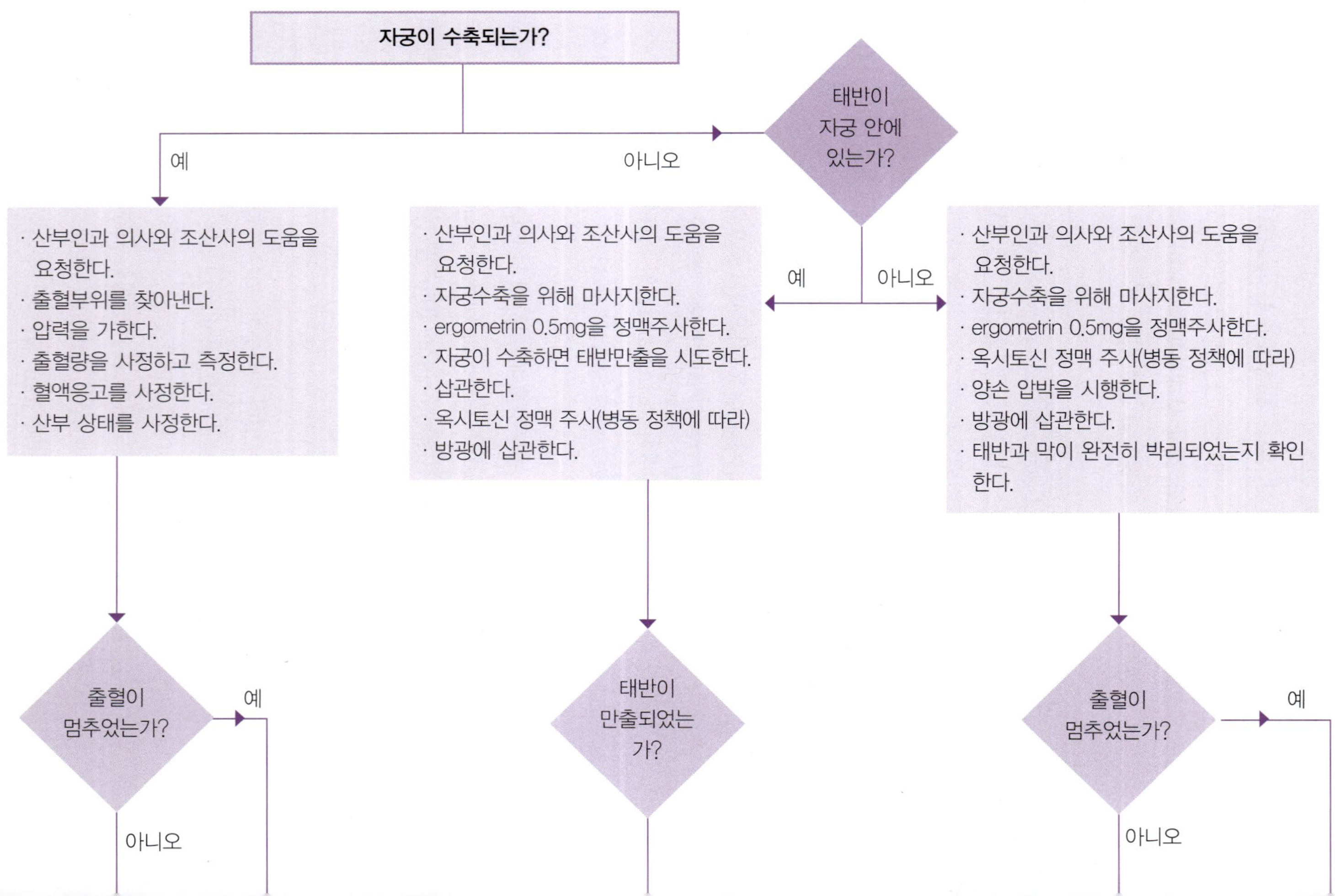

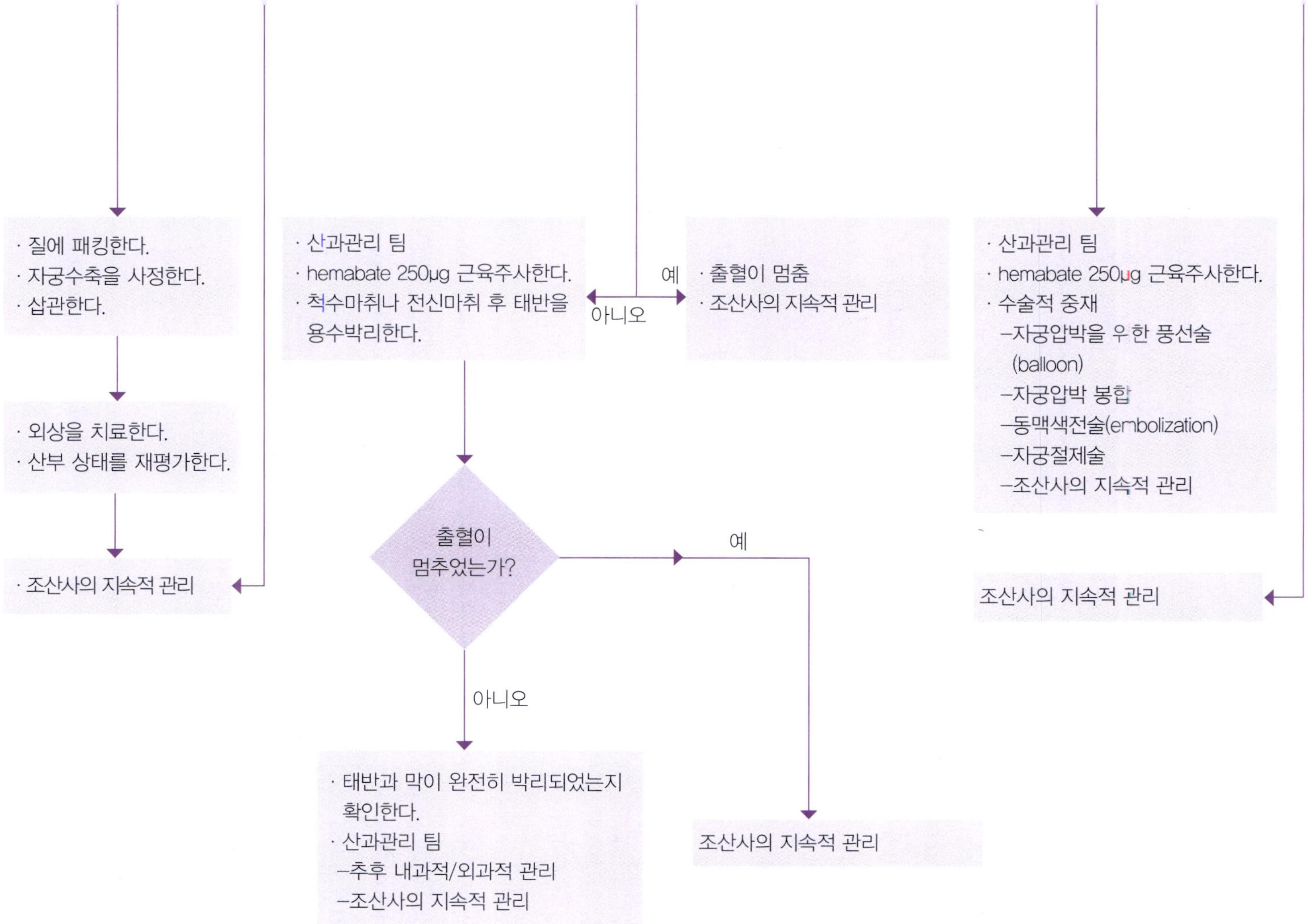
· 질에 패킹한다.
· 자궁수축을 사정한다.
· 삽관한다.
· 외상을 치료한다.
· 산부 상태를 재평가한다.
· 조산사의 지속적 관리
· 산과관리 팀
· hemabate 250μg 근육주사한다.
· 척수마취나 전신마취 후 태반을 용수박리한다.
예
아니오
· 출혈이 멈춤
· 조산사의 지속적 관리
출혈이 멈추었는가?
예
아니오
· 태반과 막이 완전히 박리되었는지 확인한다.
· 산과관리 팀
–추후 내과적/외과적 관리
–조산사의 지속적 관리
조산사의 지속적 관리
· 산과관리 팀
· hemabate 250μg 근육주사한다.
· 수술적 중재
–자궁압박을 우한 풍선술 (balloon)
–자궁압박 봉합
–동맥색전술(embolization)
–자궁절제술
–조산사의 지속적 관리
조산사의 지속적 관리

성영역에서의 약물치료 내용을 보면, 옥시토신과 에르고메트린을 병행하여 투여한 경우 부작용에 대해 고려해야 한다고 하였다. 여러 연구에서 출혈 감소와 부작용에 대해 비슷한 연구결과를 보고하는 동안, Yenn 등(1995)은 syntocinon보다 syntometrine을 투여한 경우 태반 용수박리 빈도가 약간 증가하였다고 보고하였다. 제대를 통해 희석된 옥시토신이나 생리식염수를 투여하는 경우는 전통적인 근육내 주사나 정맥내 주사에 비해 유용하지 않으며 거의 시행되지 않고 있다(Ozcan et al., 1996).

자궁근 이완 치료 시 옥시토신과 에르고메트린의 반응이 없을 때 carpoprost(hemabate)를 사용한다. 이 약물은 자궁근육의 수축을 촉진하는 데 유용하다. 근육주사로 250μg을 15~90분 간격으로 투여하였고, 부작용은 오심, 구토, 고체온이 보고되었다. Carpoprost는 에르고메트린이나 다른 옥시토신 제제에 비하여 고혈압과 관련하여 부작용이 적은 것으로 알려져 있다.

분만 3기 출혈을 관리하기 위해 misoprostol, 합성 프로스타글란딘(synthetic prostaglandin) 유도체 사용에 대한 관심이 높아지고 있다(BMA & Royal Phamaceutical Society of Great Britain 2005). 한 연구에서 저위험 임부에게 경구용 misoprostol을 사용하는 것이 옥시토신 10iu 근육주사보다 출혈량을 감소시키는 효과가 있는 것으로 나타났다(Walley at al., 2000). 문헌에 의하면 mistoprostol의 부작용으로 떨림, 발열, 오심, 구토, 설사 등의 부작용이 나타났다고 한다. 산후출혈을 예방하기 위해 misoprostol를 직장투여하는 것은 전통적인 옥시토신 투여, 옥시토신과 에르고메트린을 병행투여하는 것과 비교할 때 효과가 적은 것을 알 수 있다. Misoprostol의 직장투여와 옥시토신 정맥투여를 비교하면, 산후출혈을 예방하기 위하여 mistoprostol의 직장투여를 일반적인 옥시토신과 비교했을 때 mistoprostol 직장투여가 옥시토신과 에르고메트린을 함께 정맥투여보다 효과가 적었다(Caliskan et al., 2002). 또한 정맥 옥시토신에 저항하는 직장 mistoprostol과 비교할 때, 직장 mistoprostol이 정맥 내 옥시토신보다 산후출혈 예방에 효과가 더 크지 않았다(Gerstenfeld & Wing, 2001)

대량출혈이거나 반응하지 않는 산후출혈 관리를 위해 misoprostol을 어떻게 효과적으로 사용할 것인가는 아직까지 연구되지 않았다. 옥시토신과 에르고메트린 투여에 반응이 없는 산후출혈에는 misoprostol 직장투여가 더 효과적인 것으로 나타났다(O'Brien et al., 1998). Mousa와 Alfirevic(2003)의 연구결과에 대한 Coshrane의 보고에 의하면 산후출혈 관리를 위해 misoprostol 800μg을 직장투여한 경우 출혈관리에 성공적이었다고 한다.

산후출혈 특히 대량출혈이거나 반응이 없는 산후출혈을 관리하기 위해 최선의 약물을 선택할 때에는 무작위로 통제된 시도가 필요하다. 그러나 이러한 시도는 대상자 수가 적어 왜곡된 결과를 보이는 문제를 발생시킬 수도 있다. 약물을 병행하여 사용하는 예를 들면 syntometrine 근육주사와 옥시토신 정맥주사, misoprostol 직장투여 등과 같은 약들을 조화롭게 사용하였더니 서혜부정맥 결찰, 자궁 내 패킹, 자궁절제술을 한 후에도 출혈이 계속되는 산부를 감소시켰다고 보고하였다(Mousa & Alfirevic, 2003).

수액관리

저혈량성 쇼크는 산모사망의 주요 원인이며, 신속한 체액보충이 가장 중요하다. 심각한 혈액손실이나 소생술이 필요할 때, 혈액의 보충과 혈류역학적 모니터링은 어떤 경우에든 같이 해야 한다. 마취 의사가 혈액학자와 산과 의사와 함께 협력하여 체액보충을 관리하는 것이 원칙이다. 다량의 산과적 출혈의 관리는 파종성 혈관 내 응고증후군(disseminated intravascular coagulation, DIC)과 그 후에 발생하는 소생술이 필요한 산모의 허탈 상태와 같은 연속적인 사건을 관리하는 것이다.

심각한 혈액손실이 예상되거나 발생했다면, 체액균형을 확인하기 위해 마취의사가 중심정맥압(CVP)선을 확보하는 것이 기본수행이다.

1994년, CEMD(Department of Health)에서는 모든 급성 산과 병동이 중심정맥압, 동맥 내 압력, 심전도, 맥박, 혈액 내 가스, 산-염기 상태를 위한 지속적인 모니터링 장비를 갖추어야 한다고 하였다. 모니터링 장비가 갖추어져 있을 때, 장비의 사용을 권장하고 지속적인 모니터링을 조기에 시작해야 한다.

대부분의 경우, 출혈 원인을 찾아내고 빠른 처치, ocytocic 약물의 사용으로 이후의 출혈은 막을 수 있을 것이다. 체액이 조절되고 여성의 혈류역학적 상태가 안정되면 앞으로의 치료는 필요 없다. 산모의 출혈이 계속되는 경우

〈Box 7.2〉의 기준에 따른 산과적 치료가 필요하다.

조산사의 역할은 조산사로서 산모에게 할 수 있는 간호를 제공하며 산과 치료에 함께 참여하는 것이다. 일부 산과병동에서는 고위험 산과팀을 만들어서 조산사가 다양한 전문가로 이루어진 팀이 동의하는 실무를 수행하고 기능할 수 있는 프로토콜이 있다.

압박기술

출혈이 계속되고 태반이 자궁벽에 부분적으로 부착되어 있거나 분리되었거나 자궁이 이완된 경우 양손압박술(bimanual compression)을 시도한다. 문지르는 방법(rubbing up), 옥시토신 투여, 방광을 비우는 것과 같은 이전의 관리가 효과적이지 않다면, 조산사는 반드시 압박술을 고려해야 한다. 조산사들은 내·외적 압박방법에 익숙해야 하며, 응급 시 이 기술을 사용할 수 있어야 한다. 내적 압박방법은 외적 압박방법보다 더 효과적이나, 산모가 마취된 상태에서만 가능하다. 압박을 시작하기 전에 조산사는 반드시 의료적 도움을 요청해야 하며[Nursing and Midwifery Council(NMC), 2004a], 혈관주사가 가능한 부위를 확인해야 한다.

태반이 부분적으로 박리된 응급상황에서는 의사가 없는 경우 조산사가 태반을 박리하고 자궁을 검진한다(NMC, 2004a). 영국에서는 산모의 생명이 위협적일 때에만 이러한 처치를 할 수 있다고 강조하였다(NMC, 2004a).

Box 7. 2

과도한 산후출혈의 관리

소생술(11장 참조)
원인 파악과 산과적 치료의 확대
프로스타글란딘 치료의 시작
압박술 고려
내장골동맥 결찰
시설이 있으면 조영술을 통한 색전술
자궁절제술

외부 양손 압박법

조산사는 산모의 통증을 충분히 완화시킬 수 없을 때 이 방법을 사용해야 한다. 이 방법의 목적은 자궁에 압력을 가하고 혈관을 눌러 지혈시키는 것이다. 왼손을 자궁저부에 두고 자궁의 뒤쪽으로 옮겨간다. 동시에 오른손은 배꼽 바로 아래의 복부벽 위에 편평하게 두고 양손으로 압박을 가한다. 압박이 가해짐에 따라 자궁은 위로 올라가고 이것은 꼬인 혈관을 풀어주어 배액을 가능하게 한다.

조산사는 산모의 건강상태에 따라 압박을 계속해야 하며 출혈이 감소하고 있는지 기록해야 한다.

내부 양손 압박법

이 기술은 태반이 저절로 만출되었거나 손으로 만출시킨 후 또는 자궁의 출혈이 계속될 때 시행한다. 이 기술은 충분한 마취가 되지 않았을 때 시도해서는 안 된다. 이 기술의 목표는 자궁 혈관을 압박하기 위해 자궁과 복부벽 사이에 압력을 가하는 것이다. 무균술(universal sterile precaution)을 적용하며, 조산사는 오른손을 질에 넣고, 주먹을 꽉 쥔다. 주먹을 질앞천장 쪽을 향해 위로 민다. 왼손은 자궁저부 근처, 복부에 편평하게 둔다. 왼손은 자궁 뒷부분을 단단히 깊게 잡고 치골결합선 방향으로 앞으로 당겼다 뒤로 당겼다 한다. 두 손 모두 자궁근육에 압박을 가하여 태반 부위의 혈관을 눌러야 한다. 조산사는 자궁이 수축될 때까지 또는 의료팀이 올 때까지 계속 압박해야 한다.

복부대동맥 압박법

복부대동맥 압박은 응급상황에서 출혈을 막기 위해 혈액보충이나 수혈을 기다리는 짧은 시간 동안 사용한다. 조산사는 의료실무자를 위한 지침에 따라 이 기술을 습득할 수 있으며, 응급상황에 대비해 연습을 해야 한다.

자궁과 생식기 혈액공급의 해부학적 이유로 대동맥의 폐색은 자궁으로 가는 혈류를 막게 된다. 대동맥 압박은 배꼽 3cm 위의 복부를 주먹으로 압박하는 것을 말한다. 압박은 뒤에서 척추를 향하여 시행한다.

근골격계 불편감

조산사는 이 기술을 사용할 때 고정된 자세로 시행해야 하므로 근골격계 불편감을 경험할 수 있음을 미리 알고 있어야 한다. 척추에 가해지는 지속되고 반복적인 긴장이 만성 근육부전을 일으킨다(Adams & Dolan, 2005). 상해 방지를 위해 조산사는 응급상황에서 가장 적절한 자세를 취해야 한다. 고려사항은 다음과 같다.

- 척추의 전방굴곡, 측방굴곡, 회전을 피한다.
- 전방굴곡을 피하기 위해 산모에게 가까이 가서 수행한다.
- 조산사가 최대한 편안하도록 침대 높이를 조정한다.
- 발을 적당히 벌려 안정된 자세를 취한다.

침대 높이를 대퇴 중간까지 낮추고 조산사는 한쪽 무릎을 침대에 올려 놓고 다른 한쪽 발은 땅에 닿도록 한다. 이 높이는 조산사의 척추를 곧게 유지하고, 엉덩이를 굴곡할 수 있게 해준다. 만약 근골격계 불편감이 느껴지면 조산사는 자세를 바꾸거나 다른 조산사와 교대하여 압박술이 계속되도록 한다.

수술적 관리

의학적 중재의 적용 이후에도 출혈이 멈추지 않는다면 수술적 중재가 필요하다. 수술적 관리에는 색전술, 자궁압박봉합술, 자궁탐폰 삽입 같은 전형적이고 덜 극단적인 외과적 선택이 있다. 이런 방법들은 자궁절제술과 달리 덜 위험하고 생식기관을 보존할 수 있다는 장점이 있다. 전형적 방법으로는 자궁패킹과 자궁절제를 포함한 조직과 혈관의 외과적 교정방법이 있다.

외과적 교정의 성공은 수술 후 외상이 있는 부위와 출혈을 막는 것에 따라 달라진다. 자궁경부 봉합술의 성공적인 사례가 보고었는데(Kafali et al., 2003), 봉합사(chromic catgut)를 이용하여 자궁경관부의 앞쪽과 뒤쪽을 봉합하여 지혈하기 어려운 출혈이 있는 3명의 산모를 치료하였다. 저자는 그 봉합술이 안전하고 쉬우며 자궁절제술을 대신할 수 있고, 특히 자궁 보존이 가장 중요할 때 가장 효과적인 방법이라고 보고하였다. 그러나 많은 경우 출혈을 치료하기 어려울 때에는 자궁절제술이 산모사망을 줄일 수 있는 유일한 방법이다.

자궁 내 거즈패킹

자궁 내 거즈패킹은 윗부분은 수축하고 아랫부분은 계속적인 출혈이 있는 경우 사용하며, 자궁경부 출혈이나 태반이 저부에 부착되었을 때 유용하다. 자궁 내 거즈패킹은 다른 외과적 중재 이전에 선택될 수 있으며, 옥시토신은 비효과적이다. Hsu 등(2003)은 9개의 산과적 사례에서 합리적인 결과가 나왔고 생식기능의 보존을 원하거나 다른 외과적 중재를 대신하는 것으로 자궁 내 거즈패킹을 권유한다.

조산사는 이 처치에서 도움을 요청받을 수 있으므로 이 기술을 익혀두어야 한다. 여성는 혈관을 통한 수액공급과 부수적인 혈관 내 접근이 필요할 것이다. 적절한 마취가 이루어져야 하고 쇄석위(lithotomy) 체위를 취해야 한다. 이 방법의 목표는 멸균거즈를 자궁에 패킹함으로써 자궁벽에 압력을 주는 것이다. 거즈 두루마리를 묶어가며 계속 삽입하여 빈 공간이 없도록 꽉 채워 넣는다. 패킹을 할 때는 자궁저부에 반대방향으로 압력을 주어 패킹이 자궁강내에 꽉 차도록 한다. 성공적인 패킹을 위해 자궁경부에 어느 정도의 긴장이 유지되지 않으면 패킹이 미끄러져 자궁경부가 확장될 수 있다. 조산사는 여성을 간호하고, 활력징후를 관찰해야 하며, 계속적으로 질 출혈의 증상을 관찰해야 한다.

자궁압박 풍선술

산후출혈 관리에서 물로 채워진 자궁압박 풍선술을 사용하여 성공한 사례들이 보고되었다(Bakri et al., 2001). 무균생리식염수로 채운 풍선을 자궁으로 삽입한다. 그 풍선의 끝에 있는 배관구멍(drainage hole)으로 혈액손실량을 측정할 수 있다는 점이 자궁 내 거즈패킹과 비교할 수 있는 장점이다. 풍선의 강도는 내적 · 외적으로 300mmHg의 압력에 견딜 수 있다. 풍선이 부풀어 오름에 따라 자궁벽에 압력을 가하고 출혈을 멈추게 한다. 이 방법은 자궁 내 거즈패킹으로 지혈에 실패한 경우 사용한다. 자궁압박 풍선술은 전치태반이 일차적인 출혈의 원인이었을 경우 성공적으로 지혈시켰다는 보고가 있다.

Condus 등(2003)에 의한 연구(n=16)에 따르면 Sengstaken–Blakemore 위장튜브를 자궁에 삽입했을 때 심각한 출혈을 막고 다른 외과적 수술을 줄였다고 하였다. 이 방법은 16명 중 14명의 산모에게서 성공적이었고, 2명은 자궁압박 풍선술로 성공하지 못했을 때 소모성 응고장애를 교정할 수 있는 시간을 벌 수 있어 생명을 구할 수 있다는 것이 증명되었다.

표본수가 적은 연구결과들이지만 이 방법은 성공적이었고 침습적인 절차의 필요성을 줄인다는 증거가 있다(Marcovici & Scoccia 1999). 특히 하부 전치태반이나 경부 자궁외 임신과 같은 자궁하부에 출혈이 생긴 경우 이 방법이 지혈에 성공적이라고 보고하였다. 삽입 시기는 매우 다양하며, 만약 출혈이 멈추지 않았다면 다른 외과적 치료가 필요하다. 자궁압박 풍선술이 출혈을 막는다면, 12~24시간 동안 풍선을 삽입해두어야 한다. 조산사는 계속적인 관찰과 혈액손실량 측정, 활력징후 관찰을 해야 한다.

자궁압박 봉합술

지속되는 자궁근이완증(근무력증)일 때 B-Lynch 자궁압박 봉합술을 추천한다. 이 방법의 목적은 자궁근육에 외부 압박을 가해서 골반동맥의 압박을 조절하는 것이다. 이 봉합술은 자궁하부 절개를 통해 실시한다. 봉합술을 적용하기 전 양손압박을 하고 출혈이 멈추었는지 사정한다. Vicryl이나 Dexon 봉합제제를 사용하여 일직선 봉합을 하여 자궁의 길이만큼 삽입한다. 봉합한 것을 잡아당기면 자궁이 압박된다. 복부를 닫기 전에 봉합한 것이 풀리지 않았는지, 지혈이 됐는지 확인한다(Lynch et al., 1997). 문헌에 의하면 이 방법의 사용 및 결과에 대한 긍정적인 보고들이 있다(Lynch et al 1997; Danso & Reginald, 2002; Hayman et al., 2002; Smith & Baskett, 2003). 연구자들은 이 기술이 사용하기 쉽고, 안전하며, 생명을 구한다고 보고했다. 자궁을 유지할 수 있는 것이 장점이다. 또한 이 방법은 자궁적출술을 시행하기 전에 해볼 수 있다. 자궁압박 봉합술과 자궁압박 풍선술을 함께 사용하면 성공적인 결과가 나온다는 보고가 있다(Danso & Reginald, 2002). 분만 후, 산모는 정상적인 오로를 배출하고 정상적인 생리주기로 돌아간다.

동맥색전술

자궁 내 거즈패킹과 자궁수축제가 실패했다며 산후출혈의 치료로 자궁동맥의 색전술을 고려할 수 있다(Corr, 2001). 방사선의 지침에 따라 내장골동맥에 혈관 내 카테터를 삽입하여 색전술을 유도한다. 그러므로 동맥색전술은 방사선 기술과 장비가 있을 때만 실시할 수 있다. 색전술은 태반유착증으로 제왕절개술과 같은 심각한 출혈이 예상될 때는 수술 전에 완료한다.

이 방법의 목적은 카테터 끝에 풍선을 불어 넣어 혈액순환을 일시적으로 막고 지혈되면 제거하는 것이다(Dubois et al., 1997). 합병증 감소(Vedantham et al., 1997), 외과적 위험성 감소, 출산능력 보존, 입원기간이 짧다는 장점이 있다. 이 시술을 한 사례는 적지만 결과가 좋다는 증거들이 있다. Pelage 등(1998)과 Picone(2003) 등은 색전술 이후 임신했을 때 태아의 성장이 성공적이었다고 보고하였다. 분만의 양상은 지혈이 잘 되지 않는 출혈이 일어나는 경우와 관련이 없었으며(Tourne et al., 2003), 색전술은 자궁절제술이 사망을 피하는 유일한 방법이라고 할 때는 효과가 없었다.

자궁절제술

자궁절제는 생명을 살리기 위한 마지막 방법으로 고려한다. 젊은 산모의 경우, 난소를 보호하기 위해 부분적 자궁절제가 최고의 방법이다. 일반적으로 자궁 부위에서 출혈이 있다면 부분자궁절제술보다 완전자궁절제술이 좋은 방법이다. 자궁절제술은 전신마취하에 행해진다. 조산사는 마취사가 지시한 수술 후 기도의 회복과 관리에 능숙해야 한다(11장 참조). 통증완화는 통증자가관리(PCA)에 의한 수행이 가장 좋다. 약의 선택과 용량은 마취 의사가 결정하지만, 조산사는 응급 시 여성에게 내과적 · 외과적 절차가 시행되는 동안 통증을 적절히 완화할 수 있도록 여성을 옹호해야 한다.

합병증

분만 중 지혈이 힘들었던 산모는 파종성 혈관 내 응고증후군(DIC)으로 발전하기도 한다. 여성, 태아 또는 태반의 조직손상으로 지혈이 조절되지 않으면 생명이 위험한 상태에 이르게 된다. 심각한 조직손상으로 내부 · 외부 응고통로가 활성화된다. 조산사는 파종성 혈관내응고증후군과 관련 있는 응고장애를 인식하기 위해 정상 혈액응고 기전을 알고 있어야 한다(Marieb, 2002).

응고장애 촉진 기전(trigger mechanism)이 응고시스템을 활성화시키고 섬유소와 프로트롬빈이 혈장 내에서 자유롭게 순환한다. 많은 양의 순환하는 트롬빈은 섬유소를 생성하는 섬유소원(fibrinogen)의 원인이 된다. 순환성 섬유소의 과량생산으로 미세혈관의 혈전이 발생하고 말초성 빈혈과 장기손상이 일어난다. 순환계를 통해 섬유소가 대량으로 침전되면 혈소판이 모아지고, 그 결과 혈소판감소증이 나타난다. 많은 양의 플라스민(혈장 중의 단백질 분해효소)은 섬유소 용해효소(FDP)의 활성화를 도와서 혈관을 막는 피브린을 분산시켜 풀리게 한다. FDP 생산과 섬유소의 과잉생산 사이의 방해가 지혈장애와 출혈을 일으킨다.

순환트롬빈과 플라스민의 양은 파종성 혈관 내 응고증후군(DIC)으로 진전된 산모에게 혈전과 출혈로 고통을 겪게 한다. 응고기전은 많은 섬유소원의 소모, 혈소판, 응고요소, 섬유소 용해효소(fibrinolytic enzyme)로 인해 불가항력이고 더 이상 보상받을 수 없다. 혈소판과 응고요소는 대폭 감소되고, 쇼크에 빠지며, 많은 미세한 색전으로 인한 혈관의 폐쇄로 비극적인 산모 사망을 초래한다.

조산사는 파종성 혈관 내 응고증후군의 증상을 가장 잘 알아차릴 수 있는 위치에 있으므로 파종성 혈관 내 응고증후군의 갑작스러운 발생을 인식해야 한다. 이는 조산사만의 책임이 아닌 모든 산과 의료인이 알아야 할 중요한 사항이다. 조산사는 자궁출혈을 관리할 때 분만에 따른 혈액응고의 변화에 주목해야 한다. 갑자기 파종성 혈관 내 응고증후군이 발생한 산모는 채혈 부위나 상처 또는 점막에서 출혈이 발생한다. 점상출혈은 피부에서 나타나며 출혈은 자궁내강에서부터 지속적으로 나타난다.

파종성 혈관 내 응고증후군을 막기 위해, 조직손상의 원인을 찾아내야 하고 내 · 외과적 중재로 치료해야 한다. 혈액학적 연구는 응고장애를 확인하고 적절한 체액보충에 대한 정보를 제공한다. 응고검사에는 다음의 항목이 포함되어야 한다.

- 혈소판수를 포함한 전체 혈액검사
- 섬유소 용해산물
- 프로트롬빈 시간(정상 10~14초)
- 트롬빈 시간(정상 10~15초)
- 부분 트롬보플라스틴 시간(PTT, 정상 35~45초)

• 섬유소원 수준(정상 2.5~4g/L)

이것은 산과 의사, 마취 의사, 혈액전문가의 임무이지만 조산사는 최악의 출혈을 위한 정책을 연습하도록 독려해야 한다.

조산사의 역할은 산모를 간호하고, 전문적 조산관리를 수행하며, 다양한 전문가들과 함께 일하는 것이다. 병동에서 수혈받는 산모를 관리하고 병동의 정책에 익숙해야 한다.

저혈용량성 쇼크나 파종성 혈관내응고증후군은 8장에서, 체액 보충은 9장에서 자세히 살펴볼 것이다.

조산학적 관리(Midwifery care)

조산사의 역할은 산모에게 급성 질환이 있을 때 최상의 관리를 하는 것이다. 예를 들어 지속적인 보조호흡이 필요한 산모는 대부분 중환자실로 입원한다. 조산관리의 원칙은 아래와 같다.

• 2개의 큰 캐뉼라를 사용해서 정맥주사를 실시하고 정맥라인과 수액관리를 지속적으로 한다.
• 지속적인 전자모니터링으로 활력징후를 기록하고 순환량과 산소화, 모든 중재의 효과를 모니터한다.
• 도뇨관 삽입
• 시간당 소변량, 상처 배액량, 상처 부위, 질을 통한 체액 손실, 구토, 땀을 포함하여 체액과다나 탈수 증상을 확인하기 위해 체액량 균형을 모니터한다.
• 상처와 상처로부터의 배액을 관리한다: 체액손실, 상처치료, 감염증상
• 오로와 중대한 출혈 간의 차이를 주의하면서 질실혈을 사정한다.
• 통증을 파악하고 효율성을 주시하면서 적절한 통증완화 관리를 한다.
• 의식수준을 파악하고 기록한다. 혼수 상태 사정(Glasgow Coma Scale) 도구를 사용하여 움직임과 언어적 반응, 눈 뜨기를 사정한다(Teasdale & Jennett, 1974).

- 호흡, 영양, 수분, 자세, 피부통합성과 배설을 위한 최적의 자세를 유지하기 위하여 신체정렬을 유지한다.
- 산모가 스스로 개인위생을 관리할 수 없을 때 돕는다.
- 모든 처치 전후에 손을 씻고 무균술을 적용하여 감염기회를 최소화한다.
- 전문직법(Code of Professional Conduct)(NMC, 2004b)과 조산사 원칙과 표준(Midwives Rules and Standards)(NMC, 2004a)에 따라 산과적 응급상황에서도 사생활과 인간 존엄성을 지켜준다.
- 조산사 원칙과 표준에 따라 조산사가 제공한 관리와 관련하여 모든 사건을 자세하고 정확하게 기록한다.

참고문헌

Adams, M. and Dolan. P.(2005) Biomechanics of low back pain. In: J. Smith(Ed). The Guide to Handing People (5th edn). Back Care, National Back Pain Association, Royal College of Nursing, London.

Advanced Life Support in Obstetrics (ALSO) (2000) Advanced Life Support in Obstetrics Provider Manual (4th edn). American Academy of Family Physicians, Kansas City.

Bakri, Y., Amri, A. and Jabbar, F. (2001) Tamponade-balloon for obstetrical bleeding. International Journal of Gynecology and Obstetrics, 74(2):139-42.

British Medical Association (BMA) and Royal Pharmaceutical Society of Great Britain (2005) British National Formulary, No. 49, March. BMA and Royal Pharmaceutical Society of Great Britain, London.

Caliskan, E., Meydanli, M., Dilbaz, B.et al.(2002) Is rectal misoprostol really effective in the treatment of third stage of labor? A randomized controlled trial. American Journal of Obstetrics and Gynecology, 187(4):1038-45.

Condous, G., Arulkumaran, S. and Symonds, I.(2003) The "Tamponade Test" in the management of massive postpartum hemorrhage. Obstetrics and Gynecology. 101(4):767-72.

Corr, P.(2001) Arterial embolization for haemorrhage in the sbstetric patient. Best Practice and Research Clinical Obstetrics and Gynaecology, 15(4):557-61.

Coulter-Smith, S., Holohan, M. and Darling, M.(1996) Previous caesarean section: a risk factor for major obstetic haemorrhage? Journal of Obstetrics and Gynaecology, 16(5):349-52.

Danso, D. and Reginald, P.(2002) Combined B-Lynch suture with intrauterine balloon catheter triumphs over massive postpartum haemorrhage. British Journal of Obstetrics and Gynaecology, 109(8):963.

Department of Health (1994) Report on Confidential Enquiries into Maternal Deaths in the United Kingdom 1988-1990. Her Majesty's Stationery Office (HMSO), London.

Department of Health (1996) Report on Confidential Enquiries into Maternal Deaths in the United Kingdom 1991-1993. HMSO, London.

Dombrowski, M., Bottoms, S.,Saleh, A. et al.(1995) Third stage of labor: analysis of duration and clinical practice. American Journal of Obstetrics and Gynecology, 172(4):1279-84.

Dubois, J., Garel, L.,Grignon, A. et al.(1997) Placenta percreta: balloon occlusion and embolization of the internal iliac arteries to reduce intraoperative blood losses. American Journal of Obstetrics and Gynecology, 176:723-6.

Duffy, T.(1999) Hematologic aspects of pregnancy. In: Burrows and T. Duffy (Eds) Medical Complications during Pregnancy (5th edn). W.B. Saunders, London.

Dunn, P. (2002) John Chassar Moir (1900-1977) and the discovery of ergomentrine. Archives of Diseases in Childhood, Fetal and Neonatal Edition, 87:F152-F154.

Gerbasi, F.(1990) Changes in hemostasis during delivery and the immediate postpartum period, American Journal of Obstetrics an Gynecology, 162:1158.

Gerstenfeld, T. and Wing, D.(2001) Rectal misoprostal versus intravenous oxytocin for the prevention of postpartum hemorrhage after vaginal delivery. American Journal of Obstetrics and Gynecology, 185(4):878-82.

Greer, A., Lowe, G. and Walker, J.(1991) Haemorrhagic problems in obstetrics and gynaecology in patients with congenital coagulopathies. British Journal of Obstetrics and Gynaecology, 98(9):909-18.

Hathaway, W. and Bonnar, J.(1987) Hemostatic Disorders of the Pregnant Woman and Newborn Infant. Elsevier, Edinburgh.

Hayman, R., Arulkumaran, S. and Steer, P.(2002) Uterine compression sutures: surgical management of postpartum hasmorrhage. Obstetrics and Gynaecology, 99(3):502-6.

Herabutya, Y., Prasertsawat, P. and Boorangsimant, P.(1988) Keilland's forceps or ventouse - a comparison. British Journal of Obstetrics and Gynaecology, 95(5):483-7.

Herman, A. (2000) Complicated third stage of labor: thime to switch on the scanner. Ultrasound in Obstetrics and Gynecology, 15(2):89-95.

Hsu, S., Rodgers, B. and Lele, A.(2003) Use of packing in obstetric haemorrhage of uterine origin. Journal of Reproductive Medicine, 48(2):69-71.

Hutchon, S. and Martin, W. (2002) Intrapartum and postpartum bleeding. Current Obstetrics and Gynaecology, 12(5):250-5.

Jouppila, P. (1995) Postpartum haemorrhage. Current Opinion in Obstetrics and Gynecology. 7(6):446-50.

Kafali, H., Demir, N., Soylemez, F.et al.(2003) Hemostatic cervical suturing techniques for management of uncontrolled postpartum hasmorrhage originating from the cervical canal. European Journal Obstetrics and Gynaecology and Reproductive Biology, 110(1):35-8.

Lewis, G.(2001) Why Mothers Die 1997-1999: The Confidential Enquiries into Maternal Deaths in the United Kingdom. Royal College of Obstetricians and Gynaecologists (RCOG) Press, London.

Lewis, G.(2004) Why Mothers Die 2000-2002: Report on Confidential Enquiries into Maternal Deaths in the United Kingdom. RCOG Press, London.

Lim, J., Tan, B., Jammal, A. et al.(2002) Delivery of macrosomic babies: manaement and outcomes of 330 cases. Journal of Obstetrics and Gynaecology, 22(4):370-4.

Lumbiganon, P., Villar, J. and Piaggio, G.(2002) Side effects of oral misoprostol during the first 24 hours after administration in the third stage of labour. British Journal of Obstetrics dna Gynaecology, 109(11):1222-6.

Lurie, S., Gomel, A. and Sadan, O.(2003) The duration of the third stage of labor is subject to the location of placental implantation. Gynecology and Obstetric Investigation, 56(1):14-16.

Lynch, C., Coker, A.,Lawal, A. et al.(1997) The B-Lynch surgical technique for the control of massive postpartum haemorrhage: an alternative to hysterectomy. British Journal of Obstetrics and Gynaecology, 104(3):372-5.

Macphail, S. and Fitzgerald, J. (2001) Massive post-partum haemorrhage. Current Obstetrics and Gynaecology, 11(2):108-14.

Marcovici, I. and Scoccia, B. (1999) Pospartum Hemorrhage and intrauterine balloon tamponade: a report of three cases. Journal of Reproductive Medicine, 44(2):122-6.

Marieb, E.(2002) Human Anatomy and Physiology (7th edn). Benjamin/Cummings Publishers, London.

McDonald, S., Prendiville, W. and Blair, E.(1993) Randomised controlled trial of oxytocin alone versus oxytocin and ergometrine in active management of the third stage of labour. British Medical Journal, 307(6913):1167-71.

McDonald, S., Prendiville, W. and Elbourne, D.(2003) Prophylactic syntometrine versus oxytocin for delivery of the placenta. Cochrane Library, Issue 2. Update Software, Oxford.

Mousa, H.A. and Alfirevic, Z.(2003) Treatment for primary postpartum haemorrhage. Cochrane Database of Systematic Reviews, Issue 1.

Nursing and Midwifery Council (2004a) Midwives Rules and Standards. Nursing and Midwifery Council(NMC), London.

Nursing and Midwifery Concil (2004b) The NMC Code of Professional Conduct: Standards for conduct, performance and ethics. NMC, London.

O'Brien, P., El-Rafaey, H., Gordon, A. et al.(1998) Rectally administered misoprostol for the treatment of postpartum haemorrhage unresponsive to oxytocin and ergometrine: a descriptive study. Obstetrics and Gynecology, 92(2)212-14.

Ozcan, T., Sahin, G. and Senoz, S. (1996) The effect of intraumbilical oxytocin on the third stage of labour. Australian and New Zealand Journal of Obstetrics and Gynaecology, 36(1):9-11.

Pelage, J., Le Dref, O. and Mateo, J.(1998) Life-threatening primary postpartum hemorrhage: treatment with emergency selective arterial embolization. Radiology, 208(2):359-62.

Picone, O., Salmon, L. and Ville, Y..(2003) Fetal growth and Doppler assessment in patients with a history of bilateral internal iliac artery embolization. Journal of Maternal-Fetal and Neonatal Medicine, 13(5):305-308.

Smith, K. and Baskett, T.(2003) Uterine compression sutures as an alternative to hysterectomy for severe postpartum haemorrhage. Journal of Obstetrics and Gynaecology (Canada), 25(3):197-200.

Soriano, D., Dulizki, M. and Schiff, E.(1996) A prospective cohort study of oxytocin plus ergometrine compared with oxytocin alone for prevention of postpartum haemorrhage. British Journal of Obstetrics and Gynaecology, 103(11):1068-73.

Stables, D. and Rankin, J. (2005) Physiology in Childbearing with Anatomy and Related Biosciences (2nd edn). Bailliere Tindall, London.

Tamizian, O. and Arulkumaran, S. (2002) The surgical management of post-partum haemorrhage. Best Practice and Research Clinical Obstetrics and Gynaecology, 16(1):81-98.

Teasdale, G. and Jennett, B. (1974) Assessment of coma and inpaired consciousnesses. Lancet, ii:81-4.

Tourne, G., Collet, F. and Seffert, P. (2003) Place of embolization of the uterine arteries in the management of post-partum haemorrhage: a study of 12 cases. European Journal of Obstetrics and Gynecology and Reproductive Biology, 110(1):29-34.

Tiran, D.(2004) Bailliere's Midwives Dictionary (10th edn). Bailliere Tindall, London.

Vedantham, S., Goodwin, S. and Lucas, B.(1997) Uterine artery embolization: an underused method of controlling pelvic hemorrhage. American Journal of Obstetrics and Gynecology, 176(4):938-48.

Walley, R., Wilson, J. and Crane, J.(2000) A double-blind placebo controlled randomised trial of misoprostol and oxytocin in the management of the third stage of labour. British Journal of Obstetrics and Gynaecology, 107(9):1111-15.

Weerasekera, D. (2002) A randomised prospective trial of the obstetric forceps versus vacuum extraction using defined criteria. Journal of Obstetrics and Gynecology, 22(4):344-5.

Yuen, P., Chan, N., Yim, S. et al. (1995) A randomised double blind comparion of Syntometrine and Syntocinon in the management of the third stage of labour. British Journal of Obstetrics and Gynaecology, 102(5):377-80.

8

고위험 출산여성의 쇼크
Shock and the Critically Ill Woman

Terry Ferns

쇼크의 진단과 추후 관리는 조산사를 긴장하게 만든다. 쇼크에 대한 신속한 인식과 중재는 모성사망률과 이환율을 감소시키기 위해 필요하다. 쇼크는 여러 형태를 띠고 있고 각각 특이한 병태생리학과 양상을 보인다고 하더라도 원인과 관계없이 쇼크의 관리는 겹치는 부분이 많다. 조산사는 쇼크관리에 대해 제대로 인식할 필요가 있다.

이 장에서는 다양한 쇼크 양상을 살펴보고, 여성의 항상성을 유지하기 위해 필요한 관리에 대해 논의하고자 한다.

사전 지식

- 성인 심혈관계와 비뇨기계의 생리학
- 정상임신에서 심혈관계와 비뇨기계의 생리적 적응

서 론

전 세계적으로 쇼크는 부적절하고 불충분한 조직관류로 전신적으로 저산소증을 초래하는 급성 순환장애로 정의된다(Hinds, 1999). 쇼크 상태의 전신적 영향은 조직세포가 산소를 잃게 되어 무산소대사가 증가하며, 아데노신 3인산(adenosin triphosphate, ATP)을 생산하여, 젖산생산의 부산물, 대사성 산독증이 발생되어 결과적으로 세포부종, 괴사, 장기기능 상실과 사망을 초래한다.

쇼크 양상마다 각각 특이한 병태생리와 증상을 보이지만 대부분 일치한다. 이 장에서는 임신 중 일어나는 생리적 변화를 살펴보고 검정하며, 임신 중 쇼크 환자에 대한 종합적인 사정과 증상관리에 대해 살펴볼 것이다.

쇼크는 원인에 따라 다음과 같이 분류된다.

- 심장성 쇼크(cardiogenic shock)는 급성 심근경색이나 색전증에 따른 심장 박출장애에 의해 발생한다.
- 저혈량성 쇼크(hypovolemic shock)는 순환혈류량의 감소 때문에 발생한다. 혈류량 감소요인으로는 외적 요소(출혈, 화상)와 내적 요소(미세순환의 출혈 또는 장폐색)가 있다. 저혈량성 쇼크는 중증의 산과적 출혈, 산전 · 산

후 출혈, 자궁외 임신 파열, 생식관 손상 혹은 그에 따른 응고장애와 관련이 있다.

- 분포성 쇼크(distributive shock)는 말초순환장애가 요인이다. 예를 들어 아나필락시스, 패혈증, 신경성 쇼크 등이다. 아나필락시스는 항원-항체 반응의 결과로 나타나고, 패혈증은 광범위한 감염으로 인한 결과이며, 신경성 쇼크는 자궁내번, 국소마취와 위 내용물의 흡인으로 인해 일어난다(Hinds, 1999; Beringer & Patteril, 2004).

쇼크의 3단계

쇼크는 진행성 증후군이지만 다음의 3단계로 분류된다.

- 1단계: 보상 단계(비진행적)
- 2단계: 비보상 단계(진행적)
- 3단계: 비가역적 단계(비가역적)

1단계

외상으로 다음과 같은 손상이 나타난다. 즉, 순환혈액량의 감소와 그에 따른 혈압하강, 혈관신경 수용기의 자극으로 동맥혈관 수축, 부신수질에서 아드레날린과 노르아드레날린 분비가 증가되어 동맥과 신장, 다른 복부 주변 혈관의 수축이 일어난다.

혈관수축은 적절한 정맥귀환을 하게 하는 전신적 혈관저항을 증가시켜 지속적인 심장의 전부하(preload)를 일으키고, 그 결과 환자는 피부색이나 체온의 미세한 변화, 최소한의 심박동 증가, 심박출량 증가가 나타난다. 활력징후는 약간 변화하며 환자는 오심과 안절부절못함을 호소한다. 앤지오텐신계와 항이뇨호르몬의 자극으로 신장에서 수분과 염분을 보유하고, 소변량 감소, 입술건조, 갈증을 유발한다. 세포가 저산소증 상태가 되면 국소적으로 혈액공급을 높이는 혈관의 확장을 일으키며, 그 결과 전신적 혈관저항이 감소되어 혈압을 떨어뜨린다.

관류 상태 저하와 지속적인 젖산(lactic acid)의 생성은 호흡수 증가를 일으키고, 교감신경의 자극으로 동공확대와 발한을 일으킨다.

보상기전은 30초 이후부터 48시간 동안 쇼크가 2단계로 진입하는 것을 막아 준다.

2단계

쇼크가 점점 진행됨에 따라 심기능 저하가 일어난다. 즉, 보상하지 못하는 혈압과 심한 빈맥은 관상동맥의 관류저하를 일으키고, 이는 심근허혈, 심근약화, 심박출량 감소 등을 초래한다. 점차적으로 심장기능이 떨어져 심장기능장애(myocardial depression) 요인이 되고 결과적으로 심기능장애를 초래한다. 이는 ST파 감소, T파 역전과 부정맥을 일으킨다. 평균혈압이 떨어짐에 따라 연수의 혈관운동 중추가 전신적 혈관확장을 일으키는 강도조절을 상실하기 시작하며 더 나아가 전부하, 후부하, 심박출량이 감소한다.

쇼크가 2단계로 진행되면서, 모세혈관의 투과성이 증가하고 부적절한 체액이동이 일어나 혈류량을 감소시켜서 심박출량 감소와 극심한 저산소증을 일으킨다. 체액 이동은 환기와 확산을 부적절하게 만들며, 심박출량 감소는 혈소판 응집을 촉진시키며 말초쪽으로 혈액을 채우고 산성대사물질을 방출한다. 카테콜아민의 방출은 젖산 생산과 세포벽의 투과성을 감소시켜 산성화를 일으킨다. 환자는 신경계 기능의 감소증상과 빈호흡, 말초부종 증상을 보인다. 의학적 중재는 위의 상태를 호전시키는 것이며, 실패하면 환자는 3단계 쇼크 상태로 악화될 것이다.

3단계

3단계에서 순환기계 기능은 빠르게 악화되며 의학적 중재로 회복이 불가능해진다. 심장은 효과적인 박동을 할 수 없으며, 세포확산은 위기 상태에 이르고 세포는 사망이 불가피하다.

쇼크 사정의 일반적 고려사항

각각의 쇼크 상태는 고유의 임상적 경로가 있고, 임신 중 합병증을 유발하며, 각각 다른 형태의 의학적 처치전략을 고려해야 한다. 그러나 각각의 쇼크 상태에서도 일반적 원칙은 첫 번째 단계에서 적용할 수 있다. 잠정적이거나 진행된 쇼크 상태 여성의 건강사정을 위한 일반적 원칙은 세세한 부분까지 주의를 기울이면서 포괄적이고 체계적인 접근을 해야 한다는 것이다. 여성에게는 의심할 수 있는 높은 지표(high index)를 적용하여 세심하게 사정해야 한다.

조산사는 임신부를 관리할 때 다른 것이 증명될 때까지는 쇼크 상태(태아 가사상태)의 관점에서 접근해야 한다. 확신을 가진 전문가(practitioner)는 포괄적인 사정을 수행하기 위해 체계적인 접근을 하면서 쇼크 상태의 증상과 징후를 제거할 것이다. Hudak 등(1998)은 건강사정을 할 때 다음을 포함시켜야 한다고 추천했다.

- 시진
- 촉진
- 청진
- 타진

다음은 전문적인 사정을 위한 것이다.

- 사정 전에 항상 손을 씻고 장갑을 착용한다.
- 자신을 소개한 후 사정을 할 것임을 설명하고 동의를 구한다.
- 최적의 환경을 유지한다(침상 높이를 적절히 조절하고 조명을 밝힌다).
- 임신부 체위는 사정하기에 좋은 자세를 취한다.
- 필요한 기구를 청결히 하고 사용 가능 여부를 확인한다.
- 항상 환자의 프라이버시와 존엄성을 유지한다.

위의 내용들을 항상 개별적으로 올바르게 수행해야 한다. 환자 접촉 전 손 씻기를 수행하지 않는다면 병원 감염 때문에 건강한 여성을 쇼크 상태에 빠지게 할 수도 있다. 또한 혈압, 맥박, 체온, 호흡의 생체리듬 확인과 통증사정은 아주 중요하며, 이차적 증상(신경계 기능, 피부색, 배뇨량, 확산)은 관련성이 점차 증가한다. 경험이 많은 실무자는 활력징후와 더불어 사정을 근거하여 총체적인 접근을 사용할 것이다. 본질적으로 활력징후 기록은 당신이 보고 느낄 수 있는 것들을 확인시켜 준다.

쇼크 상태의 임산부를 사정할 때 임신 시 생리적 변화에 대한 정확한 이해는 매우 중요하며, 이는 적절한 관리의 근거가 된다. 임부를 사정할 때 비임부나 임신 초기의 생리적 값과 같이 적용하게 되면 진단이 부정확해지고, 치료 결과도 좋지 않다. Jiva(2000)는 쇼크가 있는 임신부를 사정할 때 부종, 맥박 증가, 중간 수축기 심잡음, 심첨맥박의 변화와 같은 잠재적인 생리적 적응 때문에 잠재적 어려움을 경험하게 된다고 설명했다. 임신 중 정상적인 순환기계 변화는 혈관 내 혈류량, 실혈량, 쇼크 상태 등의 평가를 어렵게 한다.

임신으로 인한 생리적 변화 때문에 비임신여성의 일반적 상태와 쇼크 상태와는 대조적으로 임신 여성과 쇼크 초기 상태 간에는 밀접한 관련이 있다. 비록 임신으로 인해 증가한 혈액량이 임신부로 하여금 출혈을 이겨내는 데 준비가 더 잘되어 있다 하더라도, 빈혈, 지연분만, 탈수, 감소된 혈량과 수축된 혈관은 혈액손실에 견디기 어렵다. 예를 들어 자간전증은 매우 적은 혈액손실도 견뎌내지 못한다. 특히 손실이 빨리 올 때 그렇다(Baokelt 2004).

임신여성의 약 10%는 임신 말기에 똑바로 누워 있으면 쇼크 증상이 나타난다. Sharma(2003)는 임신여성은 정맥혈을 가득 채우려는 경향이 더 큰데, 누웠다 일어날 때 현기증, 창백함, 빈맥, 발한, 오심, 저혈압을 경험한다고 보고하였다. Nelson-Piercy(2002)는 만삭에 가까운 여성에게서 측위에서 앙와위(supine position)를 취하면 심박출량이 25% 감소하는 것을 확인했는데, 이는 자궁혈류의 감소와 관련이 있다. 그러나 태아는 여기에 적응할 수 있다. Sharma(2003)는 출산 시 통증과 불안은 진단을 어렵게 한다고 보고하였다. Edwards(1998)는 쇼크 상태의 임신여성은 차고 축축한 피부보다 따뜻하고 건조한 피부 상태를 유지하는데, 이는 순환하는 프로게스테론 때문에 혈관을 확장하고 전신적 혈관저항을 감소시키기 때문이라고 하였다. 진단과 치료 결정, 오진 가능성과 관련된 내재된 지연으로 인해 모성유병률과 사망률, 태아사망률이 높아지므로 조산관리 시 옆에 지켜서 있는 것이 중요하다고 강조했다.

조산사는 임상적으로 악화 상태가 잘 나타나지 않는 대상자 집단을 돌보므로, 생명을 위협하게 될 악화상황에 대해서는 시야가 좁다. 딜레마는 어지러움을 구별하는 것이다. 임부는 정상 과정에서 통증을 경험하므로 실제로 쇼크 환자이다. 사정은 임상증상을 근거로 해야 하며, 이전의 관찰내용과 현재 임상증상이 어떻게 다르게 변화되었는지에 대한 지식을 바탕으로 해야 한다. 새로운 변화에 집중해야 하고, 단순히 비정상적인 활력징후에만 초점을 맞추는 것이 아니라 총제적인 측면에서 환자를 사정해야 한다. 임신부의 항상성을 유지하고 태아의 손실을 항상 고려해야 한다.

임상적인 능력과 함께 있는 것, 전문성은 중요한 요소이다. 쇼크 환자 관리에서 중요한 것은 쇼크 상태의 대상자를 인식하고, 집중적인 치료를 우선적으로 하는 것이다(Ratcliffe, 1999). Ratcliffe(1999)는 쇼크 상태의 임신부를 성공적으로 관리하는 데 중요한 요소로 다음 사항을 제안했다.

- 어떤 임상적인 상태가 급성 쇼크를 일으킬 수 있다는 것에 대한 지식
- 쇼크 단계를 평가할 수 있는 신속한 과정의 개발
- 쇼크 환자 간호에서의 효과적인 관리기관

또한, Ratcliffe(1999)는 조산사가 다음 내용을 계속해서 사정해야 한다고 제안했다.

- 기도유지(Airway)
- 호흡(Breathing)
- 순환(Circulation)(Resuscitation Council UK, 2001, 2005a)

전 세계적으로 ABC는 사정의 중요한 표준이다. 중환자관리학회(intensive care society, 2002)는 악화될 위기에 놓여있는 대상자들이 있는 곳에서 확인해야 할 다음과 같은 안내지침을 출간하였다.

- 비정상적인 신체 증상 발현
- 상태와 건강력
- 환자가 정상이 아니라는 직관(과거 경험으로부터 관찰된 양상)

조산사가 건강사정기술, 시간, 동기, 포괄적인 역할을 할 수 있다면 단지 악화되는 증상에 대해 사정만 하는 것이 아니라 팀 내에서 다른 전문가들과 함께 자신이 관찰한 내용의 결과를 이해할 수 있다.

쇼크에 빠질 가능성이 있는 임신부를 만났을 때 무엇을 알기를 원하는가?

여성에게 느낌이 어떤지 질문해본다. 기도유지는 사정의 구성요소로서 매우 중요하다. 간단히 말해 무의식 환자가 반응이 없다면 스스로 기도를 유지할 수 없음을 나타내는 것이다. 그러나 만일 임신부가 반응을 보이면, 다른 중요한 정보를 말할 수 있다. 혼수상태의 여성은 부적절한 대답을 하거나 통증을 호소하기도 한다. 더 나아가 여성이 숨을 쉬기 위해 말하는 것을 중단하면 이는 호흡사정을 해야 한다는 정보를 주는 것이다.

1차적 간호사정 내용은 다음과 같다.

- 호흡의 횟수, 깊이와 양상
- 혈압(수축기, 이완기, 평균혈압)
- 체온(말초 또는 중심)

2차적 간호사정 내용은 다음과 같다.

- 의식수준, 지남력, 통증 경험
- 피부색, 혈액관류, 말초온감
- 배뇨량과 양상. 신장기능은 관류에 민감하며 임신 중 배뇨량은 순환혈액량을 알 수 있는 비침습적인 지표이다. 시간당 30mL 이하의 소변량은 자궁 내 순환량의 감소를 의미한다(Gilbert & Harmon 2003).

임신부를 사정을 할 때는 대상자 위에 손을 얹고 전체적으로 관심을 가지고 살펴야 한다. 이것은 여성의 품위를 유지하면서 공감을 강조해야 하기 때문이다. 침대 끝에 서 있는 것만으로는 여성을 충분히 이해하고 사정을 할 수 없다. 순환에 대한 사정의 구성요소는 맥박, 혈압, 여성이 느끼는 온감 정도, 출혈 유무와 배뇨량 확인이다. 마취 의사, 산부인과 의사, 조산사, 신생아 전문의, 혈액전문가와 중환자 전문치료사와 같은 다른 전문가들과의 원활한 의사소통은 응급상황이나 예견되는 문제를 준비할 때도 필수적이다. 전체적인 목적은 적절한 간호와 관리를 늦추지 않고 바로 제공하는 것이다(Robson & Holdcroft 2000).

사정 요약

쇼크 상태에 있는 임신부로부터 수집해야 할 정보는 다음과 같다.

- 환자의 신경학적 상태: 기도유지는 가능한가? 의식 상태와 의식은 있는가?
- 피부가 따뜻한가, 차가운가?
- 배뇨량은 얼마인가?
- 통증이 있는가?
- 전반적으로 통증을 사정할 때 환자는 무엇을 말하는가?
- 활력징후, 호흡수, 맥박, 혈액, 체온은 어떠한가?
- 출혈의 증거는?
- 태아 평가

쇼크 회복의 원칙

- 원인치료
- 산소요법
- 수액공급으로 심박출량 회복 / 근수축치료(inotrope therapy)
- 관류 회복, 지지적 치료 제공
- 적절한 통증 완화 제공

쇼크 회복의 증상

- 맥박 안정(1분당 90회나 그 이하)
- 혈압 상승(수축기 100mmHg 이상)
- 의식수준 상승(혼란이나 불안 감소)
- 배뇨량 증가

저혈량성 쇼크

저혈량성 쇼크(hypovolemic shock)는 부적절한 관류로 인한 다발성 장기 손상의 결과, 급속하게 체액이 손실되어 발생한 내과적 · 외과적 상태로 인해 발생한다(Kolecki & Menckhoff 2005). 조직관류의 임상적 상태는 혈관계 상처 후에 혈액이나 혈장의 손실로 인해 상대적으로 불충분한 것이다.

저혈량성 쇼크는 체액 부족(중증 탈수, 다량의 구토와 설사)과 감별진단을 해야 한다. 그리고 자간증과 패혈증, 아나필락틱 쇼크 같은 부적절한 체액 이동의 원인이 되는 상태도 고려해야 한다.

저혈량성 쇼크의 생리적 변화

저혈량 상태는 정맥귀환량의 감소로 순환혈류량이 감소하여 일어난다. 이후의 적응기전은 맥박수와 호흡수는 증가하지만 전부하(preload)가 감소하고 빈맥은 심박출량과 일회박출량을 감소시킨다. 심박출량이 감소하기 때문에 부신에서 카테콜아민 분비가 증가하는데, 이는 피부와 폐, 소화기계, 신장에 있는 동맥과 정맥을 수축시키며, 그 결과 뇌와 심장으로 많은 혈액이 가도록 해준다. 이는 또한 전신적인 세포 관류와 산소화를 감소시키고, 손상된 세포대사는 무산소대사, 젖산 생산, 세포통합성의 손실을 일으키는데, 정상으로 회복되지 않으면 세포는 죽게 된다.

임신 중 저혈량성 쇼크의 원인

전치태반, 태반조기박리로 인한 임부의 출혈은 저혈량성 쇼크의 주요 원인이다(Bird, 1997; Kolecki & Menckhoff, 2005). 모성사망조사국(CEMD)의 연구결과에서 2000~2002년 17명의 모성사망 원인은 산전출혈과 산후출혈이라고 보고하였다(Lewis, 2004). 자궁외 임신의 파열도 출혈의 중요한 원인이며 쇼크 상태를 초래할 수 있다.

임상증상

Ratcliffe(1999)와 Baskett(1991)는 저혈량증의 임상증상을 안절부절못함, 불안, 혼돈, 혼수, 빈호흡, 피부변화, 발한, 말초 체온저하, 입술건조와 갈증, 빈맥, 저혈압, 요량 감소, 무뇨, 약한 말초맥박이라고 하였으며, 더 진행되면 약한 중심성 맥박 등이 나타난다고 하였다. 말초체온이 저하되어 우심체온과 2℃ 이상 차이가 나며, 말초혈관 충만은 느리고(압박 후 2초 이상 5초 이내에 충만됨), 창백과 말초청색증이 나타난다. 여성은 의식수준이 낮아져 불안정할 수도 있으며, 무의식 상태일 수도 있다.

세포관류 감소는 세포저산소증, 무산소당분해, 젖산 생성, 대사성 산증, 젖산염(lactate) 증가를 초래한다(Hinds, 1999). 임신으로 인한 생리적 변화 때문에 쇼크 상태의 임신부를 사정할 때는 약간 혼돈스럽다. 예를 들어 말초부종은 대부분의 임신부에게도 나타난다. 여성의 의식수준 상태는 가장 중요하며, 특히 의식수준과 명료성의 변화는 활력징후 변화와 함께 쇼크의 다음 단계로 진행되는 것을 나타낸다. 임상증상은 가장 중요한 요소이며 그냥 두면 쇼크 상태가 진행되는 것이므로 이후의 임상처치와 정신적 간호를 제공하기 위해 조산사는 환자와 함께 있어야 하며 환자를 절대 혼자 남겨 두어서는 안 된다.

실혈량 추정하기

임신부의 출혈량을 추정하는 것은 어렵다. 임산부의 쇼크 증상은 가장 먼저 혈액의 40%를 손실하면 나타난다(Sharma & Mink, 2004). 자궁 내에는 3,000mL의 혈액이 은닉되어 있는 반면, 출혈은 적은 양인 100mL 정도만 나타난다. 이는 임부에게는 증상이 나타날 만한 원인은 아니지만 태아는 위험해질 수 있다(Robson & Holdcroft, 2000). 출혈량을 눈으로 사정할 때 침대나 이불, 바닥에 고여있는 출혈량을 포함하여 추정한다. 여성생식기계의 출혈량을 사정하는 것은 보이는 것이 없는 한 쉽지 않다. 출혈량을 사정할 때 고려할 수 있는 내출혈량도 포함해야 하며, 지속적인 위험요인을 예측하고 출혈범위를 아는 것이 쇼크치료를 늦추지 않는 것이다. 솜에 묻은 혈액량은 무게로 측정한다(1g=1mL). 혈장이 없어지고 혈구만 남아있는 혈괴(clot)는 출혈량을 실제 혈괴량보다 2배로 측정해야 한다.

적혈구 농도와 헤마토크릿 수치의 직접적인 측정은 수혈 후에 임상병리검사로 측정할 수 있다. 흡인량은 양수량을 측정할 때 포함시켜야 한다. 질 관찰과 자궁촉진은 더 많은 정보를 수집할 수 있다(Holdcroft and Thomas, 2000; Robson & Holdcroft, 2000; Gilbert & Harmon, 2003).

간호와 치료

관리원칙은 다음과 같다.

- 자세한 사정과 관찰
- 목표와 관련된 치료

- 체액 보충과 손실된 응고요소 보충
- 출혈 원인에 따른 진단과 치료(내과적 또는 외과적 치료)

저혈량성 쇼크가 진행되는 동안에는 특히 시간이 중요하다. 사실상 저혈량을 초래하는 급성 부인과 · 산과적 출혈의 모든 원인은 외과적 처치가 필요하다(Kolecki & Menckhoff, 2005). 모든 순환장애의 치료는 내재된 원인을 교정하는 동안 세포에 산소를 공급하는 것이 목적이다(Hinds, 1999). ABC에 따라 사정하고 목표달성을 위한 치료가 가장 우선적으로 이루어져야 한다. 첫째로, 환자의 기도를 유지하고, 호흡주머니가 달린 마스크(reservoir mask)를 사용하여 고농도(15L/min)의 산소를 공급한다. 생명유지기관에 체액이 보충될 때까지 혈액관류를 증가시키기 위해 여성의 다리를 높게 유지시킨다(Gilbert & Harmon, 2003).

환자는 적극적인 체액소생술이 필요하다. 최소한 2개의 정맥혈관을 확보해야 한다. 말초나 중심부에 관삽입의 선택은 마취과 의사의 경험에 달려있다. 만약 내경정맥이나 쇄골하정맥선의 합병증을 치료해본 경험이 많은 전문가와 치료시설이 없다면 중심부선은 말초혈관 쪽으로 접근하는 것이 좋다.

교차검사, 응고검사, 혈소판을 포함한 전혈구검사 등의 혈액채취는 정맥삽관을 할 때 시행하여 신속히 혈액전문가에게 보내야 한다. 수액가온기구와 압력주입기를 사용해야 하고 혈액이 도착할 때까지 우선 2L의 정질액과 교질액(crystalloid, colloid)을 주입한다(Holdcroft & Thomas, 2000). 수혈을 위한 혈액은 교차시험과 혈액형검사를 하는데, 여기에 시간이 얼마나 걸리느냐에 달렸다. 긴박한 응급상황에서는 Rh음성 O형 혈액은 분만실에서 즉각적으로 수혈할 수 있다. 출혈로 인한 쇼크 중재에서는 수혈 시 주입속도를 최대한 빠르게 한다.

손실된 체액을 성공적으로 보충하지 못하면 계속하여 쇼크 상태가 연장되고, 저혈압으로 인해 신장기능장애 등이 발생한다. 너무 과다한 체액공급이 급성 호흡곤란증후군 같은 쇼크 후 합병증을 일으킬 수 있다. 조산사는 과다한 체액공급은 면역학적 장애, 구연산염 독성(citrate toxicity), 산염기 불균형, 고칼륨혈증, 저체온증, 황달 등의 합병증을 유발할 가능성이 있음을 고려해야 한다.

아직 분만 전이라면 체액을 보충하는 동안 좌측위를 취하고 골반을 약간 상승시키는 것이 중요하다. 임신부가 계속 똑바로 누워 있으면 체위성 저혈압을 일으킨다. 측위가 권장되지만 만약 임신부가 앙와위를 유지하려 하면 골반 아래에 담요 등을 받쳐주어 하대정맥이 자궁에 눌리지 않도록 한다(Hudak et al., 1998).

심전도, 산소포화도, 동맥압을 지속적으로 확인하는 것이 중요하다. 소변 배설량을 측정하기 위해 유치도뇨관을 삽입하고 정맥주입이 계속되는 동안 정확한 주입량과 배설량을 측정한다. 산소공급도 필요하다.

건강관리팀의 수준은 구성원의 개인적 능력에 달려있다. 구성원의 건강사정 기술 부족, 쇼크의 진행상황에 대한 이해 부족, 환자 상태 진전에 대한 이해 부족은 치료를 성공적으로 이끌지 못한다.

만삭의 임신부가 출혈과 저혈량 상태일 때의 임상적 증상과 징후는 〈표 8.1〉에 제시하였다.

표 8. 1

임부의 출혈과 저혈량의 임상적 증상과 증후

경증출혈 1단계	중등도출혈 2단계	중증출혈 3단계	대량출혈 4단계
혈류량의 15% (1,000mL)	혈류량의 20~25% (1,600mL)	혈류량의 30~35% (2,400mL)	혈류량의 40% (2,400mL 이상)
경증 빈맥/무증상	빈맥(110~130/분)	현저한 빈맥 (120~160/분)	현저한 빈맥
정상혈압과 호흡, 맥압의 변화 없음	혈압 저하 경증 빈호흡, 모세혈관 창백 검사 양성 반응 맥압 감소	저혈압 빈호흡 (30회/분 이상) 뚜렷한 맥압 변화	수축기혈압 80mmHg 이하 말초맥박 손실 현저한 맥압 변화
기립경사검사(tilt검사) 음성	기립경사검사(tilt검사) 양성	차고 축축하고 창백한 피부, 피부색 변화	의식수준 변화/지남력 상실/혼돈
정상 소변량	소변량 1mL/kg/시간 이하	핍뇨	핍뇨, 무뇨
활력징후 변화 없음	경한 정도의 보상적 활력징후 변화	현저한 활력징후 변화	생명을 위협하는 활력징후 변화

조직의 쟁점

임상적 사정은 조직의 관리와 자원의 분배에 대해 지원을 받아야 한다. CEMD는 출혈 위험성을 알고 저혈량성 쇼크가 일어날 가능성에 대비하여 여성의 관리를 위한 중요한 권고사항을 발표하였다.

- 모든 병동에서는 출혈관리에 대한 프로토콜을 작성 · 비치해야 하며 출혈관리에 대한 기본적인 원칙하에 확인하고 연습해야 한다. 심폐소생술도 내용에 포함되어야 한다. 모든 의료요원은 출혈상황에서 대처방안을 정확히 숙지해야 하며, 혈액은행 직원은 대량의 혈액을 교차시험해야 하는 상황에서 신속하게 혈액을 공급할 수 있도록 훈련받아야 한다.
- 산과적 출혈상황에 대처하는 데 걸리는 시간은 생명과 직결된다. 출혈 위험이 있는 여성은 즉시 혈액은행이 있는 병원으로 이송되어야 하며 신속한 임상검사와 혈액전문가의 치료가 병행되어야 한다.
- 이전에 자궁 내 수술 경험이 있는 전치태반 환자는 자연분만이나 제왕절개 수술 중 조절되지 않는 출혈을 일으켜 자궁절제술을 하게 될 가능성도 있다. 경험이 많은 수술담당 의사와 컨설턴터(의사, 간호부장)가 대기해야 한다.
- 컨설턴터 산과 의사는 출혈을 막기 위해 광범위 자궁적출술 혹은 자궁동맥색전술, 외과적 및 방사선적인 모든 가능한 방법을 동원하여 처치를 수행해야 한다.
- 위태로운 고위험 출혈의 초기 상황에서는 산부인과 의사와 마취전문가가 서로 협력하여 원칙에 근거하여 처치하는 것이 중요하다.
- 출혈이 발생하면 산부인과 의사와 마취전문가는 대기해야 한다.

산과적 출혈의 영향으로 혈소판감소증, 지혈장애, 패혈증 등이 발생할 수 있다(Sharma, 2003). 파종성 혈관 내 응고증후군(DIC) 같은 응고 결핍은 주요 장기의 세포손상 합병증을 일으킬 가능성도 있다.

파종성 혈관 내 응고증후군(DIC)

Balgin(1996)은 파종성 혈관 내 응고증후군(DIC)을 혈액응고 물질인 트롬빈이 조절되지 않고 혈액 속에 비정상적으로 유입되는 것이라고 설명하였다.

이런 광범위한 모세혈관의 혈전증은 세포허혈, 장기조직손상을 일으키고 결과적으로 모성사망의 원인이 된다. 출혈이 가장 흔한 증상이며, 섬유소용해효소 생산, 응고요소의 고갈, 체액 내 혈소판 감소 등이 원인이다.

진 단

임신 중 비정상적인 출혈과 응고장애를 가진 여성의 출혈 정도와는 상관없이 산부인과 의사와 조산사는 파종성 혈관 내 응고증후군(DIC)이 발생할 가능성에 대해 항상 경계해야 한다. 파종성 혈관 내 응고증후군(DIC)의 진단은 임상검사 결과와 증후군이 나타나는 증거에 의해 진단이 내려진다.

치 료

파종성 혈관 내 응고증후군의 치료에서는 출혈의 원인을 정확히 파악하는 것이 가장 중요하다. 출혈의 발생기전을 정확히 제거하기 전까지 상태는 호전되지 않으며, 모성사망의 근본적 원인이 된다. 출혈 여성은 근본원인을 치료하는 동안 출혈 감소를 위해 응고요소, 혈소판, 섬유소용해효소와 트롬빈 반응억제제 등 혈액구성물을 보충하는 치료를 받아야 한다.

심장성 쇼크

심장성 쇼크(cardiogenic shock)는 심장의 박출능력 감소가 특징이며 조직의 부적절한 관류와 함께 쇼크 상태와 같은 증상을 일으키는 원인이 된다(Hostetler, 2004). 임신 중 심장 합병증은 2가지 경우가 있는데 하나는 과거에 앓았던 질병과 현재 임신 때문에 생긴 합병증이고, 또 하나는 임신으로 인해 나타난 합병증으로 임신 중 보상기전에 의한 것이다.

임신 중 원인

임신과 분만 중 심장의 부담감 증가에도 불구하고 건강한 여성은 심장예비력(cardiac reserve)에 전혀 문제가 생기지 않는다. 대조적으로 심장병이 있고 심장예비력이 낮은 여성은 심장업무의 증가가 심실부전과 폐부종을 일으킬 수 있다(Ciliberto & Marx, 1999). Nelson-Piercy(2002)는 임신을 견뎌내는 능력이 다음 내용과 관련이 있다고 보고하였다.

- 청색증 발현(동맥 산소포화도 80%)
- 폐동맥고혈압 발현
- 어느 영역에서도 혈액역동학적 심각성
- 심장기능 단계[뉴욕심장협회(NYHA) 분류]

심장질환이 있는 임신부의 심장이상을 예측하기 위해서는 다음 내용을 고려해야 한다(Nelson-Piercy, 2002).

- 허혈성 심장마비나 부정맥 과거력
- 심장기능부전 과거력
- 좌심장 폐쇄
- 심근기능이상

만일 심실보유능력이 제한적이고 심장업무가 가중되면 심장기능부전을 초래한다(Woodrow, 2000). 심장기능이 저하된 상태에서 임신으로 인해 전부하 증가, 좌심방 압력 증가가 발생하고, 폐부종과 우심방부전으로 진전된다. 환자는 극심한 스트레스 상황에 적응하지 못한다.

분만 동안 혈관 내 혈류량 증가로 인해 심장기능은 증가하며, 임신 중 심장질환이 있는 여성은 분만 직후 산욕기에 체액량 과다로 위험한 상태가 될 수 있다(Gilbert & Harmon, 2003). Duffy(2002)는 심혈관 질환의 과거력이 있는 여성은 생리적 요구로 인하여 임신기간 동안 보상작용을 상실할 수도 있다고 하였다. 특히 판막협착 증상이 있는 여성은 보상작용 상실 가능성이 높다.

심장성 쇼크가 발생한 여성은 복잡한 증상이 나타나는데, 고난도의 의료기술과 조산사의 관리와 간호가 필요한 전신적인 증상이 발생한다. 승모판막질환은 임신한 여성에게서 흔히 발견되는 판막이상이며(Gilbert & Harmon, 2003), 만약 부모가 선천성 심장질환을 앓고 있다면 태아에게도 이러한 결함이 진전될 위험성이 높다.

임신 중 심장질환의 원인은 다음과 같다(Gilbert & Harmon, 2003).

- 류머티스 열
- 판막이상
- 선천성 심장질환
- 기형
- 울혈성 심장질환
- 부정맥

주산기 심근장애는 임신 마지막 주 혹은 산후 5개월에 발생한다(Bird, 1997). 좌심실의 확장과 기능감소가 특징이며 질병 경과는 회복 속도에 따라 다르다. 그럼에도 불구하고 모성사망률은 50~60% 이상 높다. 상태를 악화시킬 수 있는 위험요인으로는 나이, 다산부, 다태임신, 아프리카계인, 장기간의 자궁수축억제 치료, 코카인 중독 등이 있다(Gilbert & Harmon, 2003).

분 류

심장성 쇼크의 원인은 크게 두 가지로 분류한다.

- *관상동맥성(coronary)*: 쇼크의 원인이 심장 그 자체에 내재되어 있다. 관상동맥 원인 분류에서 가장 흔한 원인은 죽상경화증(atherosclerotic disease)으로 인해 2차적으로 발생한 급성 심근경색(myocardial infarction)이다. 다른 원인은 관상동맥질환, 판막기형, 부정맥, 심내막염, 심실중격결손, 심근증으로 인한 중증 심부전증이다. 관상동맥 질환은 가임기 여성에게는 잘 발생하지 않지만, 임신 중 과다한 혈액역학적 스트레스 때문에 심근경색이 발생하기도 한다(Gilbert & Harmon, 2003).
- *비관상동맥성(non-coronary)*: 심장성 쇼크의 원인이 심장 외적 요인에 있다. 예를 들면 저혈량, 외상, 약물의 과다용량, 호흡성 산독증, 폐색전증, 심장압전(cardiac tamponade), 긴장성 기흉, 심장 주위의 종창과 감염 같은 것이며, 이는 심장의 박출능력을 감소시킨다.

뉴욕심장협회(NYHA)는 모체측 위험의 하위집단을 분류하였는데, 이는 조산사가 돌보는 대상자 집단에서 빈도는 낮지만 발생할 수 있는 것들이다. 각 합병증에 따라 발생한 사망률은 다음과 같다(Gilbert & Harmon, 2003).

- 집단1. 모성사망률은 1% 미만, 심방중격결손, 폐나 삼첨판 질환
- 집단2(두 집단). 모성사망률은 5~15% 정도, 심근경색의 과거력, 판막의 이상이 없는 대동맥 협착증, 인공판막술 환자
- 집단3. 모성사망률은 25~50% 정도, 폐동맥 고혈압, 판막이상을 동반한 대동맥 협착증, 대동맥 이상을 동반한 마르판 증후군

CEMD(Lewis, 2004)는 임신 중 심장질환 때문에 사망한 모성사망 44건 중 표준 이하의 관리를 받은 경우가 40%라고 보고하였다. 이 보고서는 심장질환의 다양성에 대해 학습해야 함을 명확히 강조하였으며, 산과적 원인이 아닌 심각한 질병 가능성이 있는 심장질환을 가진 임신부의 관리를 위한 프로토콜을 개발할 필요성이 있음을 시사하였다.

심장성 쇼크의 생리적 진로(physiological pathway)

만일 다학제적으로 구성된 효과적인 치료팀에 조산사가 포함되었다면 심장성 쇼크와 관련된 병태생리를 확실히 이해하는 것이 중요하다. Harnarayan 등(1970)의 모성사망 연구에서 심장성 쇼크는 좌심실 근육의 40%가 기능이 상실되었다는 점을 발견하였다. 심근경색증의 상태를 보면 수축이 안 되는 심근괴사조직은 두 가지 중요한 의미를 내포하고 있다. 심근조직의 손상은 좌심장에서 우세하게 발생하며 첫 번째로 심박출량이 떨어지고, 두 번째로는 1회 심박출량과 박출률이 감소한다. 좌심장에서 박출량이 감소하면 저혈압과 심실에 혈액이 차는 것이 증가하고, 결국 심실의 충만압이 올라가게 된다.

심근의 산소요구는 심박동수에 의해 영향을 받고, 심실충만압의 증가로 인한 심장벽의 긴장, 심실의 신장은 심장벽의 보상력을 감소시킨다. 산소요구량이 증가하고 이미 과도한 빈맥성 심장은 부전에 빠질 것이다. 나아가 생명유지기관의 관류를 유지하려는 시도로 신체는 혈관수축에 의한 반응으로 전신적 혈관저항을 높이고 후부하를 올리며, 심장은 더 많은 노력을 하여 도리어 심실의 혈액방출이 더 힘들어지게 된다.

환자는 심실충만압의 증가로 인해 호흡곤란증과 심장기능 타협의 '이중의 불행'을 경험하고 그 결과 폐부종이 나타난다.

우심실 손상의 경우 폐순환을 통하여 혈액을 좌심장 쪽으로 보내는 것이

어려워진다. 간단히 말해 스탈링의 법칙에 따라 심박출량이 떨어지고 조직의 관류가 감소하며 심장성 쇼크가 나타난다. 그에 따라 효과적인 심장박출 능력의 상실은 쇼크 증상의 전형적인 증상이라고 할 수 있다.

증 상

심장성 쇼크 증상을 보이는 여성은 중증 정도에 따라 증상의 정도는 다양하지만 다음을 포함한다.

- 저혈압, 빈맥, 빠르고 약한 맥박, 부정맥, 심박출량 감소, 심장지수(cardiac index), 심장수축성, 심박출량에 대한 박출률, 조직관류 감소, 전신적인 혈관 저항 증가, 혈관수축, 말초맥박 감소와 차가운 사지, 전신적인 색전 발현
- 호흡수 증가, 호흡노력 증가, 폐울혈, 부종, 청색증, 신독증, 동맥혈신소포화도(PaO_2) 감소, SvO_2 감소, 흉부 방사선검사 악화 소견, 과유즙혈증(hyperlactataemia)과 조직 저산소증
- 신장관류 저하로 염분과 수분의 정체와 급성 신장부전으로 순환혈액량 재분배
- 의식수준 변화, 통증, 공포, 불안
- 산욕기 여성은 국소적 농양, 기관 저항이나 골반 내 혈전성 정맥염, 지속적인 열이 나타날 수 있음.
- 태아질식

간호와 관리

원인을 치료하고 여성의 현재 건강상태를 최적화하는 것은 고위험관리의 기본적인 목적이다. 여성은 전문가의 숙련된 관찰과 치료가 필요하다. 치료는 환자에 대한 간호사정과 기구를 통한 관찰, 진단적 증거에 의한 정보를 근거로 한다. 특별히 심장성 쇼크의 관리와 관련된 것은 쇼크 상태의 원인을 치료하는 전문가의 능력이다. 예를 들어, 어떤 이유로 심장 수술을 해야 하는데 수술이 불가능한 상황이라면 전문가는 반드시 조기안정 후 이송해야 한다. 임상적 치료의 기본적인 원칙은 환자의 증상만이 아니라 치료에 대한 반응을 파악하는 것이고 이는 매우 중요하다. 치료가 효과적인가? 어떻게 알 수 있는가? 다학제팀은 관리와 관련하여 분명한 목표를 설정해야 한다. 특별

히 심장성 쇼크와 관련된 구체적인 치료 목표는 다음과같다(Nimmo, 1993; Holmes & Walley, 2003).

- 심근기능 자극
- 전부하와 후부하 증가
- 심판막 기능과 구조 유지
- 관상동맥 관류증진과 심근에 산소공급 증가
- 산소공급 증가(SvO_2 > 60%)

심혈관계 관점에서 수액, 근수축제, 이뇨제, 베타차단제, 혈관확장제 선택에 어려움이 생긴다. 그러나 조직관류가 심장박출기전의 지원과 함께 최적화되어야 하는 치료방법에도 불구하고 심장을 지지하는 것이 매우 중요하다. 심혈관 관류 증가의 증거는 혈액학적인 안정, 통증 감소, 몸이 따뜻하고 관류가 적절함을 보여주는 소변량의 증가로 알 수 있다 .

호흡기계의 관점에서, 조산사는 호흡부전과 폐부종의 발생 여부를 잘 관찰해야 한다. 심장성 쇼크는 호흡근육의 산소요구량을 증가시키는데, 횡격막부전에 기인한 호흡정지는 심장기능부전에 대립하는 것으로 사망원인이 될 수도 있다는 것이 실험을 통해 증명되었다(Nimmo, 1993).

신경계 관점에서 통증완화는 통증을 가진 여성에 있어 생명과는 관계가 없지만, 심근의 산소요구량을 증가시키게 된다. 나아가 여성의 의식수준 변화나 악화는 쇼크 상태의 지표로 응급처치가 필요한 상황이다.

신장계의 관점에서 소변량 감소는 쇼크 상태의 지표이다. 심박출량의 10~20% 감소는 직접적으로 신사구체 여과율을 20% 증가시키는 효과가 있다(Darovic, 1995). 만일 치료되지 않으면, 소변량의 감소는 손상을 주는 대사산물의 정체가 일어나고 잠정적으로 급성 신장부전이 된다.

면역억제는 주산기 심근증과 조직검사상 심근염으로 진단받은 여성에게 권장된다(Gilbert & Harmon, 2003).

추후 간호로써 다음 임신 시 순환기계 기능을 악화시킬 잠재적 위험성에 대하여 지속적인 상담과 관리가 필요하다.

신경성 쇼크

원 인

신경성 쇼크(neurogenic shock)는 중추신경계의 손상이나 부종으로 인한 교감신경계의 장애 때문에 발생한다(Woodrow, 2000). 원인으로는 외상, 척수마취, 약물, 스트레스, 통증이나 중추신경계 기능장애와 같은 전신적인 신경계의 장애가 있다(Urden et al., 2002). 신경성 쇼크는 임신 중에는 흔히 발생하지 않으므로 여기서는 간단히 설명하려고 한다(Urden et al., 2002).

병태생리

교감신경계의 혼란이 발생하면 교감신경 긴장성 상실, 동맥계와 정맥계의 혈관확장, 정맥귀환의 감소, 일회박출량 감소와 심박출량 감소를 초래한다. 혈관의 용량은 증가하였으나 혈액량은 그만큼 증가하지 않아 관류장애가 발생하고, 미주신경 조절이 원활하지 않아 발생한 서맥은 저혈압을 초래한다(Woodrow, 2000). 또한 혈관운동성 긴장도의 상실은 체온조절장애를 일으키고, 여성은 체온조절을 위해 환경에 의존하게 된다. 이러한 체온조절 상실은 조직관류장애와 세포 산소화장애, 세포대사장애로 결국 세포괴사를 초래한다.

증 상

신경성 쇼크가 나타난 여성은 심한 저혈압, 서맥, 체온조절장애가 일어난다(Hadak et al., 1998).

간호와 관리

관리는 환자의 손상경험 유형에 따라 다르다. 외상성 손상은 특수 부서로 이송하여 관리한다. 관리방법은 다른 일반적인 쇼크 환자관리와 같다. 자율신경계 반응이 소실되면 수축력이 비효율적이지만 수액공급이 늘어난 혈관용적에 보상작용을 한다(Woodrow, 1998).

아나필락틱 쇼크

Liberman(2002)에 의하면 아나필락시스(anaphylaxis)는 전신적 · 즉각적인 과민성 사건으로 항원의 결합과 면역글로불린E(IgE)가 호염기성 백혈구와 기둥세포(mast cell)에 붙어서 일어난다고 하였다. 이런 상태가 나타나면서 다양한 증상을 경험하는데, 불안, 안절부절못함, 호흡저하와 심장마비가 일어날 수 있다(Jones 2000). 중증의 아나필락틱 쇼크는 생명을 위협하므로 조산사는 전문적인 지식과 증상 · 증상관리에 대해 정확히 알아야 하고, 모체와 태아의 안전한 회복을 위한 최상의 기회를 제공할 수 있도록 관리해야 한다.

아나필락시스의 원인은 〈Box 8.1〉에 제시했다.

병태생리

항원이 침입하면 제일 먼저 IgE의 생산을 자극하여 기둥세포, 호염기성 백혈구와 결합한다(Carroll, 1994). 인체가 IgE를 생산하면 기둥세포와 호염기성 백혈구의 표면에 붙고 이때 인체는 최초의 면역반응을 나타낸다. 최초로 항원에 노출되면 감작된다(Henderson, 1998). 그리고 기둥세포와 호염기성 백혈구는 IgE의 표면과 결합하는데 마치 폭발을 기다리는 폭탄처럼 보인다. 이

Box 8.1

아나필락시스의 원인(Fisher, 1986; Wyatt, 1996; Docherty & Hall, 2002)

약물
페니실린과 세팔로스포린계 항생제가 가장 흔한 약물이다.
아스피린, 비스테로이드성 항염제
마취제
마약
근이완제
정맥용 방사선 조영제는 임상에서 아나필락틱 쇼크를 일으키는 주원인이다.
혈장제품
혈액제품
라텍스
식품(땅콩, 달걀, 유제품)
벌레 물림

들은 자신의 세포내용물들을 순환계 내에 쌓아둔다.

최초 면역반응 동안 같은 항원이 이후에 침입할 것을 대비하여 기억해놓는다. 같은 항원이 재차 침입하면 IgE가 기억하여 과민반응을 일으킨다.

기둥세포와 호염기성 백혈구는 일차적으로 폐, 소장, 피부, 결체조직(기둥세포, 세포 간, 호염기성 백혈구, 혈관 내)에서 발견된다(Henderson, 1998; Jones, 2000). 기둥세포와 호염기성 백혈구가 활성화되면 이것들은 무과립화가 된다. 무과립화는 세포 표면이 파괴될 때 세포 내 물질이 밖으로 방출되면서 일어난다(Dreskin & Palmer, 2005). 세포 내에서는 헤파린 이온화 복합체에 히스타민이 발견된다. 무과립화가 일어나면 복합체가 방출되면서 헤파린과 히스타민이 분리된다. 히스타민은 히스타민1(H1)과 2(H2)수용체에 의해 활성화되어 효과를 나타내며 그 결과 평활근 수축, 혈관투과성 증가, 위산분비 과다, 전신적 혈관 확장, 심혈관계자극 증상이 일어난다(Dreskin & Palmer 2005). 헤파린의 항응고작용 활성화와 혈관확장, 그리고 히스타민에 의한 평활근 특성으로 중증 아나필락틱 증상을 보이는 사람은 피부 홍조로 쉽게 확인할 수 있다. 전신적 혈관확장을 일으키고 순환계를 허탈하게 된다. 〈Box 8.2〉는 기둥세포와 호염기구의 탈과립화를 일으키는 물질을 정리하였다.

Box 8.2

기둥세포와 호염기성 백혈구의 비과립화를 일으키는 물질

이나필락시스를 서서히 일으키는 물질(SRS-A)
아나필락시스의 호산구 화학주화성 요소
프로스타글란딘
류코트라인(Leukotrines)
혈소판-활성화 요소
종양 괴사 요소
세로토닌
기둥세포 키니노게니아제(Kininogenase)
호염기구 칼리크레인(Kallikrein; 혈장에서 키닌을 유리시키는 효소)
트립타아제(Tryptase)

임상양상

잠정적으로 치명적인 반응은 혈관부종으로 초래된 심각한 상부기도폐쇄로 인한 질식과/혹은 하부기도폐쇄, 천식음, 그리고 기관지 경련으로 인한 흉부 조임 증상이 나타난다(Wyatt, 1966). 순환기계는 빈맥, 부정맥이 나타나고 심장의 수축력이 떨어진다(Henderson, 1998; Edwards, 2001). 심각한 저혈압도 나타나며, 원인은 선택적인 전신적 혈관확장/혈관수축, 모세혈관투과성의 중재적 효과로 인해 체액이 혈관 내에서 혈관 외로 부적절하게 이동하기 때문이다(Edwards, 2001). 호흡기 상하부에 현저하게 생기는 폐쇄는 사망원인의 70%를 차지하며, 심부정맥과 심장기능장애는 전체의 24%에 해당한다(Krause, 2005).

일반적인 증상은 반응의 중증도에 따라 다르다. 환자들은 증상을 경험하기 전이라 하더라도 죽을 것 같은 느낌 때문에 걱정에 사로잡혀 안절부절못하게 된다. 심각한 공기 기아와 쉰 목소리, 발성장애, 천명, 의식수준의 변화, 비염, 결막염 등이 뚜렷이 나타난다. 두드러기가 붉게 나타나고 병소가 증가하면서 가운데 부분이 하얗게 변한다. 병소에 심한 가려움증이 생기고 입술, 뺨, 발바닥과 외음부에도 가려움증이 발생한다. 복통, 오심, 구토, 설사가 나타나기도 한다(Henderson, 1998; Edwards, 2001; Resuscitation Council UK, 2005a).

간호와 관리

영국 심폐소생협회(2005b)는 아나필락시스 관리의 기준을 다음과 같이 제시하였다.

- 아드레날린 사용 쇼크의 임상증상, 기도 부종, 호흡곤란 증상을 나타내는 모든 환자에게 아드레날린을 근육주사한다.
- 항히스타민제와 hydrocortisone 같은 약물은 증상완화를 위해 고려한다.

환자관리의 흐름도(flowchart)도 매우 유용하다(http://www.resus.org.uk/pages/nanfigl/pdf).

왜 아드레날린이 중요한가?

알파-수용체 작용약인 아드레날린(adrenaline)은 말초혈관 확장을 되돌리고 부종도 감소시킨다. 베타수용체는 기도를 확장시키고 심근 수축력도 증가시킨다. 또한 아드레날린은 기둥세포에 붙어서 아드레날린 수용체를 자극한다. 그 결과 환상 아데노신 일인산염(cAMP)을 축적하여 기둥세포를 안정시키고 세포물질이 방출되는 것을 줄여준다(Jones, 2000).

근육 내 아드레날린은 일반적으로 안전하며(관상동맥질환을 제외하고), 정맥 내 아드레날린은 약물 반응이나 부작용 때문에 치료하기 어려우므로 위험을 고려해야 한다(Resuscitation Council UK, 2005b).

아드레날린 용량 권고사항

아드레날린은 임상적 쇼크 증상, 기도부종, 분명한 호흡곤란을 보이는 모든 환자에게 근육 내로 투여해야 한다. 흡기성 천명, 천명음, 청색증, 심한 빈맥과 말초혈관 재충만시간 저하와 같은 상태는 심각한 반응이다. 0.5mL의 아드레날린 1:1,000(500μg)을 근육 내로 투여하고 임상적으로 호전되지 않거나 최초 치료 후 증상이 악화되면, 특히 저혈압으로 인해 의식수준의 장애가 오거나 지속되면 5분 후에 반복투여한다(Docherty & Hall, 2002; Resuscitation Council UK, 2005b). 상황에 따라 여러 번 반복투여가 요구되기도 한다.

항히스타민제

항히스타민제는 히스타민 수용체(H1, H2)와 결합하여 작용하거나 그것들과 경쟁적으로 억제한다. Chlorphenniramine 같은 항히스타민제를 근육 내 주사하거나 약물로 인한 저혈압을 예방하기 위해 정맥 내로 천천히 투여한다(Jevon, 2000). 권장량은 10~20mg이다(Resuscitation Council UK, 2005b).

하이드로코르티손

하이드로코르티손(hydrocortisone)은 염증반응의 단계마다 효과적인 억제작용을 한다. 스테로이드는 SRS-A(아나필락시스에 서서히 반응하는 물질), 브래디키닌, 프로스타글란딘을 억제하고 환상아데노신 일인산염(cAMP) 생산을 증가시킨다(Palmer & Dreskin, 2004). 하이드로코르티손은 근육주사나 정맥 내로 서서히 주사하며, 저혈압을 유발하는지 관찰해야 한다(Resuscitation Council UK, 2005b). 성인 권장량은 100~500mg이다(Docherty & Hall, 2002; Resuscitation Council UK, 2005b).

기타 약물

Aminophylline이 환상아데노신 일인산염(cAMP) 생산을 증가시키는 동안, salbutamol, ipratropium과 aminophylline은 호흡기능을 향상시킨다(Jones, 2000). 아나필락시스가 나타나면 정맥 내 혈류량의 50%rk 10분 내에 줄어들 수 있다. 만약 임상적 호전이 나타나지 않으면 기능을 상실한 조직을 안정화시키기 위해 지지적인 수액측정, 근수축제와 항부정맥제 등을 사용하는 것(Lieberman, 2002)을 고려해야 한다.

관리 원칙

중증 아나필락시스의 성공적인 관리는 관리팀들의 지속적인 교육이 핵심이다. 조기발견, 총체적인 간호사정, 즉각적인 치료가 관리의 목표이다. 조산사가 중증 아나필락시스 환자를 만나면 숙련된 동료의 도움이 필요하며 항원제거와 100% 산소공급을 수행한다(Docherty & Hall, 2002). 무엇보다도 조산사는 영국 심폐소생협회의 권고에 따라 아나필락시스 관리를 위한 최상의 실무지침을 숙지하고 있어야 한다.

중증 아나필락시스 환자를 만났을 때 다음의 관리지침을 수행해야 하는데, 각각의 첫 글자를 연결하여 EARLY로 외우면 도움이 될 것이다(adapted from Ferns & Chojnacka 2003).

- E: 조기치료(*early* treatment)를 위한 전문성(*expertise*)이 최상의 관리에 가장 중요하다.
- A: 기도개방, 호흡, 순환(ABC)의 사정(*assess*). 정맥주입 확보와 사정을 하고 최초의 목표에 따라 치료를 수행한다.
- R: 원인인 항원 제거(*remove*)
- L: 장기(*long* term)적인 모니터링(쇼크 후 24시간 동안)

- Y: 수준 높은 전문조산사로서 아나필락시스 증상이 나타난 여성에게 최상의 간호를 제공하는 것은 당신(*your*)의 책임이다.

추후 간호

아나필락시스를 경험한 환자의 약 40%는 24시간 이내에 다시 증상이 나타난다. 치료와 지지, 지속적인 관찰과 의심 증상에 대한 정확한 파악, 매시간 주의 깊은 관찰이 필요하고, 아나필락시스를 조기에 발견할 수 있도록 주의 깊게 보살펴야 한다. 환자는 충분히 숙련된 조산사에게 건강사정과 적절한 모니터링, 소생기구를 통해 관리를 받아야 한다. 증상악화를 예방하는 것은 위험한 항원을 피하는 것으로 매우 중요하며, 조산사는 건강증진 방안을 강구해야 한다. 환자를 알레르기 전문의에게 보내고 아나필락시스 캠페인과 같은 조직이 환자에게 도움이 될 것이다(Docherty & Hall, 2002). 중증 증상을 경험한 여성은 자가-아드레날린 주입 주사기를 항상 지니고 다니는 것을 고려해야 한다(Jones, 2000).

조산사 팀은 이후에 같은 상황에 직면했을 때 최상의 간호를 제공하기 위하여 다시 말하기(debriefing)를 하여 이번 간호수행에 대한 심도 있는 논의를 해야 한다. 중증 아나필락시스 환자의 간호 경험은 조산사에게도 충격일 수 있다. 동료와 이야기를 나누면서 경험을 공유하는 것은 서로에게 유익하다. 이것은 조산사가 이와 같은 상황에서의 전문적인 책임을 이해할 수 있는 매우 중요한 기회이다.

패혈 쇼크

패혈증(sepsis)은 다양한 원인에 의한 합병증이며 심각한 손상을 입힌다. 전신적인 염증반응증후군(systemic inflammatory response syndrome, SIRS)은 고대사성(hypermetabolic) 상태로 심한 손상을 초래하며, 다음 중 2가지 또는 그 이상의 증상을 나타낸다(American College of Chest Physicians and Society of Critical Care Medicine Consensus Conference, 1992).

- 체온 38℃ 이상이거나 36℃ 이하

- 맥박 분당 90회 이상
- 빈호흡 20회 이상
- $PaCO_2$ < 4.25kPa
- 백혈구수 증가

패혈증이란 용어는 전신적인 염증반응증후군(SIRS)에 감염의 과거력이 있을 때를 말한다. 중증 패혈증은 급성 기관기능장애로 정의할 수 있으며 전신적인 염증에서 응혈원(procoagulant) 숙주반응에서부터 감염까지를 말한다(Bone, 1997). 패혈증 쇼크는 적절한 수액공급에도 불구하고 저혈압(수축기압 90mmHg 이하, 또는 기저선에서 40mmHg 이상 혈압 감소)을 초래한다(Evans & Smithies, 1999). 이런 증상이 나타나면 임신으로 인한 생리적 변화를 신중히 고려해야 하며, 감염원이 정확히 파악되지 않을 수도 있다는 사실도 고려해야 한다(Evans & Smithies, 1999). 중증 패혈증 빈도에 대한 정보는 급성 호흡기능장애 증후군이나 중증 외상 같은 손상과 종종 연관되므로 복잡하다. 미국에서는 패혈증으로 인한 사망률이 30~50%(Linde Zwirble et al., 1999)이며, Angus 등(2001)은 현대 미국에서 매년 패혈증이나 패혈쇼크로 사망하는 사람이 751,000명(1,000명당 3명)이라고 하였으며, 매년 급성심근경색(214,000명 혹은 총 사망자의 9.3%)으로 인한 사망의 원인이 된다.

중증 패혈증은 집중치료를 받는 내과 · 외과 환자의 중증질환과 사망의 원인이 된다(Bone, 1997). 집중치료를 받는 성인 중 중증 패혈증 유병률은 27.1%로 연간 23,000명에 이른다(Padkin et al., 2003). 영국에서 집중치료실에 입원하여 첫 24시간 내에 중증 패혈증으로 진단받은 환자의 사망률은 45% 정도이다(Padkin et al., 2003).

중증 패혈증은 조산사에게는 중요한 문제이고, 증상악화의 예방은 조산업무에서 가장 중요한 것이다. 임신부는 매우 다양한 원인에 의하여 증상이 악화된다. 외상 같은 최초의 손상이나 양압적 인공호흡의 요구는 중요하다. 그러나 부적절한 감염관리나 조산사의 수준, 입원기간, 침습적인 검사나 기구사용(도뇨관, 중심정맥관), 잔여 미생물 개체수, 부적절한 항생제 치료, 영양불량 상태, 오염되어 있는 준비물과 기구, 면역억제 필요성 등 다른 요인들을 고려해야 한다. 폐는 복부나 요도를 통해 감염되는 가장 대표적인 기관이다

(Wheeler & Bernard, 1999).

일반적으로 중증 패혈증 또는 패혈증 쇼크는 중증의 전신감염과 관련된다. 이것은 쇼크의 혈관 형태이며 신경성 쇼크, 아나필락틱 쇼크로 분류된 것이 이물질의 침입에 의해 2차적으로 전신으로 진행된다. 패혈증은 다양한 여러 원인균에 의해 발생한다.

- 내적 원인: *Staphylococcus aureus, Haemophilus influenza, Escherichia coli, Streptococcus pneumoniae*
- 외적 원인: *Klebsiella, Pseudomonas, Proteus, Serratia, Actinobacillus*

감염의 2/3 정도는 그람양성균이 원인이며, 그 밖의 균은 그람음성균, 바이러스, 효모와 진균 등이며, 20~30%는 치료를 어렵게 하는 다양한 원인균이다.

임신 중 중증 패혈증의 원인

Sharma(2003)는 임신여성의 중증 패혈증의 흔한 원인으로 패혈증 유산, 융모양막염이나 산후감염, 신우신염과 호흡기계 질환을 선정했다. 양막파열의 지연, 수정산물의 잔류와 비뇨생식기계의 기계적 조작도 위험요인이다. 만일 자궁내막염 같은 모성감염이 발생하면 대부분 산욕기에 더욱 진전되며 제왕절개 수술 후에 더욱 잘 발생한다(Robinson et al., 2000).

모성사망조사국(CEMD, 2004)의 보고에 따르면 13명의 임산부의 사망이 베타 용혈성 연쇄상구균에 의한 생식기계 패혈증으로 인해 임신의 다양한 시기에 발생했다고 한다. 이 중 80% 정도는 차선책의 간호가 수행되었다. 모든 산과 병동에서 패혈증의 예방과 임산부의 상태가 더욱 악화되는 것을 막기 위해 임신 중 패혈증 임산부에게 항생제 사용에 대한 정책을 세우도록 장려하고 있다.

병태생리학

중증 패혈증의 치료과정은 아직도 중요한 논쟁거리이다. 증거는 내독소, 외독소, 숙주 매개체의 발현이다(Sharma & Mink, 2004). 내독소는 그람음성균을 포함하거나 포함하지 않은 지방단백이며 그람양성균에 의해 방출된다.

외독소는 미생물이 생산하여 개체에게 치명적이고 숙주 매개체로는 종양 괴사 요소, 인터류킨 1, 6, 8, 그리고 심근 억제(myocardial depression) 요소 같은 시토카인이 있다.

전신적인 감염으로 인해 부적절한 체액 이동과 조직관류 보상을 위한 심부 혈관 확장, 염증반응의 일부분으로써 전신적 증상으로 확대된다. 그 결과 부적절한 조직 내 산소공급, 저산소증, 산독증, 저혈압, 저혈량 등이 나타난다. 세포단위에서 산소가 감소하고 관류는 아데노신 3인산염(ATP)의 감소로 세포막의 통합성이 상실된다. 보상기전으로 심박출량이 증가함에도 불구하고 대사요구에 반응하거나 심실전부하의 감소를 보상하는 데 실패하고, 말초기관의 하부 관류와 상실을 초래한다. 관류저하 기관은 통합성을 상실하고 이차적으로 급성 세뇨관 괴사, 소화기관을 통한 박테리아의 이동, 응고장애가 심해져 증상이 더 악화된다.

임상양상

임상양상은 정도에 따라 다르지만, 혼돈, 졸음, 발열이나 저체온, 빈호흡, 전신적 혈관저항 저하를 동반한 저혈압, 세포투과성 증가, 부적절한 체액 이동, 맥박에 대한 실제적인 저혈량, 심근 억제, 미세순환 기능장애, 산독증, 핍뇨증, 혈소판감소증, 오한, 그리고 급성 신장, 간, 심장이나 호흡기계 기능부전과 함께 종말기관의 기능장애가 나타난다. 조산사는 활력징후, 의식수준, 통증, 관류저하와 소변량 감소 등을 포괄적으로 사정하고 평가해야 한다.

간호와 관리

전통적인 치료는 중증 패혈증의 원인을 치료하는 황금률을 따르며 조기에 목표 지향적인 치료로 시작한다. 지지적 치료는 적절한 항생제의 사용과 패혈증 부위 제거 수술 없이는 성공하기 어렵다. 그러나 항생제 치료는 매우 복잡해서 부적절하게 사용할 경우 이후에 병원균에 대한 내성을 높이기도 한다. 치료는 심박출량, 동맥혈 산소포화도, 동맥혈 산도를 적절히 유지하도록 지속적으로 관리해야 한다. 수액과 근육수축제는 조직의 산소화를 최대로 유지시키며 저혈량을 교정한다. 패혈증 여성은 적합한 시설에서 전문가가 전체적인 건강사정과 모니터링을 해야 하며, 손상 원인에 따른 진단과 치료가 매우 중요하다.

중간뇨, 질도말검사, 감염 부위의 혈액배양검사 등 포괄적인 검사가 필요하며, 미생물검사도 중요하다. 호흡기계, 심장, 신장 기능장애 같은 합병증을 예방하기 위한 추후 관리는 영양공급과 함께 이 증상을 치료하는 최신방법이다.

그러나 높은 모성사망률이 보여주듯이 치료는 비효율적으로 수행되기도 한다. Bellomo와 Uchino(2003)는 중증 패혈증 치료의 기본 목적이 심박출량의 증가라는 것에 대해 의문을 제기했다. 심박출량 증가는 단순히 몇 개의 생명유지기관으로 세포독성혈장을 폭발적으로 과량분비시키게 되는 것이며, 이는 기관손상을 줄이기보다는 오히려 증가시키는 것이 될 수 있다고 제안하였다. 최근 연구결과에서 활성화된 c-단백질, 저용량 스테로이드, 6.1mmol/L 이하의 적정량의 혈당치가 패혈증의 결과를 호전시킬 수 있으나 임신부에게 있어서 그 효과는 여전히 논란의 여지가 남아있다고 하였다(Bernard et al., 2001; Annane et al., 2002; Van Den Berghe, 2002).

조산관리는 즉각적인 치료를 위해 중증 패혈증의 초기 증상을 조기에 확인하고 조기진단하는 것이 우선이며, 해열제를 투여하여 환자의 안위를 유지하는 것이 그 다음이다. 엄격한 감염 통제정책은 모든 형태의 중증 쇼크, 조기분만, 그리고 임산부의 안녕은 곧 태아의 안녕이라는 기본적인 철학이 최우선되어야 한다.

참고문헌

American College of Chest Physicians and Society of Critical Care Medicine Consensus Conference (1992) Definitions of sepsis and organ failure and guidelines for the use of innovative therapies in sepsis. Critical Care Medicin, 20:864-74.

Angus, D., Linde-Zwirble W., Lindicker J., Clermont G., Carcillo, J. and Pinsky. M.(2001) Epidemology of severe sepsis in the United States, analysis of the incidence, outcome and costs of care. Critical Care Medicine, 29(7):1303-10.

Annane, D., Sebille, V. and Charpentier, C.(2002) Effects of treatment with low doses of hydrocortisone and fludrocortisone in patients with septic shock. Journal of the American Medical Association, 288(7):862-71.

Baglin, T.(1996) Disseminated intravascular coagulation: diagnosis and treatment. British Medical Journal, 312:683-6.

Baskett, T.(2004) Essential Management of Obstetric Emergencies (2nd edn). Clinical Press, UK.

Bellomo, R. and Uchino, S. (2003) Cardiovascular monitoring tools; us and misuse. Current Opinion in Critical Care, 9:225-9.

Beringer, R. and Patteril, M. (2004) Puerperal uterine inversion and shock. British Journal of Anaesthesia, 92(3):439-41.

Bernard, G., Vincent, J. and Laterre, P. (2001) Efficacy and safety of recombinant human activated protein C for sepsis. New England Journal of Medicine, 344(10):759-62.

Bird, J.(1997) Intensive care problems in obstetric patients. Care of the Critically Ill, 13(6):241-4.

Bone, R.C.(1997) Managing sepsis; what treatments can we use today? Journal of Critical Illness, 12(1):15-24.

Carroll, P.(1994) Speed. The essential response to anaphylaxis. Registered Nurse, 57(6):26.

Ciliberto, C. and Marx, G.(1998) Physiolological changes associated with pregnancy. Update in Anaesthesia, Issue 9: Article 2. http://www.nda.ox.ac.uk/wfsa/html/u09/u09_003.htm

Darovic, G. (1995) Haemodynamic monitoring. In: Invasive and Non-invasive Clinical Application (2nd edn). W.B. Saunders, London.

Docherty, B. and Hall, S.(2002) Anaphylaxis in adults. Professional Nurse, 18(2):73-4.

Dreskin, S. and Palmer, G.(2005) Anaphylaxis. http://www.emedicine.com/med/topic127.htm

Duffy, P.(2002) Nonobstetric surgery during pregnancy and obstetric trauma (unpublished). Anaesthesia Core Program.

Edwards, S.(1998) Haemodynamic monitoring of the pregnant woman in intensive care. Nursing in Critical Care,3(3):112-16.

Edwards, S.(2001) Shock: types, classifications and explorations of their physiological effects. Emergency Nurse, 9(2):29-38.

Evans, T. and Smithies, M. (1999) Clinical review ABC of intensive care organ dysfunction. British Medical Journal, 318:1606-9.

Ferns, T. and Chojnacka, I.(2003) The causes of anaphylaxis and its management in adults. British Journal of Nursing, 12(17):1006-12.

Ferouz, F.(1999) Peripartum haemorrhage and maternal resuscitation. In: M.C. Norris (Ed.) Obstetric Anaesthesia. Lippincott, Williams & Wilkins, Philadelphia.

Fisher, M. (1986) Clinical observations of the pathophysiology and treatment of anaphylactic cardiovascular collapse. Anaesthesia and Intensive Care, 14:17-21.

Gilbert, E. and Harmon, J. (2003) Manual of High Risk Pregnancy and Delivery (3rd edn). Mosby, St Louis.

Harnarayan, C., Bennett, M., Pentecost, B. and Brewer, D. (1970) Quantitative study of infarcted myocardium in cardiogenic shock. British Heart Journal, 32:728-32.

Henderson, N. (1998) Anaphylaxis. Nursing Standard, 12(47):49-53.

Hinds, C.(1999) Circulatory support. British Medical Journal, 318:1749-52.

Holdcroft, A. and Thomas, T.(2002) Principles and Practice of Obstetric Anaesthesia and Analgesia. Blackwell Science, Oxford.

Holmes, C. and Walley, K.(2003) The evaluation and management of shock. Clinics in Chest Medicine, 24:775-89.

Hostetler, M.(2004) Shock, cardiogenic. http://emedicine.com/EMERG/topic530.htm

Hudak, C., Gallo, B. and Morton, P.(1998) Critical Care Nursing: a holistic approach (7th edn). Lippincott, Philadelphia.

Intensive Care Society (2002) Guidelines for the Introduction of Outreach Sevices. Intensive Care Society, London.

Jevon, P.(2000) Anaphylaxis: emergency management. Nursing Times, 96(14):39-40.

Jiva, T.(2000) Critical care of pregnant women. Par 1: pulmonary oedema, ARDS, thromboembolism. Journal of Critical Illness, 15(6):316-24..

Jones, G.(2000) Anaphylactic shock. Emergency Nurse, 9(10):29-35.

Kolecki, P. and Menckhoff, C.(2005) Hypovolemic shock. http://www.emedicine.com/EMERG/topic532.htm

Krause, R. (2005) Anaphylaxis. http://www.emedicine.com/EMERG/topic25.htm

Lewis, G. (2004) Why Mothers Die 2000-2002: Report on Confidential Enquiries into Maternal Deaths in the United Kingdom. Royal College of Obstetricians and Gynaecologists (RCOG), London.

Lieberman, P (2002) Anaphylaxis. http://www.chestnet.org/downloads/education/online/Vol14_07_12.pdf

Linde-Zwirble, W.,Angus D., Carcillo, J., Lindicker,J., Clermont, G. and Pinsky, M.(1999) Critical Care Medicine, 27(Suppl,1):33A.

Nelson-Piercy, C.(2002) Handbook of Obstetric Medicine(2nd edn). Martin Dunitz, London.

Nimmo, G.(1993) Cardiogenic shock, pathophysiology and a therapeutic strategy. British Journal of Intensive Care, Aug:294-6.

Padkin, A., Goldfrad, C., Brady, A., Young, D., Black, N. and Rowan, K.(2003) Epidemiology of severe sepsis occurring in the first 24 hours in intensive care units in England, Wales and Northern Ireland. Critical Care Meducubem 31:2332-8.

Padkin, A., Goldfrad, C., Young, J. and Rowan, K.(2001) The prevalence of severe sepsis in th first 24 hours in the ICU, in England, Wales and Northern Ireland. Intensive Care Medicine, 27:S485.

Palmer, G.W. and Dreskin, S.C.(2004) Anaphylaxis. eMedicine Websit. http://www.emedicine.com/med/topic128.htm (last upated 30/10/2004)

Ratcliffe, J. (1999) Focus on: Paediatric intensive care recognition and management of shock. Current Anaesthesia and Critical Care, 10:241-5.

Resuscitation Council UK (2001) Advanced Life Support Course Provider Manual (4th edn). Resuscitation Council UK(RCUK), London.

Resuscitation Council UK (2005a) Advanced Life Support Guidelines. RCUK, London. (Also available at http://www.resus.org.uk/pages/als.pdf)

Resuscitation Council UK (2005b) The Emergency Medical Treatment of Anaphylactic Reactions for First Medical Responders and for Community Nurses. RCUK, London.

Robinson, J., Svigos, J. and Vigneswaran, R.(2000) Prelabour rupture of membranes. In: D. James, P. Steer, C. Weiner and B. Gonik (Eds) High Risk Pregnancy: Management options. W.B. Saunders, London.

Robson, V. and Holdcroft, A. (2000) Focus on obstetic emergencies. Current Anaesthesia and Critical Care, 11:80-85.

Sharma, S.(2003) Shock and pregnancy. http://www.emedicine.com/med/topic3285.htm

Sharma, s. and Mink, S.(2004) Septic shock. http://www.emedicine.com/med/topic2101.htm

Urden, L., Stacy, K. and Lough, M. (2002) Thelans Critical Care Nursing Diagnosis and Management (4th edn). Mosby, St Louis.

Van Den Berghe, G. (2002) Beyond diabetes: saving lives with insulin in the ICU. International Journal of Obesity and Related Metabolic Disorders, 26(Suppl. 3):3-8.

Wheeler, A. and Bernard, G.(1999) Treathing patients with severe sepsis. New England Journal of Medicine, 340(3):207-14.

Woodrow, P.(2000) Intensive Care Nursing: A framework for practice. Routledge, London.

Wyatt, R. (1996) Anaphylaxis. http://www.postgradmed.com/issues/1996/08_96/wyatt.htm

9

고위험 출산여성의 체액관리

Fluid Balance and Management and the Critically Ill Woman

Nick Rowe

조산사는 쇼크와 자간전증 같은 상황에서 자주 수액대치요법을 관리하므로 적절한 수액대치 요구와 체액균형에 대한 이해가 중요하다. 수액대치요법이 부적절하면 임산부의 상태를 임상적으로 악화시켜 추후 집중관리가 필요할 수 있다. 이 장에서는 체액대체의 생리학적 설명과 각 체액이 미치는 유용한 작용과 유해한 효과에 대해 논하고자 한다.

사전 지식

- 심혈관계와 신장계의 생리
- 임신 중 심혈관계와 신장계의 생리적 변화

서 론

생리적 안녕 상태를 유지하려면, 일정한 양의 수분, 전해질, 에너지가 필요하다. 체액불균형 또는 체액유입의 감소나 손실은 심각한 생리적 조절과 질환, 심지어는 사망까지 초래할 수 있다. 정상적인 체액균형은 신체가 항상성을 유지하도록 한다. 이 장에서는 정상적인 체액균형과 이를 유지하기 위해 필요한 체액에 대한 구체적인 내용을 설명하고자 한다.

정상 체액균형의 과정

심혈관계는 몸 전체에 기체, 영양분과 대사물질의 분배와 흡수에 중요한 역할을 한다. 〈그림 9.1〉은 체액순환의 정상적 통로를 나타낸다. 동맥혈관계와 정맥혈관계 간의 통로는 내피모세혈관에 의해 조절된다. 기체, 영양분과 대사물질은 세포수준에서 전달된다. 예를 들면, 적혈구는 조직세포와 상호작용하는 모세혈관을 통해서 산소를 전달한다〈그림 9.2〉.

세포에 물질을 전달하는 매체는 간질(interstitium)이다. 간질은 섬유조직이며 그 주변의 조직으로 모세관과 결합한다. 체액은 간질 속에 머무르며 조직세포 사이에서 용질의 통로역할을 한다. 즉 기체, 영양분, 호르몬을 공급하

그림 9. 1

체액순환의 정상적인 통로

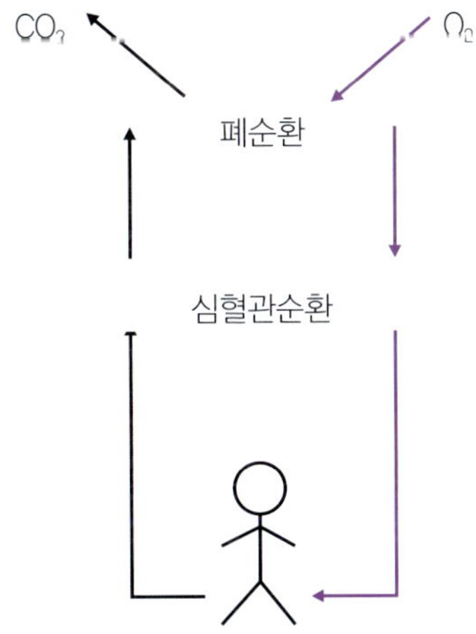

그림 9. 2

동맥 및 정맥 혈관과 조직 사이의 체액 이동

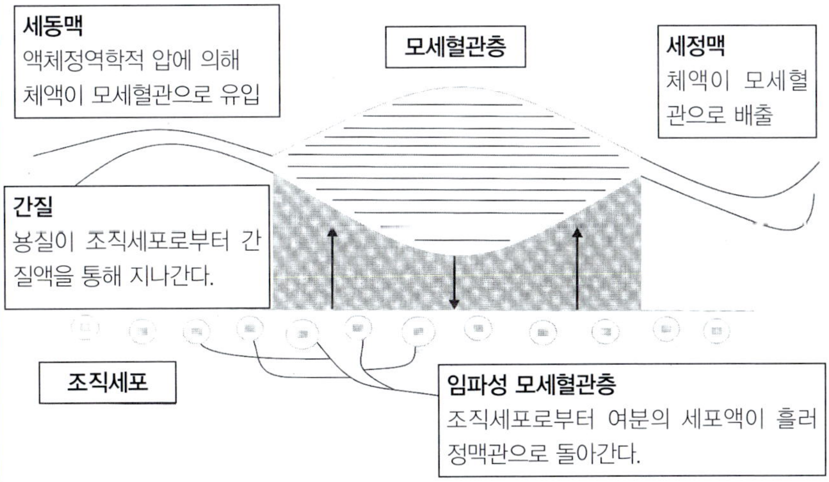

고, 생리활성물질의 잉여분이나 노폐물을 회수하는 역할을 한다.

체액량은 신체의 총 수분량을 말한다. 체액은 크게 세 구획으로 구분하는데, 혈관에 25%, 간질에 8%, 세포 내에 67%가 존재한다. 70kg인 성인 남성의 경우, 총 체내 수분량은 체중의 60%를 차지한다(약 42L). 여성의 경우 지방 수치의 증가로 남성보다 조금 낮은, 체중의 50%를 차지한다(약 35L).

과잉 조직액은 림프계에 의해 림프모세관층(lymphatic capillary bed)에 모인다. 림프절에 의해 조절되는 경로를 보면, 체액은 몸의 오른쪽 상단 사분면으로 유출되어 우측 림프관을 경유하고 나머지는 흉곽림프관을 경유하여 정맥계로 회수된다.

세포내액(ICF) 공간과 세포외액(ECF) 공간은 양쪽 모두 혈장과 간질액을 포함하고 있으며, 그 사이의 체액이동은 삼투압으로 조절된다. ICF와 ECF는 등장액으로, 세포막에 삼투평형으로 존재한다. ICF는 기본 촉매이온으로 칼륨을 가지고 있으며 이는 ECF의 나트륨 농도의 변화에 민감하다. 혈청 또는 ECF의 나트륨 수치가 올라가면 수분이 ICF에서 ECF로 이동한다. ECF의 나트륨 농도가 감소하면 반대현상이 나타난다. 알부민과 높은 수분비율은 정수압에 의해 그 자체의 용해산소를 동맥 말단의 모세혈관에서 간질로 전달한다. 수분 치환으로 혈장에 남아있는 알부민의 농도가 증가하고 교질삼투압이 상승하게 된다. 정맥 말단의 모세혈관에서 낮은 혈압과 높은 삼투압은 이산화탄소와 대사물질을 함유한 수분을 폐나 다른 기관으로 이동하기 위해서 맥관계로 끌어당긴다.

세포외 공간은 긴장성(tonicity)과 용량으로 조절된다. 긴장성은 뇌의 삼투수용기(osmoreceptor)에 의해 통제되며, 이는 갈증을 자극하거나 억제하고 수분배출을 조절한다. 혈관을 둘러싼 평활근은 수축(교감신경 자극) 또는 팽창(부교감 신경자극)을 조절한다. 교감신경계와 부교감신경계의 동일한 자극은 정상적 혈관긴장을 가져온다. 신장계에서 감소된 전신동맥압은 신장에 나트륨과 수분의 축적을 유발할 수 있다. 수분정체는 저나트륨혈증(hyponatraemia; 나트륨 수치<135mmol/L)을 유발하고, 세포외액에서 세포내액으로의 수분이동을 초래한다.

세포외액 공간에 영향을 미칠 수 있는 다른 요인은 전해질, 수액섭취(구강 또는 주입요법), 비정상적 체온조절에 의한 증발, 구토와 설사 같은 위장관 상태이다. 혈액량 과소나 과다 같은 체액순환의 불균형도 체액균형의 정상 과정에 심각한 영향을 미친다. 이러한 자연적 체액균형은 심각한 고혈압성 임신질환이나 산후출혈과 임신 중 정상적 생리적 변화로 크게 붕괴될 수 있다.

효율적 체액균형

어떠한 상황에서든 효율적 체액균형(effective fluid balance)의 목표는 환자의 이전 상황과 현재 상태를 모두 고려하여 정상적 균형을 유지하는 것으로, 예측 가능한 상황을 미리 알아내는 것이다. 임신기간의 혈액동력학(haemodynamics)은 기저선 수치와 크게 다르며, 임부와 태아 모두가 필요한 기능을 유지한다. '고위험' 출산여성으로 분류할 때, 정상적인 징후나 증상을 잘 관찰해야 한다. 정상적으로 나타날 수 있는 증상과 크게 다른 증상이 있는지 관찰한다. 이런 증상을 바탕으로 대상자가 실질적이거나 절박한 위험에 처했는지를 결정할 수 있다.

수액관리의 생리는 혈관 내 공간의 초기확장을 일으킨다. 이후 모세혈관을 통한 이동이 수액주입 효과의 기간과 범위를 정한다. 이것이 결정질액(crystalloid solution)과 교질액(colloid solution) 간의 차이이다. 조직으로 전달되는 낮은 혈류와 산소의 결합 상태는 세포 저산소증을 초래하고 쇼크 같은 잠재적 기관의 기능장애를 나타낸다. 8장에서 자세히 설명하였다.

임신과 관련하여 체액균형에 영향을 미치는 가장 보편적인 상태는 자간전증이다. 체액관리 측면에서 공통적인 치료요법의 가이드는 폐부종(pulmonary edema) 대 신부전(renal failure)이다. Pearson(1992)은 중증 자간전증인 임부는 폐부종 위험이 크기 때문에 초기 이뇨제 치료로 체액을 제한해야 한다고 주장한다. 사실 중심정맥압(CVP)이 ≥4mmHg인 임부는 추가적인 결정질액 주입으로 중심정맥압을 10mmHg 이상 상승시킬 수 있으며, 이로 인해 세포내액과 세포외액 간의 결정질액의 자유로운 이동하여 침강성 폐부종이 발생할 수 있다(Robson, 1999).

그러나 전부하(preload) 수액을 투여하지 않고 하이드랄라진(hydralazine, 고혈압 치료제)으로 자간전증 고혈압(pre-eclamptic hypertension)을 치료하면 저혈압, 태아가사와 소변감소증(oliguria)이 발생할 수 있다(Magee et al., 2003).

신장계에서 전신적인 동맥압의 감소는 신장에 나트륨과 수분정체를 일으킬 수 있다. 나트륨과 수분정체는 소변의 농도가 짙게 보이는 소변의 농축을 초래하지만, 이것이 반드시 신부전증을 나타내는 것은 아니며, 중증 자간전증 여성의 약 15% 정도에게 영향을 미친다. 갈증으로 나타나는 탈수는 1L 이상의 체액 감소를 나타내며 이는 보충되어야 한다. 구강 수액섭취는 아주 드물지만 수분중독을 유발하여 몸 전체로 퍼져 나갈 수 있다. 그러므로 산부에게 일정한 간격으로 물을 마실 것을 권한다. 따라서 결정질액으로 체액유지가 되어야 한다.

소변배출량이 100mL/4h 미만인 여성은 중심정맥압(CVP)을 측정한다. 중심정맥압이 4mmHg 미만이면 5% 알부민 400mL을 투여하여 치료할 수 있다. 주의 깊은 교질액 주입은 교질액의 분자 무게가 무거우므로 혈관 내 공간에 축적되어, 분만 후 양이 줄어드는 결정질액과는 대조적으로 교질삼투압을 유지한다.

자간전증은 분포성/미주신경성 쇼크(distributive/vasogenic shock)의 정도를 나타내는 상황으로 고려할 수 있다. 비교적 정상적 심장기능과 혈액량에도 불구하고 혈액의 불균형은 조직의 산소공급을 열악하게 한다. 체액분포에 영향을 미치는 장애와 관련된 다른 쇼크는 다음과 같다.

- *패혈성 쇼크(septic shock):* 심박출량과 혈관확장이 억압된 결과로, 생리적으로는 폐와 신장계 같은 중요한 장기로 직접 혈액이 흐르게 하여 폐와 신장계를 확장시킨다. 모세혈관의 삼투성 증가를 초래하여, 수분과 알부민 같은 거대단백질이 손실된 간질로 단백질이 이동할 수 있게 하며, 혈액량 감소증과 간질(세포 간) 부종을 일으킨다.
- *아나필락시스 쇼크(anaphylactic shock):* 항체-항원 결합체의 자극으로 인한 히스타민, 세로토닌, 다른 화학매개체의 방출은 혈관확장과 모세혈관 삼투성을 초래하는 면역계의 세포(기둥세포와 호염기성 백혈구 같은)를 활성화한다. 이는 맥관간(intervascular)에서 간질로 체액을 이동시킨다. 결과적으로 혈압을 떨어뜨리고 혈액량 감소는 조직의 저산소증을 초래한다.
- *저혈량성 쇼크(hypovolemic shock):* 체액이 심혈관을 벗어나 내부 공간

(분포성 쇼크, 화상 또는 내출혈에서 보여진다) 또는 외부 손실로 이어질 때 발생한다.

체액관리

고위험 출산여성의 체액관리(fluid management)를 고려할 때 체액균형의 기초는 필수적이다. 체액량은 신체 내에 포함되어 있는 총 수분량으로 세 구획으로 구분하는데, 혈관에 25%, 간질에 8%, 세포 내에 67%가 존재한다.

세포외액(ECF)과 세포내액(ICF)의 구성은 〈표 9.1〉에서 확인할 수 있다.

체액과 전해질의 신진대사량을 살펴보면〈표 9.2〉, 매일 필요한 유지선을 확인할 수 있다. 정맥액은 세포 내, 간질과 혈장 사이를 다른 경로를 통해 분

표 9.1

세포외액과 세포내액의 구성

세포내액(28리터)		세포외액(14리터)	
Sodium	14mmol/L	Sodium	150mmol/L
Potassium	150mmol/L	Potassium	4mmol/L
Bicarbonate	10mmol/L	Bicarbonate	27mmol/L
Protein	74mmol/L	Protein	Plasma = 16mmol/L
			ISF = 2mmol/L

ISF, interstitial fluid

표 9.2

일일 섭취량 대 배설량의 예

섭취량 H_2O 2,500mL/일		배설량 H_2O 2,500mL/일	
Fluids	1400mL	Urine	1500mL
Food	750mL	Skin	500mL
Metabolism	350mL	Lungs	400mL
		Faeces	100mL
		Sodium	50~90mmol
		Potassium	50~90mmol

표 9.3

세포내, 간질, 혈장의 체액 분포

	Intracellular(세포내)	Interstitial(간질)	Plasma(혈장)
Isotonic saline	0%	80%	20%
Water (dextrose solution)	67%	25%	8%
Colloids	0%	0%	100%

포하므로 〈표 9.3〉, 체액유형의 선택은 생명 유지에 매우 중요하다.

수분과 전해질 항상성을 잘 유지하는 동안 생리식염수는 최대 20%의 혈액량 손실만 보상 가능하다는 것을 〈표 9.3〉에서 알 수 있다. 하지만 교질(colloids)은 10,000Da(Dalton, 분자량 단위) 미만의 고분자량으로 전적으로 혈관 내에 있다. 혼합요법은 결정질주입이 조직에 수분을 공급하고 교질투여는 혈관계를 수화한다. 단순 수액주입은 전해질이나 구성성분의 불균형을 교정하지 못한다. 일반 임상병리검사에서 여성의 상태와 수액요법에 대한 반응으로 결핍이나 축적이 나타날 수 있다.

예를 들면, 대량의 수액소생(massive fluid resuscitation)을 하는 동안, 혈액 구성성분이 단순히 빈혈 정도를 희석하지 않는지, 양을 회복시키는 것인지를 알기 위해 전혈검사(full blood count tests)를 실시한다. 어떠한 수액주입도 가스의 흡수와 분배, 몸 전체의 영양소와 신진대사와 같은 필요로 하는 기능을 실행해야 한다.

체액관리의 원리

정확한 체액균형의 기록

구강, 정맥, 그 외 체액을 포함해서 체액균형을 정확히 기록해야 한다. 소변배설, 구토, 설사와 출혈 같은 모든 배설액이 균형을 이루어야 한다. 대상자의 체액균형과 관련된 모든 요인을 24시간 기록지에 기록하는 것이 가장 좋다. 중증 간호상황에서는 이상적인 체액균형의 기록은 환자의 일일 간호기록의 구성요소로서, 치료방침으로서의 관찰과 함께, 간호사의 의견이 서술된 기록지가 있어야 한다. 이 방법은 전체적인 치료과정에서 무언가를 빠뜨리고 지나갈 가능성을 줄인다. 이러한 수행은 모든 대상자에게 적용해야 한다.

체액 유지

환자가 안전하게 수분을 섭취할 수 있다면 이를 권장해야 한다. 갈증으로 나타나는 탈수는 1L 이상의 고갈을 의미한다. 신체의 정상적 수분배설을 상쇄하기 위해서 하트만용액이나 0.9% 염화나트륨 등의 결정질액을 시간당 90mL 주입한다. 구토나 금식인 경우에 환자는 체액손실뿐만 아니라 정상적인 체액 유지도 어렵다. 금식하는 임산부는 4시간 동안 420mL의 수분손실이 있고, 12시간 동안의 수분손실량은 1,260mL에 달한다. 동일한 조건에서 나트륨과 칼륨의 손실은 4시간 동안 12mmol, 12시간 동안 35mmol에 이른다. 또한 스트레스는 항이뇨호르몬(ADH), 알도스테론(aldosterone)과 코티솔(cortisol) 방출을 유도할 수 있다. 그 다음에 칼륨 손실과 함께 나트륨과 수분정체가 발생할 수 있다. 그러므로 24시간 이상 체액균형이 이루어지지 않으면, 환자의 칼륨 수치를 고려해야 한다.

침습성 중심정맥 모니터링

확인된 소변감소증(<0.5mL/kg/h) 또는 과도한 출혈이 있는 경우, 중심정맥 모니터링의 부착을 고려해야 한다. 낮은 중심정맥압은 좌심방 충만압의 징후를 나타내며, 순환혈액량 과소 상태를 나타낼 수도 있다. 그러나 중심정맥이 6cmH_2O 이상으로 높아지는 경우, 종종 충만압을 과소평가해서 폐부종의 위험이 커진다. 체액 상태와 관련하여 실시하는 지지 분리검사에서의 높은 중심정맥압은 증명능력이 적지만 체액과다 또는 심근기능부전의 예고가 될 수 있다. 흔히 말하는 폐동맥카테터(pulmonary artery catheter)의 삽입을 고려할 수도 있다. 저부하 환자(underloaded patients)의 경우, 중심정맥압은 일시적으로 상승하더라도 부하량을 올린(volume loading) 후에는 바로 떨어지게 된다.

그러나 카테터 삽입에 대한 위험을 반드시 고려해야 한다. 응고장애증(coagulo-pathy)이 출혈을 일으켜 조절이 불가능할 수 있다. 빈약한 산소공급이나 폐질환은 향후 우발성 폐손상으로 악화될 수도 있다. 침습성 카테터의 도입으로 패혈증 위험이 커진다. 그럼에도 불구하고 전문가들은 카테터법(도자법)의 사용에 있어서 카테터의 삽입과 관리와 결과 해석에 대한 전문지식이 없으면 중심정맥관삽입(central vein cannulation)을 시도해서는 안 된다. 중증 난치성 고혈압인 경우에는 니트로글리세린이나 니트로프루사이드(nitroprusside) 같은 약물을 사용하고, 침습성 모니터링은 중환자실에서 실시한다. 침습성 모니터링을 실행하기 위해서 프로토콜이 필요하다.

선택적 교질액 확장

낮은 혈압이나 낮은 중심정맥압에 대한 판독이 확인된 경우, 200~300mL 분량의 교질액을 투여할 수 있다. 교질과 혈장 대체제는 전해질과 함께 고분자량 분자(>10,000Dalton)가 포함되어 있다. 분자의 크기에 따라 정상 모세혈관막을 통과하는 것에 차이가 발생하고, 그 결과 큰 분자는 혈관 내에 남는다. 그러나 혈량보충 교질의 효율성은 크다. 단, 모세혈관막에 손상이 있을 경우에는 감소한다(Vincent, 2000). 자간전증에서는 혈관확장조절제(예: hydralazine 사용)와 함께 사용하면 제한된 교질부하(허용치)는 심장기능을 증진해서 혈관저항을 줄인다. 체액과부하는 확실히 폐부종을 예방하고, 혈관확장 이전에 제한된 체액주입은 급성저혈압성 위기를 방지한다. 혈관 내 용량을 최적화하기 위해서 용량을 추가하고 혈관수축제를 사용한다.

모든 수액투여는 종결시점을 염두에 두고 사용해야 한다. 이를 위해 체액은 투여목적 원칙의 상수(constant reference)와 함께 유연성 있는 역가치를 적용하고, 나타나는 생리적 효과는 임산부에게서 측정된 값으로 관리해야 한다. 체액의 무차별한 부하는 체액과부하와 효과 없는 치료를 초래하는데, 이런 부정적인 결과로 인해 과도한 체액요법을 제한하는 움직임이 있다. 폐부종으로 인한 성인 고혈압증후군은 임신성 고혈압(PIH)인 여성의 즉각적 사망원인으로 대뇌출혈에 버금간다(Lewis, 2004).

수액의 종류

전해질 대체나 용량보충과 같은 기대하는 체액의 기능에 근거해서 정확한 수액을 선택한다. 사용하는 수액은 결정질액, 교질액, 혈액산물과 같은 세 가지 범주가 있다.

결정질

대부분의 결정질액(crystalloid fluids)은 등장성으로, 세포가 동일한 크기를 유지하도록 세포의 내부와 외부에서 동일한 용질 농도로 존재한다는 의미이다. 이 범주에 속하는 수액은 다음과 같다.

- Normal saline(0.9% sodium chloride in water): 154mmol/L sodium, 154mmol/L chloride.
- Ringer's lactate: 147mmol/L sodium, 156mmol/L chloride, 4mmol/L potassium, 2.2mmol/L calcium.
- Hartmann's solution: 131mmol/L sodium, 111mmol/L chloride, 5mmol/L potassium, 2mmol/L calcium, 29mmol/L bicarbonate (lactate).
- Glucose 4%/NaCl 0.18%: 30mmol/L sodium, 30mmol/L potassium, 40g/L glucose (164kcal/L).
- Glucose 5%: 50g/L glucose (205kcal/L).

10% 포도당[포도당 농도 100g/L(410kcal/L)]은 이 범주와 다른 수액으로 고장성(hypertonic)이다. 세포막의 한쪽 용액은 다른 반대편보다 용질 농도가 높다. 그러므로 치료는 물이 빠져나간 대사된 포도당(dextrose)으로 해야 한다. 이는 세포외 공간과 세포내 공간을 통해 신속하게 균형을 맞추면서 저나트륨혈증과 세포부종의 원인이 될 수 있다.

생리식염수를 과다하게 주입하면 저나트륨혈증과 고염소혈산증(hyperchlorae-mic acidosis)을 일으킬 수 있다(Gutteridge, 2004).

합성 교질

합성 교질(synthetic colloids)은 산소수용력이나 응고기능 없이 혈장량 증대를 위해서만 사용된다. 이는 세 가지로 구분된다.

하이드록시에틸 스타치(hydroxyethyl starch, HES)

하이드록시에틸 스타치(HES) 용액은 0.9% 생리식염수에 용해되어 있는 조제식물전분에서 추출한다. 이 물질은 면역반응에 대한 잠재적인 감소의 결과로 간과 근육에서 볼 수 있는 글리코겐과 유사하다. 전분 내에서 포도당 분자에 대한 하이드록시에틸군의 비율은 순환계 내에서 HES를 얼마나 오래 유지하느냐에 따라 다르다. 6% 용액과 10% 용액을 사용하는데, 6% 용액은 500mL 주입으로 500mL의 혈장량이 증대하며, 반면 10% 용액은 20% 알부민과 유사하게 작용해서 500mL 주입으로 750mL의 혈장량이 증대한다. 유형의 차이는 포도당 분자에 하이드록시에틸군 대체물질의 정도와 지속기간을 반영한다. HES는 시스템 내에서 4배 이상 오래 남아있는다.

알부민의 분자량(69kDa)과 비교해서 HES의 분자량은 광범위(10~2,000kDa)한 크기로 존재한다. 그러므로 모세혈관을 통한 누수량은 많이 줄어들어서, HES 용액이 혈관 내에 오랫동안 남아있게 한다. HES는 혈청 아밀라아제에 의해 쪼개져서 분자량 70kDa 미만의 분자로 신장을 통해 배설된다. 다시 말해, HES의 양이 많이 존재할수록, 분해하는 데 시간이 더 많이 걸려서 효과가 더 오래 나타난다.

젤라틴(gelatins)

교질(colloids)의 일종으로 0.9% 생리식염수에 용해 가능한 우형 단백질(bovine protein)에서 추출한다. 분자의 크기가 다양한데, 대략 30kDa 정도이다. 젤라틴 분자는 비교적 크기가 작아서 혈관 내에 거의 남지 않고, 간질이나 신장모세혈관계를 통해 소변으로 새어들어 간다. 따라서 젤라틴의 확장속성이 3시간 이상 지속되지 않는다. 젤라틴은 단기 확장에 도움이 되지만(예를 들면, 척추마취에 기인한 길항작용), 패혈증 같은 상태에서는 장기 주입을 해야 한다. 지속적 치료는 신장장애나 간장장애가 있는 여성에게 나트륨 상승을 일으킬 수도 있다.

덱스트란(dextrans)

덱스트란은 류코소익박테리아(leucosoic bacteria)로 만든 자연포도당 중합체이다. 구조는 하이드록시에틸기보다 간단하며, 분자 크기는 다양하기 때문에 혈관 내에서 지속기간이 일정하다. 0.9% 생리식염수 또는 5% 포도당에 용해된 덱스트란은 두 분자량이 가능하다.

덱스트란 40(저분자량)은 10% HES에서와 동일한 방법인 주입량의 150%로 혈액을 팽창시킨다. 그러나 활동은 단지 6~8시간 정도이다. 고분자량인 덱스트란 70은 주입량의 100%로 혈액을 팽창시키지만, 효과는 약 18시간 정도 지속된다. 알려진 덱스트란의 화학적 효능은 혈장점도(plasma viscosity)를 상승시키는 것이고 이는 주입하는 동안 나타난다. 혈액응고 기능을 방해하므로, 수술을 하는 동안 심부정맥혈전증의 발병률을 줄이기 위해 간혹 사용한다. 고분자량 덱스트란은 아나필락시스를 일으키기도 한다.

혈액과 혈액산물

상당한 출혈의 경우, 전혈은 산소를 운반하기 위한 용량과 응고인자가 함유되어 있기 때문에 이상적이다. 신선혈액(fresh blood)이 저장혈액(stored blood)보다 좋은 이유는 저장혈액은 기능이 떨어지면 혈소판과 응고인자의 농도를 떨어뜨리는데, 이러한 분해 결과로 칼륨이 높아지고, 암모니아와 세포부스러기가 생성되기 때문이다.

수혈 전에는 수혈자와 공혈자 간의 교차반응검사(cross-match)와 혈액형검사를 반드시 실시해야 한다. 심각한 혈액손실이 있으면 가능한 한 빠르게 수혈해야 하지만, 그런 경우가 아니면 초기 주입률은 4mL/kg/h로 유지한다. 신장, 심장 질환이나 체액과부하가 있는 경우 주입률을 1mL/kg/h로 낮춰야 한다. 충전적혈구(paclead red cell) 한 단위는 헤마토크릿 수치를 약 3% 정도 높일 수 있다. 주입 목표는 과도하게 주입하지 않고 필요한 헤마토크릿 수치가 되도록 설정한다. 급박한 응급상황을 제외하고는, 온난화주입장치와 혈액여과시스템을 통해서 혈액을 주입한다. 혈액의 온도는 42℃를 초과하지 않도록 하고 모든 혈액단위는 세균형성을 방지하기 위해 4시간 이내에 주입되어야 한다. 산모에게 수혈부작용, 체액과부하반응의 징후가 있는지 주의 깊게 감시한다. 응고결핍증(coagulation deficiencies) 교정을 위해 신선냉동혈장이 필요한 경우에는 실온에서 미리 해동하거나 30분 이상 제어방법을 사용한다.

알부민

알부민은 자연적으로 우리 몸의 피부, 혈관계통, 신체조직에 1/3씩 균등하게 분포되어 있다. 시간당 혈청알부민의 약 5%가 모세혈관을 통해 조직으로 전달된다(모세혈관 이탈률). 이러한 작용은 혈액의 삼투압 완충제로서, 수분을 끌어당기는 기능을 조절한다. 그 결과 혈액과 조직에 수분을 공급하는 효과가 있다.

알부민은 다음 상황에서 사용하는 것이 좋다: 즉, 저알부민혈증, 급성저혈량증과 중증 질환급성기 이후에 발현하는 저혈량증의 소생술. 4.5%나 20% 알부민을 사용하는데, 알부민은 염분에 용해돼서 간질에서 혈관계로 수분을 되돌리는 작용을 한다. 20% 용액 100mL는 4.5% 용액 300mL와 동일한 효과가 있다.

주입한 양의 3배로 팽창한다. 알부민의 분자 크기는 69kDa이다. 부종 또는 나트륨 배설로 인해 고통받는 여성에게 아주 중요한 역할을 하는데, 알부민 수치는 교질삼투압에 영향을 미쳐, 간질로 수분을 전달하고, 또한 간질로부터 용해가스, 대사물질과 함께 수분을 전달한다. 모세혈관 누출의 경우, 간질에 있는 교질과 수분의 양이 모세혈관과 세포 간의 거리를 넓혀 두 구조 사이의 산소전달을 감소시켜서 저산소증을 일으키게 된다. 패혈증으로 초래된 부종의 경우, 간질로부터 체액 복귀를 방지하고 그 이후 일시적인 현상으로 정상적 가스교환의 복구를 방해하는 원인을 관리하는 데 중요하다(Allison & Lobo, 2000).

이뇨제

'체액균형'은 현재 체액과 신체에서 배설된 체액 사이에 필수적인 상관관계가 있다. 요 형성과 배설을 촉진하는 이뇨제의 사용은 체액과부하와 폐부종에 대한 우려와 함께 전신장 핍뇨증(pre-renal oliguria)이 발생한다.

프루세마이드[frusemide(furosemide)] 같은 환상 이뇨제[고리 이뇨제(고효능 이뇨제)-loop diuretics]는 혈관 내 수분 감소와 교질삼투압 증가로 이뇨를 촉진한다. 이것은 수분이 간질공간으로부터 빠져나와 혈관계로 되돌아가도록 한다. 핍뇨증에서 이뇨제 투여 이전에 환자가 체액부하(아직은 핍뇨 상태)가 있다는 것은 중요하다. 나트륨 재흡수는 속질(medulla)의 요세관고리(loop of Henle)에서 억제되고, 신장세뇨관(renal tubular)의 산소평형을 향상시킨다. 이뇨는 신장장애에도 불구하고 종종 발생한다. 기계적으로 이것은 신세뇨관에서 모든 괴사성잔해물을 세척하는 데 도움이 된다.

성인호흡곤란증후군을 일으키는 폐부종의 경우, 체액제한과 이뇨제 투여를 권장한다. 하지만 잠재적으로 핍뇨가 있는 중증의 임산부에 있어서는 저혈량증 같은 원인을 치료하거나 이뇨제의 사용을 사전에 제외시키는 것이 좋다.

요 약

- 생리적 측정의 정상치는 여성의 상태에 맞게 설정되어야 한다.
- 성상 균형은 출산여성의 이전 상태와 현 상태 둘 다를 고려하고, 사전에 예측이 가능한 상황 역시 고려해야 한다.
- 수액치료는 명확하게 정의된 최종 목표를 가지고 신중하게 투여해야 한다. 수액치료는 다학제간 접근에 의해 결정되어야 하고 규정화해야 한다.
- 체액은 개별속성을 가지며, 단순히 교질 또는 결정질만이 아니다. 치료목표를 염두에 두고 선택해야 한다.
- 여성의 상태에 대한 지속적인 사정은 잠재적인 손상을 피하기 위해 이루어져야 한다.
- 전문가의 도움은 모든 치료단계를 수행하기 이전에 확보해두어야 한다.

참고문헌

Allison, S. and Lobo, D. (2000) Albumin administration should not be avoided. Critical Care, 4(3):147-50.

Gutteridge, (2004) Crystalloids, colloids, blood, blood products and blood substitutes. Anaesthesia and Intensive Care Medicine, 5(2):42-7.

Lewis, G.(2004) Why Mothers Die 2000-2002: Report on Confidential Enquiries into Maternal Deaths in the United Kingdom. Royal College of Obstetricians and Gynaecologists (RCOG), London.

Magee, L., Cham, C., Waterman, E., Ohlsson, A. and von Dadelszen, P.(2003) Hydralazine for treatment of severe hypertension in pregnancy: meta analysis. British Medical Journal, 327(7421):955.

Pearson, J.(1992) Fluid balance in severe pre-eclampsia. British Journal of Hospital Medicine, 48(1):47-51.

Robson, S. (1999) Fluid restriction policies in preeclampsia are obsolete. International Journal of Obstetric Anaesthesia, 8(1):49-55.

Vincent, J.(2000) Issues in contemporary fluid management. Critical Care, 4(Suppl. 2):S1-S2.

10

고위험 출산여성을 위한 모니터링 기술

Specialist Monitoring Technology and Skills for the Critically Ill Woman

Nick Rowe and Mandy stevenson

고위험 출산여성의 간호를 위해 조산사는 조산기술에 의료기술을 결합하여 사용해야 할 경우가 있다. 전문가(specialist)의 모니터링 기술과 장비에 대한 지식과 이해는 조산사가 고위험 출산여성을 관리하는 데 도움이 될 뿐만 아니라, 고위험 상황이 시작될 경우에도 인식할 수 있도록 한다.

이 장에서는 분만 시 고위험 여성을 간호하는 데 적절한 침습적 · 비침습적인 모니터링 방법들의 원리와 적용에 대해 설명하고자 한다.

- 산소포화도
- 심전도(ECG)
- 비침습적 혈압
- 정맥관 삽입
- 동맥관 삽입
- 중심정맥관 삽입
- 폐동맥쐐기압

사전 지식

- 심혈관계와 호흡계의 생리
- 임신 중 심혈관계 및 호흡계의 생리적 변화

서 론

고위험질환의 어떤 단계에서든지 진단의 절차와 치료의 범위가 필요하다. 그러므로 생명유지에 필요한 기본적인 관찰에 대해 알고 조사하는 것은 의료상황의 맥락에서 필수적이다. 이것은 생리학적 차원, 안녕 차원을 고려하는 것뿐만 아니라 연구를 위한 상황에서도 직접적으로 관련된다. 먼저 개인에 대해 '정상' 수치가 설정되면, 정상에서 벗어난 것을 확인할 수 있다.

모니터링에 사용되는 1차적인 도구는 직접 관찰이다. 부서 내 모든 의료진은 어느 정도의 진단능력을 가지고 있다. 매일매일 사람을 다루는 데 있어, 일반인이라도 누가 어디가 정상이 아닌지를 감지하는 통찰력이 있다. 환자가 호흡이 떨어지거나 호흡곤란을 겪는 경우는 도움이 필요한 상태라는 것을 의료인이 아니어도 대부분 감지하고 도움을 주려고 한다. 우리는 훈련과 경험을 통해 진단과정을 정련하고, 그렇게 함으로써 문제의 원인을 정확히 파악하며, 그에 필요한 신속한 행동을 실행할 수 있다. 전문가의 기술과 기계의 적용은 진단을 내리는 데 도움을 줄 수 있으며, 직접 관찰술을 무시하지 않고 가능한 기구를 사용하게 하는 원동력이 된다. 관련 기계를 사용하더라도 '정상' 수치로부터 어떠한 변화를 감지하기 위해 기계와 환자 둘에 대한 지식을 가지고 있어야 한다. 그러나 흔히 감지기(monitor)에 부착된 환자를 아무도 관찰하지 않는 경우를 발견하게 된다. 의료장비마다 알람이 장착되어 있기 때문에 '괜찮을 거야'라고 단순히 가정하는 것은, 특히 병동이 바쁘거나 의료진이 부족할 경우 간호하는 입장에서는 안일하게 생각될 수 있다. 이런 관점에서, 모든 의료진은 일반적으로 자신의 부서에서 자주 사용되는 장비들을 사용할 수 있는 기술을 갖추고 있어야 한다. 사람은 누구나 실수할 수 있다. 이를 미루어 볼 때 자신이 모르는 상황이라는 것을 알고도 도움이나 조언을 구해야 한다는 것을 느끼지 못하는 의료인을 양성해서는 안 된다. 무엇보다도 알람이 울리면 다른 의료진에게 알리고 도움을 구하는 행위를 정확히 수행해야 한다.

산소포화도: 맥박산소측정법

맥박산소측정법(pulse oximetry)은 1976년에 혈중 동맥산소포화도(SpO_2)를 모니터링하는 비침습법으로 소개되었다. 원래는 귓불(ear lobe)을 통해 측정하였으나 휴렛 팩커드사의 8파장(eight wavelength) 산소측정기가 정규적인 혈액샘플 채취와 비싼 병리적 분석을 없애버렸다. 1980년대 초 기술발달로 장비의 크기는 작고 사용하기 쉬우며 저렴한 가격으로 보급되었다.

기 술

- 발광 다이오드(LEDs)는 두 가지 파장의 빛을 방출한다(가시적색 파장, 660nm와 적외선 파장, 940nm). 이 두 빛은 30초마다 클립 또는 프로브(probe, 탐침)의 반대편에 있는 감광검출기도 검출할 수 있다. 검사 순서에

서 일시정지 때에 두 LED가 꺼져 있는 동안은 주변의 밝기 정도를 산출한다. 반사측정기술은 단일변 접촉방법을 사용해서 보다 근접한 해부학적 측정을 가능하게 한다.

- 빛은 박동조직층(pulsatile tissue bed)을 통해 투과된다. 박동혈류(pulsatile flow)만 기록되며, 정맥과 모세혈류로 인한 비박동혈류(non-pulsatile)와 조직에 의한 빛의 흡수는 무시된다. 이는 박동조직은 빛의 흡수현상이 일정치 않은 반면, 비박동혈류의 흡수는 일정하기 때문이다.
- 두 광원(또는 그 이상)은 동맥혈액 내에 존재하는 헤모글로빈의 산소화 수치에 따라 각기 다른 수치에서 흡수된다. 헤모글로빈 한 분자는 산소분자 4개를 운반할 수 있다. 이는 100% 포화로 기록된다.
- 포화도의 평균 백분율(샘플링한 총 분자로부터 취한 값)은 25초마다 마이크로프로세서에 의해 처리되므로 주어진 포화 측정값은 디지털 방식의 백분율 수치로 나타낸다.
- 심박수는 연속박동 신호와 동일한 방법에 의한 산소포화도(SaO_2)와의 평균 측정값 사이에 LED 신호를 방출하는 평균값에 의해 측정된다.

사용법: 맥박산소측정법

맥박산소측정법은 정확하게 70~100%(±2%)의 범위에서 SaO_2를 확인할 수 있다. 70% 이하의 측정값은 인체실험 자원자로부터 얻은 데이터의 추정치라면, 이 수준 이하로 시험하는 것은 비윤리적인 것으로 간주한다. 90% 아래로 수치가 떨어졌다면 산소 헤모글로빈 곡선의 모양은 포화 상태가 급격히 떨어졌기 때문이다. 그러나 그 수치를 평균 단위로 취하는 데 시간이 소요되므로 그 수치를 급성 비포화(desaturation)라고 하지는 않을 것이다. 임산부는 조직의 효과적인 산소관류(oxygen perfusion)를 보장하기 위해 >95%의 수치를 유지하는 것을 목표로 하는 산소요법을 해야 한다. 맥박산소측정은 또한 맥박수를 알려준다. 그러나 맥박산소측정은 이산화탄소 측정 기능이 없으며, 환기(ventilation)에 관한 정보를 제공할 수 없다(Fearnley, 1995). 호흡은 비포화반응이 발생하기 이전에 중지될 수 있다.

- 장비는 가능하면 주전원에 연결하고, 여분의 배터리가 있어야 한다.

- 각 장비는 전원을 켰을 때 자가 테스트를 수행한다. 그 장비가 기능적으로 올바르게 작동하는지 확인해야 한다. 그리고 설정과 알람 요인을 확인해야 한다. 알람을 소음으로 여기고 경보를 해제하면 안 된다. 알람의 원인을 찾아야 한다.
- 탐침 프로브 또는 귀 프로브는 제조사의 사용설명에 따라 장착한다. 일반적으로 손가락 프로브는 손가락 끝을 통해 '위에서 아래로' 측정된다. 장착할 부분이 깨끗하고 매니큐어가 없는 부분인지 확인한다. 만일 가짜 손톱이 있으면 귀 프로브를 사용하거나 또는 손가락 프로브를 90° 돌려 손가락의 옆으로 측정한다. 압력으로 손상을 주거나 힘을 주어서 측정장애의 원인이 되는 행위를 하지 않는다. 특별한 목적을 위해 설계되지 않은 한 프로브를 손과 발에 테이핑으로 고정하지 않는다. 장시간 모니터링이 목적이라면 화재나 압력 손상을 예방하기 위해 정기적으로 프로브를 옮기고 이에 대해 사전에 보고한다.
- 장비의 표시창은 파형 표시와 더불어 포화도 수치를 알려준다. 이와 같지 않다면 수치는 신뢰할 수 없다. 뭔가 다른 일을 하는 동안 누군가가 잠시 프로브를 떼었다 붙였을 경우, 그 측정값을 그 환자의 수치라고 할 수 없다.
- 즉시 수치를 기록한다. 가능하면 측정값을 확실히 하기 위해 기록지를 출력할 수 있는지 확인한다.
- 모든 모니터의 사용과 마찬가지로 환자의 임상 상태와 기계로 표시된 수치들 사이에 미심쩍은 차이가 있다면, 기계보다는 임상판단을 신뢰해야 한다.

합병증

어떠한 상황에서도 여성을 먼저 점검한다.

만일 측정값을 얻지 못했을 경우, 장비가 제대로 연결되어 있는지, 프로브가 올바른 위치에 놓여있는지 확인한다. 설정에 문제가 있다면 대부분의 장비는 아무런 신호를 탐지하지 못한다.

측정값이 낮게 나오게 하는 요인은 다양하다. 말초혈관수축(peripheral vaso-constriction)은 박동혈류를 떨어뜨릴 수 있고, 그로 인해 불충분한 신호를 산출한다. 정맥정체, 높은 기도압력과 분만 중 발살바법 같은 강제적인 압력은 정맥박동을 초래하며 정맥정체와 동일한 효과를 나타낼 수 있다. 오한은 신호를 중단하는 원인이 되기도 한다. 메트헤모글로빈(methaemoglobin)이 나타나는 임산부는 정확한 측정값을 보이지 않으며, 산소포화도(SaO_2)는 대략 85%를 나타낸다. 주변의 밝기 수준이 높거나 가짜 손톱이나 매니큐어는 측정값이 낮게 나타나는 오류의 원인이 된다(Pedersen et al., 2004).

잘못된 높은 측정값은 헤모글로빈이 일산화탄소와 결합하였을 때(CoHb or carboxyhaemoglobin) 나타난다. 이것은 90%의 산화 헤모글로빈에 10%의 비포화 헤모글로빈을 포착해서 모든 측정값을 과대평가한 것이다.

심전도

심전도(electrocardiograms, ECG)는 심장의 전기활성을 그래프로 나타내는 것이다. 그러므로 3차원에서 발생하는 것을 이차원의 그림으로 나타낸 것이다. 전기적인 활동의 명확한 그림을 나타내기 위해서 다양한 부위 또는 유도(lead)로부터 그린다. 그러므로 같은 활동이 다른 유도로부터 다른 그림을 제공한다. 심장의 전기적 활동은 등전위선(isoelectric line)으로부터의 움직임으로 그래프 위에 기록된다. 등전위선으로부터 위로의 움직임은 양극편향(positive deflection)이라 하고, 아래로의 움직임은 음극편향(negative deflection)이라고 한다.

심전도는 전극을 신체에 부착하여 체내의(때론 체외의) 모든 전기적 활동을 기록한다. 신체의 모든 근육은 전기충격과 전기적 활동에 의해 움직인다. 여성이 조금이라도 움직이거나 떨게 되면 결과적으로 비심장근육의 움직임이 발생한다. 이는 심전도상에 톱니라인으로 기록되며, 인위구조(artifact)라고 알려져 있다. 심전도상에 인위구조가 나타나는 것은 심장에서 발생한 것이 아니다.

심장 생리학

전문가가 심전도기록의 관련성을 올바로 이해하려면, 특히 심장생리학에 대한 이해가 필요하다. 이러한 생리기능에 대한 간략한 개요는 다음과 같다.

심장주기는 세 가지 주요단계로 나뉜다(Tortora & Derrickson, 2005).

- 심실확장기(이완)
- 심실충만기
- 심실수축기(수축)

쉽게 이해할 수 있도록 좌심장부터 설명한다.

- **심실이완기(ventricular diastole, relaxation)**: 심실수축기를 따른다. 심실이완은 좌심실 내의 압력이 떨어지면 대동맥과 대동맥판막이 닫히고 심장 내의 모든 판막이 바로 닫힌다(Tortora & Derrickson, 2005). 동시에 혈액은 폐순환계를 통해 좌심방으로 수동적으로 흐른다. 좌심방 내 압력과 양이 증가함으로써 승모판이 열리고 심장주기의 두 번째 단계가 시작된다.
- **심실충만기(ventricular filling)**: 심실충만기는 3단계로 나뉜다(Tortora & Derrickson, 2005). 첫 번째 단계는 좌심방으로부터 좌심실의 수동적인 충만을 포함한 빠른 심실충만을 지칭한다. 심실충만기의 두 번째 단계는 심박정지기 혹은 수축기 직전의 휴지기(diastasis)로 알려져 있으며 느린 심실충만기라고 한다. 심박정지의 끝에는 좌심방 내의 압력과 심실의 압력이 동일하다. 심실충만기의 세 번째 단계는 심방의 수축으로 혈액이 좌심실로 빨려 들어가게 된다.
- **심실수축기(ventricular systole, contraction)**: 좌심실의 수축이 시작되면서 승모판 밸브는 닫힌다. 좌심실은 닫힌 공간이 된다. 좌심실 내의 근육은 압력증가의 결과로 수축한다. 좌심실 내의 압력이 대동맥(aorta)의 압력보다 높아질 때 대동맥판막은 열리고 혈액이 내뿜어진다(일회박출량). 좌심실 내의 압력이 혈액의 압박방출(expulsion)로 떨어짐으로써 대동맥판막은 닫히고 심장주기는 다시 시작된다.

전기전도시스템

전기전도시스템(electric conduction system)은 동방결절[sinoatrial(SA) node], 절간경로(internodal pathways), 방실결절[atrioventricular(AV) node], 히스근색(His bundle, 방실근색), 우방실근색갈래(right-bundle branch)와 좌방실근색갈래(left bundle branch), 앞신경갈래(anterior divisions)와 뒤신경갈래(posterior divisions), 푸르키네섬유(Purkinje fiber)로 구성되어 있다. 이 모든 것은 심장의 리드미컬한 초기수축과 지속적인 수축에 필요하다.

임신 중 생리적 적응

임신은 과역동적(hyperdynamic-high flow: 고유량)이고, 저저항 상태(low resistance state)가 특징이다. 이러한 특징은 혈액량, 심장구조, 심박출량, 혈관저항과 심박동에서 적응적 반응을 통해 나타난다. 한편 혈액량 변화, 심장의 구조적인 변화는 연속적인 심전도의 기록과 해석에 영향을 미칠 수 있다.

- 심장은 좌상방에 위치하며 전방으로 돌려져 있다.
- 특징적 심전도(ECG) 변화는 없다[좌축편위(left axis deviation)가 보이면 제외].
- 좌축편위는 기계적 이동으로 발생할 수 있다.
- 심장용적은 순환량 증가와 비대로 서서히 증가한다.

심장청진의 변화는 다음과 같다(Thelan et al., 1998).

- 생리적인 S1(제1심음) 분열이다.
- S3(제3심음) 현상은 정상으로 간주한다.
- 수축기 잡음은 전체 임산부 중 90%에서 발생한다.
- 확장기 잡음은 전체 임산부 중 20%에서 발생한다.
- 잡음은 생리적으로 자연스럽고 분만 후에는 사라진다.

사용법: 심전도(ECG)

기본적인 3유도 심전도는 양극유도(bipolar leads) 위에 3개의 전극으로 구성되어 있으며, 심장의 심첨부(apex) 선을 중심으로 오른쪽 어깨 부위(빨간색), 왼쪽 어깨 부위(노란색), 왼쪽 바깥쪽 흉벽(흑색/녹색)에 부착한다. 이들은 심장의 경로표지 삼각형 I, II, III을 가로질러 감지점과 기준점 사이의 충동을 탐지한다. 일상적으로 사용하는 심장의 모니터링에 있어서, 3유도 심전도는 많은 제세동기(defibrillators)의 표준이 된다. 추가로 단극유도(unipolar lead)를 붙이면, 12유도 심전도가 되어 보다 높은 수준의 정보를 얻을 수 있다. 이것은 고위험 환자의 검사와 진단이 의심되거나 심장기형(cardiac anomalies)이 발견된 환자의 검사에 더 적합하다. 모든 의료진은 동리듬(sinus rhythm)의 구성요소를 인식하는 데 어려움이 없어야 한다(Lee, 2000). 더 나아가 의료진은 응급처치가 필요한 전형적인 리듬과 함께 심박동률이 정상에서 내려가거나 올라가는 것을 감지할 수 있어야 한다. 모든 병원의 스태프들은 의료진들과 함께 병원의 기본 생명구조에 대해 정식 훈련을 받고 그 다음에 즉각적인 생명구조 수준의 훈련을 받아야 한다. 또한 전문생명구조자(advanced life support, ALS)는 어떠한 긴급상황에도 대처할 수 있어야 한다.

12유도 심전도의 사용법

- 환자에게 10개의 전극을 부착한다. 6개의 가슴전극은 각기 유도하는 하나의 전극을 기록하고, 3개의 분지전극은 심장전기활동을 각기 다른 여섯 시야로 기록한다.
- 사지전극은 정확한 부착을 위해 각기 색상이 다르다. 즉, 오른팔은 빨간색, 왼팔은 노란색, 왼쪽 다리는 초록색이다. 12유도 심전도의 기록 시에 4번째 사지전극(흑색)은 오른쪽 다리에 부착한다.
- 유도 I(Lead I)은 오른팔에서 왼팔로의 전기활동을 나타낸다.
- 유도 II(Lead II)는 오른팔에서 왼쪽 다리로의 전기활동을 나타낸다. 히스근색은 심장 내 전기활동의 주요 방향량(vector)이다. 동방결절에서 방실결절 그리고 히스근색으로 내려간다. 이 유도는 심전도의 원리를 이해하기 위한 표준 유도이다.
- 유도 III(Lead III)는 왼팔에서 왼쪽 다리로의 전기활동을 나타낸다.
- 심장 내 전기활동의 그림은 사지의 어떤 지점에 일정하게 남아있다(Woodrow, 1998). 오른쪽 손목에 부착된 전극은 오른쪽 팔꿈치 또는 어깨에 부착한 것과 같은 파형이 표시된다.
- 유도체 AVR, AVL, AVF는 단극유도로 알려져 있다. 이들은 하나의 전극으로부터 전기적 충동을 감지하는데, 심전도계는 양극유도에 의해 형성된

삼각형의 꼭지점 사이의 평균 측정값을 제공함으로써 나머지 사지전극의 효과를 계산한다.

정상 심전도의 구성요소

복잡한 심전도는 심장 내에서 발생하는 전기적 사건의 연속성에 의해 구성된다. 심방탈분극(atria depolarise)은 특정된 전도조직을 통하는 것보다 근섬유에서 근섬유로 충동이 퍼지기 때문에 P-wave가 생성되고, 전도는 심방의 전체 근육에 관련되므로 상대적으로 느려진다. 이것은 P-wave의 높이와 관련하여 정상적인 P-wave를 넓게 나타낸다. 정상적인 P-wave는 0.08초간 지속한다(심전도 표시창에서 작은 입방 2개의 넓이에 해당)(Marieb, 2003).

방실결절은 수축 전 상당한 심실충만 시간을 허용하는 심장충동을 걸러내고 잡아낸다. 이것은 심전도상에 등전위선으로 표현되고 P-wave가 시작하는 점부터 R-wave가 시작하는 점까지의 거리에 의해 심전도상에서 측정된다. 이를 'PR interval'이라고 한다. PR interval은 정상적으로 0.12초에서 0.2초(3~5 small squares) 사이가 된다(Aehlert, 2002).

Q-wave는 음극편향이다. 심전도상에는 항상 나타나지 않지만 Q-wave의 존재가 항상 문제를 나타내는 것은 아니다. 정상 Q-wave(1작은 입방보다 작은)는 중격의 근섬유를 가로지르며 이동하는 전기적 활동에 기인한다(탈분극).

히스근색을 따라 이동하는 자극의 방향은 Lead II와 유사하므로 강한 양극편향이다. 그러나 말단을 향하고, 푸르키네섬유(Purkinje fiber)는 등전선 아래의 RS 라인의 최종 음극편향을 일으키는 심실단(ventricular mass)을 통해 빨리 퍼뜨리기 위한 전도를 허용한다. S-wave는 근육을 통한 전기충동을 완성한다(Woodrow, 1998). 정상 QRS의 폭은 0.12초(작은 입방 3개 이내)이다(Aehlert, 2002).

이는 심실충동의 속도를 나타내며 대심실근단(large ventricular muscle mass)의 수축을 조정하고, 효과적인 일회박출량(stroke volume)을 보장한다(맥박으로 느낄 수 있다). S-wave 이후 심전도는 등전위선으로 돌아가야 한다.

재분극(repolarisation)은 T-wave에 의해 표시된다. 정상 T-wave는 양극(positive)이어야 하고 등전위선으로 돌아가므로, 이로 인해 S-wave로부터 분리되어야 한다. 정상 T-wave는 0.16초간(작은 입방 4개) 지속한다(Marieb, 1995). 만약 ST분절(segment)이 등전위선으로부터 상승 또는 하상하면 탈분극의 문제가 있는 것으로, 보통 경색, 허혈이나 비정상적인 칼륨 수치(그 외 전해질)로 인한 것이다.

기본 리듬에 대한 인식

정확한 심장활동을 분석하기 위해 12유도 심전도는 필수적이다. 리듬기록지는 단지 심장의 단일면만 나타내며, 이는 전극의 위치에 따르므로 심근 스트레스나 심근손상 같은 것이 누락될 수 있다.

심전도 추적은 표준화되어 있다. 대부분의 심전도기는 25mm/s의 속도로 기록지를 출력하도록 설정되어 있다. 그래프용지가 표준화되어 있듯이 작은 입방 1개는 0.04초(기록지상 1mm)를 가리키며, 큰 입방 1개는 0.2초(기록지상 5mm), 큰 입방 5개는 1초(기록지상 25mm)를 가리킨다(Schamroth, 1990). 12유도 심전도가 각 유도기를 개별적으로 분석하기 위해 필요한 것을 얻었을 때, 인식된 어떤 변화나 비정상적인 것들을 확실하게 하기 위해 각 파장의 형태를 검사한다.

의료전문인은 심전도를 해석할 때 체계적인 틀을 적용하면 도움이 된다(Resus-citation Council UK, 2005).

어떤 전기적 활동이 있는가?

만약 아무런 전기적 활동이 확인되지 않았다면, 여성의 상태에 어떠한 급성 변화가 없다는 것을 확인하기 위한 점검이 필요하다. 증가 조절, 심전도 유도줄, 전원이 연결됐는지 부착 위치를 확인하고 점검한다. 완전한 직선은 대개 모니터링 유도줄이 연결되지 않았을 때 나타난다. 보통 심방과 심실 무수축(asystole)이 공존하고 이 선은 기준선 변이, 전기적 방해, 호흡운동 또는 소생술 시도에 의해 왜곡될 수 있듯이 대개는 완전한 직선이 아니다. 그러나 심방활동(P-wave)은 심실무수축의 시작 이후에도 일정 시간 동안 지속될 수 있다. 이러한 무수축(P-wave)은 조율(pacing)에 대한 반응일 수 있다.

만일, 전기적 활동이 있다면 그 활동에 주목할 만한 콤플렉스(complex)가 있는지 조사해야 한다. 주목할 만한 콤플렉스가 없을 경우 유망한 진단은 심실세동(ventricular fibrillation)이며, 간격이 넓거나 좁은 것은 콤플렉스의 진폭에 따른다. 전기활성이 존재하고 주목할 만한 콤플렉스가 있는 경우 다음의 다섯 가지 질문을 해보아야 한다.

심실박동률은 무엇인가?

심실박동률을 알기 위한 가장 빠른 방법은 두 개의 연이은 QRS 콤플렉스 사이의 큰 입방(5mm)을 세고 그 수로 300을 나누는 것이다. 예를 들면 연이은 QRS 콤플렉스 사이의 큰 입방이 4칸이라면, 심박률은 300/4=75, 즉 분당 75이다(Antunes et al., 1994).

다른 두 가지 접근방법은 다음과 같다.

- 초로 정의된 수에서 QRS 콤플렉스의 수를 세어서 분당으로 계산한다. 이 방법은 리듬이 불규칙할 때 유용하게 사용할 수 있다. 예를 들면 50개의 큰 입방(10초) 안에 QRS 콤플렉스가 15라면, 15×6=90 즉, 분당 90이다.
- 2개의 연이은 QRS 콤플렉스 사이의 작은 입방(1mm)의 수를 세고 1,500을 나눈다. 예를 들면 인접한 QRS 콤플렉스들 사이의 작은 입방이 15개가 있다면, 1500/15=100, 즉 분당 100이다.

리듬이 규칙적인가 아니면 불규칙한가?

충분한 길이의 리듬기록지를 면밀히 비교할 필요가 있다. 왜냐하면 심박률이 빠를수록 불규칙한 리듬의 박동에서 박동의 변화는 작게 들리기 때문이다. 다른 위치에서 인접한 박동의 R-R 간격을 면밀히 비교하는 것으로 불규칙한 리듬을 찾아낼 수 있다. 또 다른 선택은 심장주기 중 두 곳의 연이은 동일점(예: R-wave의 정점)을 리듬기록지상에 표시하고 이 기록지를 리듬의 다른 부분을 따라 움직일 수 있도록 한다. QRS 리듬이 불규칙한 경우라면 R-R 간격이 패턴을 알 수 없을 정도로 완전히 불규칙한지, 또는 R-R 간격에 주기적 변이가 있는지를 비교하는 것이다. 기본적인 규칙적 리듬은 전위성 박동(ectopic beats)의 발생으로 불규칙해질 수 수 있다. 전위성 박동은 심장 내 모든 부분에서 일어날 수 있으며, 형태는 발생하는 위치에 따라 다르다.

QRS 콤플렉스의 폭이 정상인가 아니면 지연되었는가?

QRS 간격의 정상적인 상한선은 0.12초(작은 입방 3개)이다. QRS 폭이 이보다 작으면 리듬은 히스근색의 분기(bifurcation) 위로부터 발원해서 동방결절, 심방 또는 심방심실이음부(atrioventricular junction)의 어떤 부분에서도 발생할 수 있다. 그러나 심실근에서는 발생하지 않는다. QRS 지속시간이 0.12초 이상이면, 리듬이 심실심근 내에서 일어날 수 있거나 이상전도를 동반한 심실위리듬(supraventricular rhythm)일 수 있다(Resuscitation Council UK, 2005).

심방활동이 나타나는가?

비율이라는 용어에서 리듬은 규칙성과 QRS의 폭, 리듬기록지를 들 수 있으며, 이들은 심방활동을 파악하기 위해 주의 깊게 검토해야 한다(Resuscitation Council UK, 2005). P-파장률과 규칙성은 QRS 콤플렉스를 결정하는 방법과 같은 방법으로 결정된다. P-wave의 모양은 리듬을 결정하는 데 도움이 된다. 그리고 식별된 두 파장 간의 어떤 상이점으로 결정한다. 심방탈분극이 동방결절에서 비롯된 것이면 P-wave는 lead II와 AVF에서 수직 상태가 된다. 심방이 후방향으로 활성화(심방심실이음부 또는 심실에서 시작)되면, P-wave는 보통 뒤집혀서 나타난다. 왜냐하면 심방탈분극은 정상에서 반대방향으로 발생하기 때문이다.

심방활동과 심실활동은 어떤 관계가 있는가?

각 P-wave 사이의 간격과 가장 가까이에 있는 QRS 콤플렉스 사이의 시간 간격이 일정하다면, 심방과 심실탈분극이 연계되어 있을 가능성이 매우 높다. P-wave와 QRS 콤플렉스 사이의 관계를 조사하고, 가능하면 P-wave의 타이밍은 분리하여 기록해야 하며, QRS 콤플렉스의 타이밍과 비교해야 한다. 어떠한 주목할 만한 양상이 이 두 사이에서 나타나는지 확인해야 하고 어떤 박동의 탈락이나 감소, PR 간격의 변이가 반복되는지 확인해야 한다.

합병증

어떠한 상황에서든 여성을 먼저 체크하라!

심장의 응급 상태에서 추정은 모든 오류의 근본이다. 중환자 치료를 위해 배정된 의료진은 응급상황에 효과적으로 대처할 수 있다거나, 심장 상태의 중요한 변화를 발견할 수 있다고 추정할 수 없다. 이를 위해 모든 의료진은 그들의 지식과 기술을 유지해야 한다. 일반적인 오류는 부정확한 유도 위치로 인해 실제 심장전도율의 왜곡된 이미지를 제공한다. 이것은 여성을 모니터링하는 의료진이 그 부분에 대한 지식이 부족한 경우이다. 심전도는 심박출량 또는 효율성에 관한 정보는 제공하지 않는다. 모든 임상상황에서 의심의 여지가 있으면 즉시 도움을 구해야 한다.

비침습적 혈압 모니터링

생체기관 및 조직의 기능을 가능하게 하기 위해 충분한 관류가 유지되어야 한다. 혈압 측정은 고위험 임산부의 모니터링에 필수적이다. 첫 시도는 Stephen Hales(1733)에 의해 시도되었다. 비침습적 혈압 측정은 1896년 Scipione Riva-Rocci에 의한 혈압 커프의 발달로 가능해졌다. 이로써 환자의 혈압을 모니터링할 수 있게 되었다(요골동맥박은 수축기압이 80mmHg 이상이어야 하고, 모세혈관 반사가 2초 이상이면 불충분관류임을 의미한다); 장비 없이는 수치로 된 자료를 얻을 수 없다.

기 술

혈압을 측정하기 위해 사용되는 기본 장비는 혈압계이다. 커프는 임산부의 심장과 같은 높이의 팔 부위에 감는다. 그 다음 압력을 예상 수치보다 높인다. 이 값은 눈금판에 표시된다. 수은혈압계는 수은 유출 같은 안전문제와 잠재적인 건강문제 때문에 사용하지 않는다. 상완동맥 위에 청진기를 대고, 커프를 천천히 풀면 가볍게 두드리는 소리(korotkoff sounds)가 들린다(Ur & Gordon, 1970). 이는 다섯 단계를 나타낸다. 처음 소리, 강도의 증가, 최대 강도, 점진적인 소음과 소리가 없어지는 단계이다. 초기 톡톡거리는 소리가 들리면 수축기압을 나타내고, 반면 소리가 사라진 시점은 이완기압을 나타낸다. 이를 변화시킨 것이 Von Recklinghausen가 개발한 음진동측정기(oscillotonometer)이다. 음진동측정기는 2개의 커프를 사용한다. 둘 중 작은 커프는 큰 커프가 풀려서 발생하는 진동을 증폭시킨다. 수동레버를 조절해서 압력이 내려가면 수치는 눈금판 게이지에 표시된다. 보다 일반적인 현대의 임상에서는 DINAMAP(간접적인 비침습 자동 동맥압 측정, indirect non-invasive automatic mean arterial pressure) 기기를 사용한다. 마이크로프로세서가 측정 커프의 압력을 높이고 낮춘다. 압력변화는 변환기로 감지하고, 디지털 수치로 결과를 표시한다. 이 개념은 일상적인 치료와 중환치료 모두에 사용하기 위해 다기능 모니터에 내재된 경우도 있다. 모니터의 범위는 통합된 중환치료 모듈에서부터 손목에 감는 보다 작은 장치까지 다양하다.

사용법: 비침습 혈압 모니터링

여성은 방해받지 않는 곳에 앉거나 눕게 하고 팔 상단의 중간 부위를 심장 높이와 같게 둔다. 커프의 크기는 여성의 팔 크기를 고려하여 선택한다. 성인의 경우, 커프의 내부가 팔 둘레의 80%를 에워싸야 한다. 커프의 폭은 팔 상단의 2/3 정도를 덮어야 한다. 커프의 중심은 상완동맥(brachial artery)을 덮어야 한다. 덩치가 큰 성인의 커프 크기는 35~44cm가 되어야 기구가 팔을 조여서 측정값이 부정확한 수치로 나타나는 것을 방지할 수 있다. 커프를 느슨하게 하면 측정치가 너무 높게 나오고, 반대로 커프를 너무 조이면 낮은 수치로 잘못 측정된다(Manning et al., 1983). 장비를 장착하기 전에 '0'으로 맞춰져 있는지 확인한다.

자동 모니터는 자체 테스트와 환산을 할 것이다. 측정하는 동안 우연한 스트레스 또는 운동은 수치를 높일 수 있다. 코르트코프음을 듣기 위해 청진기를 사용하는 경우 수동 혈압계를 눈높이에 정확히 보이도록 하고 청진기를 잘 맞추고 순서에 따라 측정한다.

합병증

혈압은 개인 간의 차이와 개인의 상태에 따라 다르다. 그러므로 측정하기 전에 각 개인이 정상으로 간주되게 설정하는 것이 중요하다. 동일인의 개별적인 측정도 변할 수 있으므로 공정하고 정확한 자료를 얻기 위해서 두 번 이상 측정하는 것이 좋다. 불안을 느끼면 혈압이 올라가는 것을 흔히 볼 수 있는데 이는 직접적인 임상상황과는 관계가 없다. 활력징후를 측정할 때에는 세심한 평가와 올바른 절차의 적용이 매우 중요하다.

오류의 가능성을 줄이기 위해 장비와 환자, 그리고 의료진은 초기 검진에서 나타난 환자의 현재 상태를 정상으로 설정한 후 그 범위 밖의 측정값이 나왔을 때는 모든 상황을 고려해야 한다. 자동화 장비의 사용이 지금은 대중적이지만, 의료진이 직접 손으로 혈압 측정을 할 수 있는 기술능력을 갖추는 것이 중요하다. 부정확한 기구로 수치를 읽는 것은 문제의 원인이 된다.

말초정맥관 삽입법

정맥관 삽입은 고위험 관리상황에 대처할 때 대단히 중요하다. 정맥관 삽입 시에는 신중하게 삽입관을 선택하고, 삽입하기 이전에 환자 상태를 주의 깊게 고려해야 한다. 표준 세팅에서 정맥주사는 주로 일상적인 약물과 체액관리를 위해 필요하다. 따라서 오랜 기간 동안 유지하거나 신속한 주입이 필요할 때에는 정맥관을 처음 삽입한 자리에 그대로 두지 않는다. 대신 보다 작은 내강(lumen)의 정맥을 선택하므로 더 작은 게이지의 정맥관을 삽입한다.

혈류역학(haemodynamic)이 불안정하거나, 장기 약물 투여요법, 또는 환자 상태를 갑자기 악화시킬 가능성이 있는 경우에 정맥관삽입에 대해서 더욱 주의 깊게 고려해야 한다.

18G보다 큰 14G까지의 삽입관은 더 빠른 주입으로 신속한 투여에 가장 적합하다. 말초정맥이 막히거나 폐쇄되면 관 삽입이 어렵다. 이때 의료진은 내강이 넓은 혈관을 찾아야 한다. 관 삽입의 실패로 완벽할 정도로 좋은 정맥을 사용할 수 없게 되면, 상황은 더욱 어려워져서 환자의 위험도는 더욱 커진다. 정맥관 삽입에 책임이 있는 모든 의료진은 정식 교육을 받고 자신의 실무기술을 개발해야 한다.

사용법: 정맥관 삽입법

- 위급한 정도와 어떠한 삽입관을 사용할 것인지 결정하는 것이 필요하다. 이 처치를 하는 데 보다 적합한 의료진이 있다면 절차를 수행하거나 도움을 제공할 수 있다.
- 무균술의 적용과 근무 시의 일반적인 주의는 모든 삽입관과 다른 모든 물품 사용에 모두 해당한다. 가능하면 자신 있는 종류의 삽입관을 사용한다(예: 날개 달린 종류 또는 '무혈' 삽입법 사용).
- 토니켓은 정맥혈 역류를 방지하기 위해 사용하며, 동맥혈 부위에 사용한다. 이 부위는 맥박이 촉진되는 곳으로 확인하며 거기서 먼 쪽에 토니켓을 적용한다.
- 해부학을 학습한다. 첫 시도로 가능한 정맥을 찾기 위해 신중하게 선택한다. 다음 기준에 따라 정맥을 선택한다.
  - 정맥이 삽입하려는 삽입관의 크기와 비례하는지, 굽혔을 때 혈류의 흐름을 어렵게 할 수 있는 관절 부위에서 떨어져 있는지를 확인한다. 아주 작은 삽입관을 삽입할 때 큰 정맥(예: 정중전완정맥 또는 전완의 큰 혈관 등)에 사용하지 않는다. 필요하면 지원을 요청한다.
  - 정맥의 길이가 삽입관이 머무를 수 있는 길이인지, 밸브나 좁은 곳 같은 장애물이 없는지, 똑바른지도 확인한다.
  - 정맥은 보기에 건강해야 하고 환자의 상태가 허락하는 곳이어야 한다. 이는 혈관파열이나 삽입관의 수명단축 가능성을 줄인다.
  - 촉진 시에 정맥은 움직임을 줄이기 위해 그 주변 조직 내에서 안정적이어야 한다. 주변 피부조직을 가볍게 당겨주면 안정화하는 데 도움이 된다. 정맥을 문지르거나 가볍게 두드리는 자극은 혈관벽의 경련을 유발할 수 있으므로 삽입할 지점의 구조와 형태를 보여준다. 그러나 무리한 힘을 가하는 방법은 통증을 유발할 수 있으므로 피해야 한다.
- 감염률을 낮추기 위해 국소 부위를 소독하기 위해 알코올로 닦는 것에 대해서는 논쟁의 여지가 있다(Franklin, 1999). 어두운 톤의 피부색에 빛이 곡선 표면에서 반사되어 보이듯이 혈관구조가 더 두드러지게 보이는 이점이 있다. 피부에 사용된 모든 소독액은 정맥천자(venepuncture)를 실행하기 전에 반드시 말려야 한다. 작은 삽입관의 경우에 특히 환자가 사전 고

통을 느끼는 것은 찌르는 것에 의해 직접적으로 발생하는 고통이 아니고, 삽입관이 들어올 때 알코올과 피부조직이 반응을 일으키면서 느끼는 고통이다.

- 정맥천자는 해부학적인 구조가 잘 보일 때 잘 해낼 수 있다. 약 15~20°의 각도로 삽입관을 빠르게 삽입하는데, 이때 피부를 완전히 관통하였는지 확인한다. 삽입은 삽입관의 중심 챔버에 혈액의 플래시백이 보일 때까지 지속하며, 이는 삽입관의 끝이 혈관 내강에 있다는 것을 나타낸다. 정맥에 삽입된 비외상 삽입관을 남겨두고 안내도관(introducer)을 부드럽게 뒤로 뺀다. 삽입을 계속 시도할 경우 저항이 느껴지면, 혈관이 손상되는지를 반드시 확인한다. 확실히 삽입에 실패한 경우가 아니면 부분적으로 삽입되었던 삽입관을 그대로 사용하는 것이 좋다. 삽입관은 보다 적절한 통로가 확립될 때까지 사용하고 유지할 수 있다. 정맥관 삽입을 2회 실패하면 다시 시도하지 말고 도움을 구해야 한다. 경피삽입술(transdermal cannulation)에 실패했을 경우, 의료 전문가(medical practitioner)의 정맥절개술(venous cutdown)을 고려할 필요가 있다.
- 삽입관은 적절하게 유지하고 있는지 점검해서 기능이 잘 되게 하고, 정맥염의 발생을 줄인다. 삽입관의 교체가 필요한 경우, 정맥주입을 항상 유지하기 위해서 현재 삽입관을 쓸 수 없게 되기 전에 새로운 삽입관을 대체하는 것이 좋다.

합병증

정맥요법의 합병증에는 세 가지 주요 범주가 있다(Campbell, 1997).

- 정맥염(phlebitis): 혈관에 염증을 유발하는 요인으로 몇 가지를 들 수 있다. 카테터의 크기와 재질, 삽입했던 방식과 유형, 삽입기간과 주입속도, 삽입관의 수명과 모든 영향 등이 합해져서 감염으로 인한 염증을 일으킨다. 발적, 통증과 가려움은 정맥염의 초기 지표가 되므로 새로운 정맥관의 확립이 필요하다. 삽입관은 1~2일마다 교체하는 것을 권장한다.
- 감염(infection): 정맥주사 부위나 주입선 오염은 불충분한 피부준비, 불결, 오염된 주입제와 숙주인자로 인해 유발된다. 돌보는 사람의 미숙한 간호술도 이런 오염물질을 유입시킬 수 있다.

- 혈액삼출(extravasatio): 정맥삽입관의 안정성은 다양한 요인에 따라 결정된다. 장치가 견고히 제자리에 있고 방해받지 않도록 하기 위해 대상자를 특별히 주의깊게 간호하고 여성의 연령에 따라 피부나 조직의 상태를 고려한다. 주로 많이 쓰는 손처럼 불편한 곳이나, 일반적으로 신경이 쓰이는 부위, 또는 손목이나 팔오금(antecubital fossa)과 같은 가동관절에 직접적으로 삽입관이 위치한 경우 이탈 가능성이 크다. 지속적으로 주입하는 경우, 실수로 삽입관이 당겨지거나 잡아당겨서 위치가 바뀌면 다른 부위를 찾아야 한다. 전체 정맥주사 부위가 안전하고, 여성이 실수로 삽입관을 잡거나 제거할 수 있는 여러 가지 요소를 주의하면서 간호한다.

동맥관 삽입

동맥관 삽입은 혈압의 급격한 변화 잠재성이 예상되는 상황에 대비하기 위해 일반적으로 취하는 임상절차이지만 비침습 혈압 모니터링이 적용되는 곳에서는 불가능하다(예: 병리적 비만, 외상, 화상)(Anderson, 1997). 동맥관 삽입은 가스분석과 산염기 균형을 위한 동맥혈의 채취를 용이하게 할 수 있도록, 동맥삽입관을 유지하는 것이다. 이렇게 함으로써 반복되는 동맥천공을 예방할 수 있다. 동맥관 삽입을 하고 있는 여성은 불안정하고 잠재적으로 생명의 위협을 받는 상황이므로 세심한 관찰이 필요하다. 뿐만 아니라 다량의 출혈 위험이 있다면 동맥관 주입선을 분리해야 한다.

기 술

삽입관을 동맥에 삽입한다. 이때 멸균시스템에서 연결하고 먼저 헤파린 식염수와 변환기를 적합하게 설치해놓아야 한다. 시스템의 관 유치(tubing)는 받아들이는 시점으로부터 변환시점까지 압력이 일정하게 남아있도록 하기 위해 비순응(non-compliant)이어야 한다. 박동은 동맥압이 점막에 도달할 때까지 시스템을 통해 지나가는 것이 반향(reflect)되는 것이다. 이 점막에 저항하는 반향(reverberation)은 감지기(sensors)로 검출되고 전기충격으로 변환하여 모니터상에 파형과 디지털 수치로 표시된다.

절차의 기술과 실용성

동맥선의 배치를 위해 말초동맥을 선택할 수 있다. 대퇴동맥처럼 큰 동맥은 접근이 용이한 반면 혈관에 심각한 손상을 입을 수 있으므로 선택한 동맥이 단독 또는 주공급혈관이라면 사지말단의 혈액공급을 담당할 수 있다. 일반적으로 요골동맥과 척골동맥은 확실한 위치, 동맥의 말단부가 아닌 점, 깨끗한 부위이고 편리하기 때문에 선택된다. 그러나 실수로 손상을 입힌 경우, 요골동맥과 척골동맥 사이에 측부(collateral) 공급이 지속되도록 설정하는 것이 필수적이다. 실험에서 입원한 환자의 3%는 부적절한 측부 흐름이 있었다. 이것은 일반적으로 Allen's 테스트로 입증한다(Husum & Berthelsen, 1981).

- 요골동맥과 척골동맥을 촉진한다〈그림 10.1〉.
- 환자의 양손을 들고 꽉 쥐어 양 동맥을 막는다. 20초 정도 지나면 상당한 창백현상이 발생한다.

그림 10. 1

요골동맥과 척골동맥의 위치

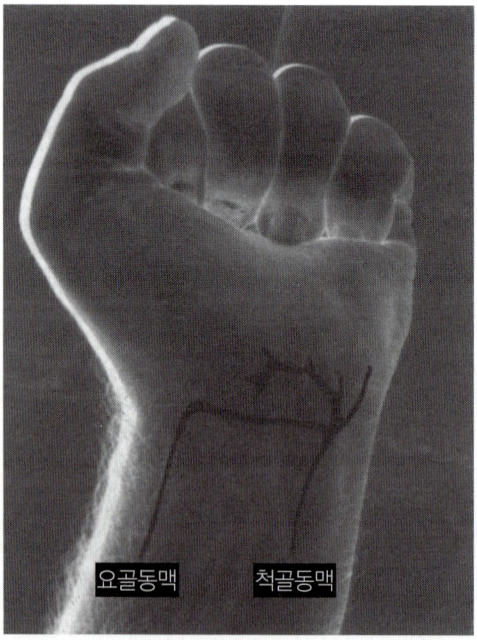

- 한쪽을 풀고 5~7초간 다시 채워지는 것을 관찰한다. 반대편을 반복한다.
- 비록 다시 채워지는 것이 안전한 측부공급을 보여준다 하더라도 실험이 부정적인 경우에는 진행하지 않는다.

다음은 동맥삽입관 삽입을 위해 필요한 요소들이다: 멸균장갑, 피부 준비, 동맥삽입관, 드레싱±봉합사와 헤파린 식염수 플러시(heparinised saline flush).

부위를 소독하고 필요 시 국소마취제를 침윤하고, 삽입관을 두 길 중 한곳으로 삽입한다. 직접 찌르는 방법은 정맥관삽입술에 사용했던 방법과 동일하다. 플래시백이 있을 때까지 삽입관을 계속 삽입하며, 유도관을 철수시키면, 혈관의 내강을 통과하게 된다. 관통술(transfixion technique)을 사용하여 삽입관은 플러시백이 보일 때까지 지속하고 조금 더 앞으로 나아간다. 이렇게 하여 동맥을 고정시킨다. 그런 다음 유도관은 제거한다. 그 다음 삽입관은 맑은 박동혈류를 얻을 때까지 서서히 빼낸다. 그런 다음 내강을 앞으로 올린다.

시스템에 공기가 없어야 하고 시스템에 연결되면 동맥은 진하게 표시된다. 동맥내에서 배출되는 압력보다 낮게 떨어져서는 안 되므로 시스템의 압력이 올라가는지 확인하는 것이 중요하다. 시스템은 '0'에 설정해야 하는데, 이는 대기압(표준해수면에서 760mmHg)으로 맞추는 것이다. 환자에게 들어가는 시스템을 닫고 공기가 유입되도록 변환기 꼭지를 연다. 변환기 모니터도 0에 맞춘다. 변환기 꼭지를 잠그고 환자에게 들어갔던 선이 다시 돌아오도록 되어있는지 확인한다. 변환기는 심장의 위치에 두고 좌심실의 수축에 의해 만들어지는 압력파를 보여준다. 압력파는 동맥혈류보다 빨리 전송된다. 표준 파형은 일반적으로 초기 정점(수축기압으로 표시), 하강, 중복절흔(dicrotic notch－대동맥 밸브의 폐쇄)에 의한 중단과 확장기로 표시되는 최종 최저치(final trough)를 표시한다. 여성(19~50세)의 정상값 범위는 각각 수축기 100~140mmHg, 확장기 60~90mmHg이다. 이 수준 이상의 수치는 고혈압으로 간주한다(National Institute of Clinical Excellence, 2004). 비정상적인 파형은 대동맥협착증, 역류 또는 좌심실부전을 나타낸다. 환자에게 순환혈액량 감소가 있으면, 중복절흔이 정상적으로 내려가는 곡선에서 나타나는 것보다 더 낮은 곳에서 나타난다. 허탈(collapsing)한 곡선은 따로 고역동 순환(hyperdynamic circulation)으로 나타나는데 패혈증, 빈혈, 동맥역류 혹은 임신 중에 나타날 수 있다. 동맥혈 가스분석은 샘플에 함유된 가스분압을 나타낸다. 정상값의 범위(성인의 95%에서 보임)는 다음과 같다.

- PaO_2: 11.3~14.0kPa/85~105mmHg 동맥혈산소분압
- $PaCO_2$: 4.7~6.0kPa/35~45mmHg 동맥혈이산화탄소분압
- SaO_2: 95~99% 동맥산소포화도
- H^+ concentration: 36~43nmol/L(nmol: nanomol) 수소 이온농도
- pH: 7.35~7.45 수소 이온농도지수
- Bicarbonate: 20~30mmol/L 중탄산염

변환기 장치

최신 변환기 장치에 필요한 물품은 500mL NaCl + heparin at 1iu/mL, 단일/이중 변환기 장치, 압력주입주머니(동맥선이 쐐기압력 모니터를 사용하지 않는다면 동맥선만은 고압 상태로 둘 필요가 있을 것이다)이다.

시작하기 전에 세 갈래 꼭지와 클램프를 모두 잠근다. 시스템 입구를 주머니입(bag port) 속으로 삽입하고 챔버를 채운다. 순서대로 각 부분을 통해 모든 공기를 반드시 위쪽 방향으로 빼낸다(공기를 제거하지 않으면 공기가 상승해서 판독에 방해가 된다). 항상 무균술을 유지하여 시스템을 오염시키지 않도록 한다.

합병증

동맥 모니터링을 가진 여성의 실제적 위험은 흐름의 중단과 그에 따른 출혈이다. 현저한 출혈을 인식하는 것은 정상적으로 생각할 수 있는 일이다. 동맥삽입관의 연결이 끊어지면 이는 혈액손실이 되는 개방통로가 된다. 동맥압하에서 혈액손실은 매우 빠를 수 있다. 예를 들어 3.5kg 아기의 순환혈액량은 대략 280mL이다. 이 양은 1분 이내에 손실되는 양이다. 잠깐 한눈을 팔면 잠재적인 치명적 사건으로 이어질 수 있다.

설정을 명확하게 표시하지 않을 때 부적절한 동맥 약물투여가 발생할 수 있다. 대부분의 시스템은 색상표시체계이다. 모든 모니터링과 주입선이 이 순서대로 지켜지도록 주의해야 한다. 긴급 상황에서 동맥선 위의 세 갈래 꼭

지는 다른 것과 마찬가지로 지나치다 싶을 정도로 항상 주의해야 한다.

동맥폐색은 50% 미만의 사례에서 일어나고, 삽입 위치 선택의 기준에 대한 논의가 명시된 이래, 동맥폐색은 단일공급 동맥에 심각한 결과를 초래할 수도 있다. 동맥선과 관련된 다른 잠재적인 합병증은 색전증, 감염이나. 동맥류(aneurysm) 형성은 대퇴동맥의 크기와 상태와 연관이 있다고 보고되었다.

혈종(haematoma)은 삽입관을 넣고 뺄 때(insertion/withdrawal) 흔히 일어난다. 그러나 요골동맥 같은 위치에서 출혈은 쉽게 관찰되고 조절될 수 있다. 대퇴동맥 같은 혈관은 조직 내 깊은 곳에 있으므로 더 보기 어려울 수 있다. 그러므로 출혈 조절에 있어 직접적인 압력의 적용은 현재 수행이 제한된다.

부정확한 샘플 측정값은 잘못된 진단을 초래하고 부적절한 치료로 이어질 수 있으므로 통제된 방식으로 작성된 샘플은 매우 중요하다. 샘플을 얻기 위해 임산부에게 세 갈래 꼭지는 닫혀있어야 한다. 10mL 멸균 주사기를 사용하고, 시스템의 공기를 빼서 말단부에 신선한 혈액을 채운다. 사각공간(dead space)의 혈액은 샘플을 채취하기 이전에 최소 5회 이상 빼낸다. 기법은 장비 또는 샘플 채취과정에서 사용되는 방법에 의해 결정된다. 공기 또는 응고 유무를 확인하고 모니터링을 재개하기 위해서는 시스템을 플러시하고 '0'으로 맞춘다.

중심정맥관 삽입과 중심정맥압 감시

Stephen Hales가 1973년 말에서 처음으로 중심정맥압(central venous pressure, CVP)을 측정하였다. 인간에 대한 실험절차는 1902년까지 성공하지 못하였으며, 1910년에야 임상에서 CVP 측정이 도입되었다(Kalso, 1985). 1945년에 처음으로 폴리에틸렌 정맥 카테터가 소개되었는데 당시의 일반적인 목적은 소생술을 위한 수행이었을 뿐 일반적인 임상적 처치로는 반대하였다. 그러나 혈량 상태를 모니터링하면서 빠른 주입을 위해 줄을 사용하는 것이 가능해졌다.

앞서 기술한 바와 같이, 심전도 기록은 심장을 가로지르는 전기적 전도성의 이미지를 제공하지만 심박출량에 관한 정보는 제공하지 못한다. CVP 측정은 우심방 압력을 반영하여 환자의 혈액동력학 상태를 평가하는 수단을 제공한다. 심장작용(cardiac performance)은 전부하, 후부하 및 수축성과의 결합관계에 의해 결정된다.

전부하는 좌심실이 차는 정도이고 좌심실의 이완으로 정맥이 좌심실로 돌아오는 것에 의해 발생하는 압력이다. 후부하는 좌심실로부터의 흐름에 저항하는 압력으로 수축기의 끝에 받게 된다. 전부하 및 후부하는 심장의 기능 및 혈관계에 따라 결정된다. 수축성은 심장조직에 따라 반응한다. 전부하, 후부하, 수축성의 상호작용의 최종적인 결과는 일회박출량(좌심실에서 분당 방출하는 양)이다. 그 후 정상적인 방식으로 순환한다. 카테터들이 심장의 오른쪽 부위에 위치하고 있지만, 폐동맥 내 카테터의 위치는 확장기 동안 좌심실압을 반영하고 폐정맥층과 좌심실은 직접 소통한다.

우동맥압과 심실박출량 사이의 전부하 관계는 스탈링 법칙(Starling's law)에 서술되어 있는데, 이는 좌심실 말단 확장량이 증가하면 심박출량도 증가한다는 것이다. 그러나 충만압력이 얼마나 증가할 수 있는지에는 한계가 있다. 이는 근세포 섬유의 장력한계 때문이다. 또한 일반적으로 좌심실충만압이 크게 증가하는 과정이 나타나며(그에 따라 폐정맥압이 증가한다) 폐부종을 초래할 수 있다.

그러나 이 경우는 환자가 심장성 폐부종의 직접적인 결과로 고위험치료 세팅에서 기계적 조절호흡기구를 장착하고 있을 때 나타난다. 정상적인 폐동맥 쐐기압(pulmonary artery wedge pressures, PAWPs)은 기계적 조절환기가 시작된 후에 기록된다는 것이 밝혀졌다. 이와 같은 경우, 환자들은 폐부종의 발현에도 불구하고 추가적인 체액 부하로 효과를 볼 수 있다. 심장기능과 심장작용 수행능력이 개선되면 부종은 신속히 해결되는데, 보통 처음 24시간 이내에 해결된다.

혈관확장 약물은 올바른 작용을 하고 있는지 직접 모니터링함으로써 약물의 역가측정과 최적의 조정을 할 수 있다. 비경구영양법과 농축약물은 높은 투여율과 그 후에 중심정맥계로 신속히 희석됨으로써 효과를 볼 수 있고 그 결과 국소자극의 발생을 감소시킨다.

〈그림 10.2〉는 CVP와 심전도와의 관계에서 심장주기를 보여주고 있다.

그림 10. 2

중심정맥압과 심전도와 관련된 심장주기

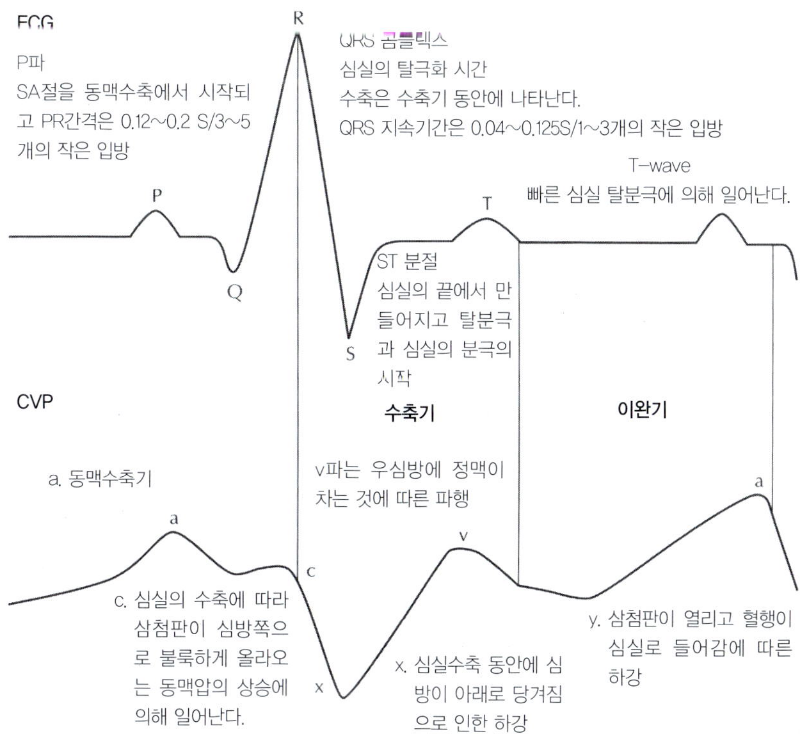

절차의 기술과 실용성

CVP 삽입

내경정맥(internal jugular vein, IJV)은 CVP관을 삽입하기 좋은 지점이다. 삽입지점은 외상 유도관(traumatic inducers)과 확장기를 사용할 때 절차의 초기 단계에는 폐의 꼭대기(apex)에서 가장 먼 지점에서 시행하는 것이 기흉(pneumothorax exists, 공기가슴증) 발생의 위험을 낮출 수 있다. 내경정맥(IJV) 속으로 삽입하는 것이 쇄골하 방법(subclavian technique)보다 덜 직접적인 경로이다. 반면에 삽관이 출혈이 있는 경우 압박하기기 쉽고 일반적으로 경동맥(carotid artery)에 측방으로 놓여있으므로 동맥천공의 발생빈도가 높다. 또한 저혈량 환자에게는 삽관하기 어렵다는 것이 증명되었다. 이 위치 역시 카테터나 목의 움직임으로 감염되기 쉽다(Hocking, 2000).

대안으로 쇄골하 경로는 삽입 후 환자를 훨씬 더 편안하게 하며 보다 직접적으로 심장으로 경로를 내어주는 반면, 삽입하는 동안 흉막 손상과 혈관 및 신경조직 손상을 일으킬 수도 있기 때문에 이환율이 높다. 삽입 위치를 고려할 때, 약한 응고장애는 통제하기 어려운 출혈 상태를 초래할 수 있으며, 삽입하는 동안에 잠재적인 폐손상은 폐질환이나 산소화장애로 진행될 수 있다. 내경정맥과 쇄골하정맥에 사용하는 카테터는 20cm 길이의 카테터를 사용한다. 대퇴정맥이나 상완정맥을 사용할 경우, 카테터의 끝이 정확한 삽입 부위에 닿기 위해 보다 긴 60cm짜리 카테터가 필요하다.

목이나 쇄골하 삽입을 위해 여성은 트렌델렌버그 자세 또는 양 어깨 사이에 지지대를 놓은 앙와위 자세를 취한다. 무균영역에서 시행하고 전 과정 동안 모니터링하는 것은 매우 중요하다. 긴 유도선(guidewire)과 복수내강(multilumen) 카테터의 사용은 중앙시스템으로 직접 오염물질이 전이되기 쉽다. 선택한 라인의 각 구성요소는 점검하고 플러시해야 하며, 필요 정도에 따라 국소 부위를 국소마취한다. 전체 모니터링은 삽입절차가 시작되기 이전에 작동하고 좋은 정맥 액세스(access)가 확립되어야 한다.

삽입술은 일반적으로 2가지로 제한한다. 직접삽관은 말초삽입에서 사용하는 것으로, 비교적 작은 보조장치로 간단히 삽입할 수 있다. 카테터는 바늘을 통해 전달되므로 카테터의 크기가 커서 삽입 부위에서의 출혈을 줄일 수 있다. 그러나 직경이 큰 바늘은 상대적으로 커서 과도한 삽입과 우발적 동맥천공으로 인한 위험이 크다.

보다 일반적인 삽입방법으로, 특히 복수내강 카테터를 사용하는 셀딩거기법(Seldinger technique)이 있는데, 유도선을 사용해서 카테터 삽입 위치에 직접 전달하는 방법이다(Hocking, 2000). 선택한 정맥에 소구경 바늘을 위치하게 하고, 바늘이 정맥으로 들어가면 유도선을 삽입하면서 바늘을 뺀다. 유도선의 끝은 일반적으로 J자 모양이며 유연하므로 혈관에 구멍을 뚫거나 외상을 입히지 않으면서 내강을 통해 이동한다. 유도선을 통과시킬 때 혈관과 유도선에 상처를 입히지 않도록 조심해서 유도선이 꼬이지 않도록 한다. 또한 삽입할 카테터의 손상을 방지하며, 새로운 유도선이 필요하거나 삽입절차를 포기하게 하는 상황을 방지해야 한다. 유도선을 과도하게 삽입하면 심장 부정맥을 일으킬 수 있다. 이러한 경우, 약간 뒤로 빼면서 자극이 멈추면 다시 삽입을 계속한다. 확장기(dilator)는 유도선을 통해 천공 부위를 열어 큰 카테터가 지나갈 수 있게 한다. 확장기(사용한 경우)를 제거하고 카테터를 삽입한다. 유도선(복수내강 카테터)은 카테터가 중심내강을 통해 지나가는 것이 보이며 카테터가 정확한 위치에 삽입된 것이 확인되면 유도선을 제거한다. 그런 다음 카테터는 꼬임과 움직임을 방지하기 위해 봉합하고 멸균드레싱을 한다.

세 번째 가능한 방법은 카테터를 직경이 큰 바늘을 통해 전완 앞쪽으로 삽입(antecubital insertion)하는 것으로, 가끔 사용된다. 바늘의 크기는 삽입 시점에서 출혈을 일으키며, 바늘을 통해 카테터를 회수해야 할 경우, 바늘 끝으로 카테터의 끊어진 부분에서 카테터색전증의 위험성이 있다.

처음 시작할 때 카테터는 준비된 모니터링 시스템에 연결한다. 이것은 여성에게 선을 구축하는 단순한 수액압력계일 수 있으며, 모니터링 가지(monitoning limb), 주입세트가 연결된다. 이들은 세 갈래 꼭지(three way tap)에 의해 조절된다. 일단 전체 시스템이 준비되면 모니터링 가지는 예상하는 CVP 측정값 위로 서서히 채워지고, 꼭지는 주입세트 쪽으로 닫히며, CVP 라인에서 모니터링 가지 쪽으로 통과한다. 기둥 내의 수액은 CVP에 저항해서 평형이 되고 측정값은 눈금자에서 수액의 높이를 측정하여 얻게 된다. 기둥의 꼭대기에 있는 통기성 플러그(porous plug)가 막히면 수액 이동이 제한되므로 정확히 측정하지 못한다. 시스템을 원활히 하기 위해 세 갈래 꼭지의 높이는 여성의 심장 높이에 일치시킨다. 정확한 측정을 위해서 시스템을 대기압에서 '0'으로 맞춘다(Woodrow, 2002).

보다 더 일반적인 방법은 전기적 변환체계(electronic transducer system)로 막(membrane)에 저항하는 수압의 활동을 전기적 신호로 변환하여 파형과 수치로 자료를 제공하는 것이다. 개방압은 여성을 관찰할 때마다 읽어야 한다. 주입백은 24시간마다 교체하고, 시스템 부속품은 최소 72시간마다 교체한다. 모든 파장형은 a-파장, c-파장, v-파장이 X-Y 하강곡선과 함께 각 파장의 원리를 공유할 때 달성된다.

중심정맥압(CVP) 측정값의 해석

- 정상 CVP의 범위는 3~10mmHg(5~12cmH_2O)(Mooney & Comerford, 2003)
- CVP 수치가 낮으면 보통 저혈량이나 탈수증상이다. 이는 출혈이나 과도한 이뇨로 발생할 수 있다.
- 높은 CVP 수치는 다음을 나타낸다.
  - 과혈량증: 체내 혈액순환량이 비정상적으로 상승하는 것으로, 종종 과다한 수액주입으로 발생
  - 심부전(예: 우심실부전)
  - 폐색전증
  - 승모판막 부전/역류
  - 심장눌림증(cardiac tamponade)
  - 카테터 내강 폐색 · 폐쇄(예를 들면, 혈전 혹은 정맥벽에 카테터가 놓인 경우)

CVP 제거

여성이 앙와위로 누워있는 자세에서 카테터를 제거할 때는 공기색전증의 원인이 되는 공기유입의 위험을 줄이기 위해 공기를 완전히 제거한다. 카테터의 회수한 뒤에는 바늘을 찌른 부위의 출혈을 방지하기 위해 일정하고 직접적인 압박을 최소 5분 동안 한다. 진행하는 동안 어려움이 있으면 신속하게 도움을 요청해야 한다(Drewett, 2000).

폐동맥압 모니터링

고위험 출산여성의 치료에 있어서, 불안정한 혈액동력학, 폐 적응과 심박출량의 변화는 치료의 직접적이고 지속적인 균형을 위해 침습적 모니터링이 필요하다. 심박출량에 관한 최적의 자료를 얻기 위해 폐동맥(PA) 카테터가 삽입된다. 집중치료실에서 수행되는 경우가 많으며. 폐동맥(PA) 카테터의 안전한 사용은 수년 동안 그 효과가 입증되었다. 그러나 최근에는 PA 카테터

의 사용이 전반적으로 고위험 환자의 사망률을 높이지는 않았지만 이득도 주지 않는다는 것이 논의되고 있다(Hall, 2005; Shah et al., 2005). 풍선부착 카테터(balloon-tipped catheter)는 중심정맥을 따라 삽입하고 폐동맥 내에 설치될 때까지 심장의 오른쪽을 따라 '부유(floated)'한다. 복수내상(multiple lumens)은 다른 수준에서 측정할 수 있고 필요하면 주입제와 주입속도를 선택할 수 있다. 풍선의 팽창은 폐동맥 가지를 효과적으로 고정시키고 폐모세혈관쐐기압(pulmonary capillary wedge pressure, PCWP) 또는 폐동맥쐐기압(pulmonary artery wedge pressure, PAWP)을 기록한다. PA 또는 Swan-Ganz 카테터의 사용은 다음과 같은 것을 할 수 있다.

- 좌심실끝이완기압(left ventricular end-diastolic pressure, LVEDP)의 간접 측정
- 심박출량의 감소가 있을 때 중심정맥압 측정
- 폐로부터 좌심방으로 이동하는 무산화 혈액(산소를 공급받지 못한 혈액)의 정도를 확인하기 위해 혼합정맥혈액 샘플 이용

이러한 사항들은 쇼크 정도와 체액량 상태, 심장질환이 있는지 심박출량에 어떠한 절충이 필요한지를 결정하는 데 도움이 된다.

CVP는 카테터로부터 30cm 정도에 위치한 가까운 포트를 통해 측정한다. 포트는 대개 파란색으로 표시하고 정맥주입을 할 때도 사용된다. 지속적인 폐동맥압은 먼쪽의 포트를 통해 측정하며, 코드는 보통 노란색이다. 폐동맥압은 폐동맥수축기(pulmonary artery systolic, PAS)와 폐동맥확장기(pulmonary artery diastolic, PAD)로 구분한다. 이 포트는 정맥주입이나 약물주입을 위해서는 절대로 사용할 수 없다. 풍선을 팽창하면 폐동맥쐐기압(PAWP)을 측정할 수 있다(McHale, 1997; Bindels et al., 1999). 풍선포트는 카테터의 원위부 끝에 위치한다. 풍선은 0.8~1.5mL 공기(수분 절대 금지)로 팽창하게 되면 포트는 보통 적색코드로 표시한다. 특수 주사기로 시스템을 서서히 팽창시키고(풍선에 이미 1.5mL 이상 공기가 차있으면 안 된다), 1.25~1.5mL의 공기로 풍선을 부풀게 한다. 이 이하는 폐동맥 속으로 너무 멀리 진입했다는 것을 나타낸다. 풍선이 과팽창하게 되면, 풍선내강이 파열한다. 측정은 2~3회의 호흡주기 또는 10~15초를 초과하지 않아야 하며, 측

정은 최소치를 취한다. 폐동맥쐐기압(PAWP)과 폐동맥확장기압(PAD)이 유사하면(4mmHg 차이 이내), PAD 수치는 PAWP 수치로 대체할 수 있다. 이에 따라서 필요로 하는 측정횟수도 줄일 수 있고 잠재적인 손상의 원인도 줄일 수 있다. 포트에서 주사기를 제거하면 풍선은 서서히 오므라들어서 폐동맥압 견인줄을 회수할 수 있다. 풍선을 손상시킬 수 있으므로 공기를 성급하게 빼지 않는다. 풍선이 오므라들면, 풍선의 우발적 팽창을 방지하기 위해 gate 포트나 꼭지를 닫아야 한다. 고정된 주사기의 손상을 방지하기 위해 부착해둔다. 이는 잘못된 목적으로 포트를 사용하는 의료팀을 지키기 위한 목적도 된다.

〈표 10.1〉은 심전도 모니터링 측정의 기대범위를 보여주고 있다.

압력의 변화는 전부하, 후부하, 수축성의 변화를 일으키는 원인이 될 수 있고 영향을 미칠 수 있으므로 다른 질병의 적응증이 될 수 있다. 이는 중요한 사항이지만 치료 시작부터 여성에게 무엇이 정상인지를 판단하기에는 의문의 여지가 있다.

CVP 수치가 낮으면 출혈이나 다뇨증으로 인한 정맥귀환의 감소 또는 저혈량증일 가능성이 높다. 쇼크일 때는 말초혈관 수축으로 부분적으로 보상될

표 10.1

심장 모니터링 수치의 예상범위

측 정	정상범위
CVP (right atrial pressure)	3~10mmHg
Right ventricular pressure	20~30mmHg(수축기)과 0~5mmHg(이완기)
PA pressure (mean)	10~25mmHg
PAS pressure	20~30mmHg
PAD pressure	8~12mmHg
PAWP	5~15mmHg

이러한 수치는 정상범위를 나타내는 것이고 떨어질 수 있다. '정상'이라는 것은 많은 변화요인의 조합에 따라 달라질 수 있음을 인식해야 한다. 예를 들어 압력은 경향 패턴과 환자의 치료방법에 대한 반응을 고려해야 한다. '정상'값에 대한 엄격한 비교가 아니라 체액투여 같은 치료방법에 대한 환자의 반응을 살펴야 하는 것이다.

CVP, 중심정맥압(central venous pressure); PA, 폐동맥압(pulmonary artery); PAD, 폐동맥이완기(pulmonary artery diastolic); PAS, 폐동맥수축기(pulmonary artery systolic); PAWP, 폐동맥쐐기압력(pulmonary artery wedge pressure)

수 있다. 체액요구(fluid challenges) 또는 체액소생술(fluid resuscitation)은 CVP 수치로 올리며, 부분적 말초혈관확장이 발생하면 수치는 정상을 나타낸다. 그러나 완전한 말초혈관 팽창의 상황에서 특히 전신마취의 영향으로 용량이 많이 부족하면 CVP가 갑자기 떨어질 수 있다. 척수마취노 중심압력에 심각한 영향을 미칠 수 있는데 패혈증, 혈관확장제의 과량투여, 조직 기능장애 같은 역기능을 나타낼 수 있다.

높은 CVP 수치는 여러 가지 요인에 의해 나타난다. 심장요인으로는 좌·우 심부전과 판막질환이 있다. 교감신경자극은 정맥과 심근긴장도를 증가시킬 만큼 수치를 높일 수 있다. 다른 심장 관련 원인으로는 심장눌림증, 폐혈관고혈압과 색전증 등이 있다. 수축성 심장질환의 경우, CVP는 흡기에서 증가하고 호기에서 떨어진다. 혈량과다증은 지나치게 과한 체액요법에서 기인하고 높은 압력의 일반적인 원인이다.

흉곽 내 원인은 간헐적 양압호흡환기(intermittent positive pressure ventilation), 지속기도양압(continuous positive airway pressure, C-PAP), 폐쇄기도질환(obstructive airway disease)이다. 이러한 압력의 효과를 산출하기 위한 공식은 없지만, 만약 적용상에 변화가 없다면 결과(resulting trends)에도 변화가 없을 것이다. 중환자실에서 혈기흉(haemopneumothorax, 혈액공기가슴증)이나 기흉(pneumothorax, 공기가슴증)을 배제해서는 안 된다. 다른 증가된 압력은 복부 부목고정, 임신 또는 복수 때문이다.

폐동맥 카테터는 별도의 임상검사에서 예측할 수 없는 많은 양의 여러 가지 자료를 도출하는 데 사용할 수 있다. 심박출량(열희석 기법 사용) 또는 일회박출량은 밀리리터 혹은 박동수(in millilitres or in beats) 단위로 측정한다. 일회박출량 증가는 증가된 순환혈량이나 수축촉진제의 사용을 의미하고, 감소는 보상된 밸브기능이나 심장수축성을 나타낸다. 이는 심부전으로 진행될 수 있다. 전신혈관저항 수치는 컴퓨터로 산출하지만 말초저항과 심박동률 같은 변수요인이 있다. 파형분석으로도 많은 정보를 얻을 수 있다. 이전에 설명한 바와 같이 침습적인 압력 파형은 비슷한 특징을 가지고 있지만, 측정 지점에 따라 차이가 나는 경향이 있다.

합병증

CVP와 PA 카테터로 인한 잠재적 합병증은 동맥압력 모니터링 적용에 나타나는 것과 유사하다. 출혈, 폐색, 수치 오류는 일반적으로 모든 침습적인 모니터에서 모두 나타난다. 또한, 심장 내 라인의 위치는 율동부정(dysrhythmias)과 변화된 심장기능과 순환, 심장정지의 가능성도 있다. 출혈과 천공이나 파열은 혈기흉, 심장눌림증, 폐동맥출혈, 파열이나 경색을 일으킬 수 있다. 여성이 피를 토하는 기침을 하거나 피가 기도에 머물 경우, 폐동맥파열을 의심해야 하고 즉시 전문가의 도움을 구해야 한다. 반면, CVP 카테터는 정기적으로 씻어낸다(플러시). 플러시할 때 2초 이상 압박하면 폐동맥 카테터가 폐동맥을 파열시킬 수 있다(Connors, 1983; Cruz & Franklin, 2001).

폐동맥 카테터의 복잡한 특성으로 인해 풍선파열 또는 미세쇼크 같은 장비의 결함으로 실패할 수 있다. 이는 서미스터(thermistor: 온도에 따라 전기 저항치가 달라지는 반도체 회로 소자) 연결기 끝의 노출에서 비롯된다. 공기 또는 혈전색전증도 발생할 수 있다. 침습적 모니터링이 정말 필요할 경우, 여성은 중환자실에 있어야 하고 의료진은 계속되는 치료와 절차와 향후 관리에 익숙해야 한다. 모든 쇼크의 초기치료는 수액요법이다. 폐부종의 발생이 두려워서 수액요법을 중단하지 않아야 하며, 혈관을 통한 약물투여를 위해 더 많이 사용한다. 신체는 체액을 재분산하고 폐부종은 신장에 의해서 혹은 질산염, 이뇨제 같은 감소제 투여에 의해 과도한 수액이 자연스럽게 처리되어서 폐부종은 신속히 안정된다.

심장기능을 통제하는 복잡한 관계는 여성 상태의 전후 사정을 파악하고 치료과정에서 취하게 될 치료방법을 찾아내기 위해서 그 부분의 학습과 주의 깊은 분석이 필요하다.

결 론

전문조산사는 고위험 출산여성의 집중적 모니터링을 자주 수행하지 않지만, 결과를 해석하고 정확하고 즉각적인 치료의 한 부분을 담당하기 위해 충분한 기술과 지식이 있어야 한다. 만일 조산사가 모니터링을 하는 데 어려운 문제가 발생할 경우 경험이 풍부한 전문가가 모성병동 내에서(Ball et al., 2003) 또는 출산환경에 맞는 간호와 관리가 제공되는 병동으로 여성을 옮기면 조산사를 지원하는 데 용이할 것이다.

참고문헌

Aehlert, B.(2002) ECCs Made Easy (2nd edn). Mosby, St Louis.

Anderson, J.(1997) Arterial cannulation. British Journal of Hospital Medicine, 57(10):497-9.

Antunes, E., Brugada, J., Steurer, G., Andries, E. and Brugada, P.(1994) The differential diagnosis of a regular tachycardia with a wide QRS complex on the 121 lead ECG: ventricular tachycardia, supraventricular tachycardia with abberant intraventricular conduction, and supraventricular tachycardia with antegrade conduction over an accessory. Pacing and Clinical Electrophysiology, 17:1515-24.

Ball, C., Kirkby, M. and Williams, S. (2003) Effect of the critical care outreach team on patient survival to discharge form hospital and readmission to critical care: no-randomised population based study. British Medical Journal, 327:1014.

Bindels, A., Van der Hoeven, J. and Meinders, A.(1999) Pulmonary artery wedge pressure and extravascular lung water in patients with acute cardiogenic pulmonary oedema requiring mechanical ventilation. American Journal of Cardiology, 84(10):1158-63.

Campbell, J.(1997) Intravenous cannulation: potential complications. Professional Nurse, 12(Suppl. 8):S10-3.

Connors, A. (1983) The role of righ heart catheterisation in the care of the critically ill: benefits, limitations and risks. International Journal of Cardiology, 4(4):474-7.

Cruz, K. and Franklin, C.(2001) The pulmonary artery catheter: uses and controversies. Critical Care Clinics, 17(2):271-91.

Drewett, S.(2000) Complications of central venous catheters: nursing care. British Journal of Nursing, 9(8):466-78.

Fearnley, S.(1995) Pulse oximetry. Update in Anaesthesia, Issue 5:Article 2.

Franklin, L.,(1999) Skin cleansing and infection control in peripheral venepuncture and cannulation. Nursing Standard, 14(4):49-50.

Hall, J.(2005) Searching for evidence to support pulmonary artery catheter us in critically ill patients. Journal of the American Medical Association, 294(13):1693-4.

Hocking, G. (2000) Central venous access and monitoring. Update in Anaesthesia, Issue 12, Article 13. http://www.nda.ox.ac.uk.wfsa/html/u12/u1213_01.htm

Husum, B. and Berthelsen, P.(1981) Allen's test and systolic arterial pressure in the thumb. British Journal of Anaesthesia, 53(6):635-7.

Kalso, E.(1985) A short history of central venous catheterisation. Acta Anaesthesiologica Scandinavica, 81 (Suppl.):7-10.

Lee, J. (2000) ECG monitoring in theatre. Update in Anaesthesia, Issue 11. http://www.nda.ox.ac.uk/wfsa/html/pages/up_issu.htm

Manning, D., Kuchirka, C. and Kaminski, J. (1983) Miscuffing: inappropriate blood pressure cuff application. Circulation. 68(4):

Marieb, E.(2003) Human Anatomy and Physiology (6th edn). addison Wesley, San Francisco.

McHale, L.(1997) Obtaining a pulmonary artery wedge pressure. Critical Care Nurse, 17(5): 94-5.

Mooney, G. and Comerford, D.(2003) What you need to know about central venous lines. Nursing Times, 99(10):28-9.

National Institute of Clinicla Excellence (2004) Hypertension: Management of hypertension in adults in primary care. Clinical Guideline No. 18. National Institute of Clinical

Excellence(NICE), London.

Pedersen, T., Dyrlund-Pedersen, P. and Moller, A.(2004) Pulse oximetry for peri-operative monitoring. Cochrane Library, Issue 4.

Resuscitation Council UK (2005) Advanced Adult Life Support. Resuscitation Council UK, London.

Schamoroth, L.,(1990) An Introduction to Electrocardiography (7th edn). Blackwell Scientific, Oxford.

Shah, M., Hasselblad, V., Stevenson, L. et. al(2005) Impact of the pulmonary artery catheter in critically ill patients: meta-analysis of randomized clinical trials. Journal of the American Medical Association, 294(13):1664-70.

Thelan, L., Urdan, L., Lough, M. and Stacy, K. (1998) Critical Care Nursing: Diagnosis and management (3rd edn). Mosby, St Louis.

Tortora, G. and Derrickson, B.(2005) Principles of Anatomy and Physiology. Wiley & Sons, Chichester.

Ur, A. and Gordon, M.(1970) Origin of korotkoff sounds. American Journal of Physiology, 218:524-9.

Woodrow, P.(1998) An introduction to the reading of electrocardiograms. British Journal of Nursing, 7(3):135-42.

Woodrow, P.(2002) Central venous catheters and central venous pressure. Nursing standard, 16(26):45-51.

11

고위험 출산여성의 마취와 소생술

Anaesthesia and Resuscitation of the Critically Ill Woman

Mary Billington and Mandy Stevenson

이 장은 마취(Part 1: anaesthesia)와 소생술(Part 2: resuscitation)의 두 부로 나누었지만, 마취하에 있거나 심폐정지 상황에 있는 고위험 출산여성은 마취와 소생술이 밀접히 관련되어 있다. 고위험 출산여성의 관리를 위해서는 마취가 필요하지만 고위험질환의 원인이 될 수도 있다. 마찬가지로 고위험 출산여성에게 심폐정지가 발생할 수도 있고, 또한 고위험질환을 촉발하는 예상치 못한 일이 될 수도 있다.

Part 1: 마취

조산사는 마취과정에서 출산여성을 지지하는 것 외에 할 수 있는 것이 거의 없다. 그러나 응급마취 같은 긴급한 상황에서는 다른 선택의 여지가 없다. 조산사는 마취와 응급실 의료팀을 지원하고, 고위험 임산부 또는 여성의 수술 전 준비와 수술 직후 간호와 관련해서 중요한 역할을 한다.

사전 지식

- 임신의 생리적 변화
- 수술 전 간호, 수술 후 간호

서 론

어떤 마취든지 마취제의 투여는 사전에 준비를 하여 안전하게 실행해야 한다. 숙련된 업무수행과 부서 프로토콜은 어떤 위험요소를 찾아내고 관리하는 것 같이 임산부와 전문가의 안녕 유지를 보장하기 위한 것이다. 예를 들어 라텍스 같이 감지되지 않는 알레르기는 예상치 못한 아나필락틱반응(anaphylactic reaction)을 초래해서 긴급 분만이 필요할 수 있다(Health and Safety Executive, 2006).

특히 자간전증 임산부에 있어 제왕절개를 위한 최적의 마취는 국소마취이다(Shibli & Russell, 2000). 그러나 국소차단이 실패할 경우 또는 산모나 태아의 상태가 악화되는 응급상황에서 전신마취가 필요한 상황이 발생할 수 있다.

위험이 없을 때는 전신마취를 하지 않는데, 최근 모성사망조사국(Confidential Enquiry into Maternal Deaths, CEMD)(Lewis, 2004)에서 6건의 모성사망이 마취제 투여가 직접적인 원인이었음을 보고하였다. 이러한 양상은 마취로 인해 사망한 것으로 알려진 것보다 20배 이상 증가한 것이다. 이 사망률은 '산과 마취 의사에게 보고한 이전의 사망자 수보다 증가한 것으로, 복합성과 심각성이 증가하고 있다'(Lewis, 2001).

이러한 모성사망률을 자세히 살펴보면 교훈을 얻을 수 있다. 다학제팀의 협력과 의사소통의 부족은 주요 관심사로 대두되었으며, 특히 마취 의사가 적절한 시기에 참여하지 못하는 것이 문제가 되고 있다.

생리적으로 변화가 일어나는 출산여성을 관리하는 조산사는 전문직 수행 강령(Code for professional conduct)(Nursing and Midwifery Council, NMC 2004a)에 따라 의료적 처치를 해야 하고 '팀 내 다른 구성원과의 협력'이 요구된다. 다학제팀 내 모든 구성원 사이에 서면 혹은 신속한 구두 의사소통이 효과적으로 이루어져야 한다.

임신의 생리적 변화

이미 생리적으로 제 기능을 하지 못하는 고위험 출산여성을 간호할 때, 조산사는 최적의 간호를 제공해야 할 의무가 있다(NMC, 2004a). 생리적 변화로 인해 실환이 악화되고 즉시 분만을 해야 할 수도 있다. 따라서 임신과 관련된 생리적인 조절에 대한 지식은 매우 중요하며, 질환은 물론 마취과정에도 영향을 미칠 수 있다.

심혈관계

산모의 혈액량이 증가하면 헤모글로빈 수치는 저하되고 혈소판과 응고인자는 증가한다. 자간전증의 향후 병태생리학적 변화로는 심박출량과 혈압의 상승이 나타난다. 특히, 체액 과부하 위험과 폐부종의 문제를 일으킬 위험성이 있는 자간전증 임부에게 수술 전 혈압과 다른 활력징후를 부정확하게 측정하거나 기록하면 수술 이나 분만 후에 적절한 체액관리가 이루어질 수 없다(Torr & James, 1998).

신경계

임부는 마취제에 더 민감한 경향이 있어서 흡입마취제의 요구량이 25~40% 정도 감소한다(Palahnuik et al., 1974). 이는 산모의 회복시간에도 도움이 되지만 잠재적으로 태아에 미치는 영향을 고려해야 하기 때문이다. 이러한 영향은 마취와 수술시간, 사용하는 약물에 따라 다르다. 반응이 저하된 신생아를 간호할 때, 병리학적 원인인지 아니면 산모의 마취효과가 원인인지에 따라 적절한 관리를 해야 한다(Datta, 2000).

또한 호르몬 영향은 국소마취제에 대한 신경반응을 변화시킬 수 있으므로 국소마취술에서 마취제의 25%를 줄여서 사용한다(Levy, cited by Liu, 2003).

호흡기계

호흡기계 변화는 일회호흡량, 호흡률, 산소소비량과 동맥혈산소분압(PaO_2)의 증가를 포함하는 반면, 동맥혈이산화탄소분압($PaCO_2$)의 감소, 탄성(compliance)과 내성(resistance)이 발생한다. 이러한 변화는 임부가 무의식 상태에 있는 동안 예상하는 수치로 되돌리는 데 영향을 미칠 수 있다. 그러나 자간전증, 잠재적인 후두부종 또는 폐부종이 나타날 수 있으므로 임신과 관련된 변화의 결과로 치료하는 것보다 질병으로 간주하고 치료할 필요가 있다.

준비와 관리

수술 전 준비

계획된 수술이든 응급수술이든 어떠한 경우에도 마취제를 투여하기 전 엄격한 마취 전 사정(assessment)을 실시한다. 마취 전 사정에는 수술실의 낯선 환경에 서둘러 이송되는 여성에게 '흔들거리는 치아가 있는지, 알레르기가 있는지' 등의 질문이 포함되어야 한다.

수술 전 평가에는 다음과 같은 내용이 포함되어 있다.

- 서면동의: 여성은 동의서를 받거나 보류할 권리가 있다. 유용한 정보에 근거해서 판단해야 하며, 보건의료 실무자로부터의 간섭이나 권유를 받지 않고 자유롭게 선택해야 한다. 분만 시 고위험 출산여성에게 제공되는 정보는 필요한 정보의 깊이와 상황의 심각성과 관련하여 여성이 어렵다고 인식할 수 있다. 그러나 담당자가 여성에게 유효한 정보를 제공한 후에 여성이 내릴 결정을 방해해서는 안 된다. Diamond(2003)는 구두동의도 서면동의만큼 유효하다는 것을 제안한다. 그렇지만 한 가지 주의할 점은 그러한 결정의 타당성을 고려할 때 신중을 기해야 하며, 이러한 판단은 법적으로 증명하기가 어려울 수 있다는 것이다. 대화의 성확성을 확인 · 빈박할 수 있는 증인이 없다면 두 사람의 말이 대립하는 것으로 보일 수 있다. 문제는 충분히 논의하였는가, 자궁적출술 같은 만일의 사태에 대비하여 여성이 동의하였는가? 구두동의는 어떤 특정 상황에서는 유효할 수 있지만 전신마취가 필요한 위험한 제왕절개술과 신경계 손실의 위험이 따르는 외과적 중재 시에는 승낙서 형태로 문서화하는 것이 가장 좋다.
- 최근 혈액검사 결과의 유용성: 최종 헤모글로빈의 수치와 이전의 수치와의 차이는 산소운반량의 감소가 마취제 사용에 영향을 미친다는 것을 감안하여 결정해야 한다. 긴급수혈이 필요할 수 있으므로 혈액 교차적합검사를 미리 해서 검사실에 혈장을 준비해두도록 한다.
- 전신적 장애가 있을 경우: 자간전증, HELLP 증후군(용혈, haemolysis; 간효소 수치 증가, elevated liver enzymes; 낮은 혈소판 수치, low platelets), 응고증, 당뇨병, 겸상적혈구 장애, 비만증 또는 근육이완무호흡(scoline apnoea) 같은 상태의 발현은 마취과정에 영향을 미칠 수 있으므로 꼭 확인해야 한다.
- 해부학적 기형이 있을 경우: 기도삽관을 방해하는 요인이 있을 수 있다. 비만, 목이 짧거나 관절염이 있는 환자는 목을 구부리는 능력이 부족할 수 있다. 흔들리는 치아나 불량한 상태의 치아는 우연히 기도로 들어갈 수 있는 이물질로 위험할 수 있다.
- 제산제의 사용: 수술 전 준비 시에는 물이나 흡인 물질의 위험을 줄이기 위

한 약물을 투여한다(Chan, 2006). Ranitidine 같은 H_2 길항제 50mg을 위산액 분비 생산을 감소시키기 위해 수술 전 1시간 이내에 정맥주사한다. 이는 종종 나트륨 구연산(sodium citrate) 30mL와 함께 투여한다(위 내 산도를 낮출 수 있다).

분만 여성의 40%에서 급식 이후 12~24시간이 지난 시점에서도 소화가 안된 음식물이 위 내에서 발견된다(Blouw et al., 1976). 프로게스테론 수치의 증가로 위장 운동성이 감소하며, 심장조임근 탄력 역시 감소한다. 여성이 금식을 했어도 공복위장용적 25mL 이상, 위액의 산도 pH 2.5 이하일 경우 위험할 수 있다. 이는 위산매체(acidic gastric medium)의 흡인에 의해 일어나는 멘델슨증후군(Mendelson's syndrome)의 위험을 높인다. 계면활성제의 정상적 구성의 파괴로 폐부종과 흡인성 폐렴으로 알려진 급성 호흡곤란증후군(ARDS)이 발생할 수 있다. 고체 입자의 흡인은 세기관지와 폐포관 내에 호중성 반응과 유사한 반응을 일으키고, 큰 입자는 큰 기도에 폐색을 일으킨다.

마취팀은 이 모든 것을 고려하여 마취의 선택에 관한 정보를 받고 결정을 내려야 한다.

국소차단마취를 할지 전신마취를 할 것인지를 결정해야 한다. 결정할 때에는 절차의 위급함과 모성과 태아의 건강을 고려해야 한다. 무엇보다 모성의 요구사항을 반드시 고려해야 한다. 전신마취에는 몇 가지 금기증이 있지만, 국소마취는 삽관의 어려움과 임산부의 흡인과 같은 기도관리의 위험을 피할 수 있어서 선호된다. 급성 태아절박가사 또는 심각한 모성 출혈이 있는 경우, 국소마취를 수행하기에 충분한 시간이나 임산부의 보상능력이 없을 수도 있다. 또한 국소마취제로 인해 어려운 둔위분만이나 잔류태반일 때 필요한 만큼 충분하게 자궁이완이 되지 않을 수도 있다.

수술 중 간호

체 위

수술실로 이송 후, 수술용 침대 위에 환자를 정확히 옮기는 것은 매우 중요하다. 환자의 정확한 자세는 안전을 최대한 유지(예: 화상의 위험을 줄이기 위해 환자를 금속표면에 닿지 않게 함)하고, 수술 부위를 정확하게 노출해준다. 올바른 체위의 또 다른 목적은 수술 후의 문제[예: 욕창, 심부정맥혈전증(deep vein thrombosis, DVT)]를 예방하는 것이다. 앙와위를 취하게 하고 머리와 목을 중립 위치에 둔다. 그러나 이 자세에서 중요한 문제는 대동정맥 폐색(체위성 저혈압증후군)이다. 임신한 자궁의 무게가 하대정맥을 차단해서 정맥으로 환류되는 양이 감소하고 심박출량이 감소한다. 임산부의 혈압하강이 확실해지기 전에 태반관류의 감소가 나타날 수 있다는 것을 알아야 한다.

체위성 저혈압증후군의 효과는 한두 가지 방법으로 감소시킬 수 있다. 침대 기전을 사용하여 좌측면으로 15° 기울이면 앙와위저혈압의 영향을 감소시킬 수 있다. 다양한 가능성을 고려하는 것이 최선의 실행이다. Wilkinson과 Enkin(1996)은 좌측면 기울기를 실행함으로써 신생아의 아프가 점수와 pH가 높아진다는 것을 발견했다. Rees 등(2002)도 이에(척추마취에 따른) 대해 동의했지만, 국소차단이 신속히 작용해야 할 경우 기울임 자세는 더 빨리 퍼지는 것을 차단할 수 있다는 것을 고려해야 한다.

팔 억제장치의 올바른 위치 또한 고려해야 한다. 위치가 잘못되거나 상완골의 중앙에 억제대의 압력이 가해지면 요골신경을 손상시킬 수 있다. 척골신경의 손상을 막기 위해서 여성의 팔꿈치가 매트리스의 끝부분을 넘지 않게 한다. 혈압측정 커프의 위치도 잊어서는 안 된다. 팔꿈치를 심하게 구부리면 팔 오금의 정중신경이 손상될 수 있다.

올바른 뒤꿈치 상승은 정맥울혈과 심부정맥혈전증(DVT)의 위험을 줄인다. 그러나 전문가들은 이러한 장치가 오히려 압박 위험을 증가시키지 않는지 확인할 필요가 있다고 한다. 많은 병동에서 장딴지 공기압박장치를 사용하고 부가적으로 압박스타킹을 사용한다(Thomas, 1999a, 1999b).

쇄석위(Lithotomy position)는 문제를 일으킬 수 있다. 과도한 회전과 굴곡은 좌골과 대퇴신경 손상의 위험을 줄이기 위해 피해야 한다. 또한 쇄석위에서는 장딴지정맥이 압박될 수 있다.

모니터링

일단 수술 준비를 하고 환자가 체위를 취하면, 마취유도와 함께 출산여성의 생리적 상태를 효과적으로 관리하기 위해 필요한 고려사항이 있다. 어떤 마취제는 부작용이 발생할 수 있다. 따라서 그 전에 위험한 부작용에 대해서는 출산여성의 의료기록지에 명확하게 기록해두어야 한다. 활력징후의 측정과 측정기구의 효과적인 사용을 통해 일탈을 확인할 수 있다. 이 두 과정은 밀접하게 연결되어 있지만 동일하지 않다. 미리 설정된 한계값 밖으로 측정수치가 떨어지는 여러 상황이 되면 측정기구가 경고를 하는 방법으로 모니터링한다.

여성의 현재와 과거 건강상태, 마취기법, 사용 가능장비와 마취 전문의사의 능력 같은 다양한 요인에 따라 모니터링은 달라진다.

수술대에서 수행하는 출산여성 기본 모니터링에는 심장 모니터링, 산소포화도, 혈압 모니터링이 있다. 고려해야 할 사항 중 한 가지는 장비의 위치이다. 예를 들면, 심전도(ECG)를 할 때 전극은 수술부위를 막지 않아야 한다. 만일 중심정맥선이 수술부위에 있다면 그 기록은 심장용적과 진행되는 관리와의 관계에서 가치 있는 결과를 즉각적으로 해석하기 위해 모니터로 되돌아갈 수 있다. 그렇다 할지라도 전문가들은 기계가 오작동할 수 있다는 것을 고려하여 임산부 상태에 대한 정확한 정보를 제공한다고 하여 모니터의 기능에 너무 의존해서는 안 된다고 말한다. 따라서 관찰과 청진 같은 기본적인 측정과 감각능력을 갖추어야 한다.

일단 효과적인 모니터링 장비가 설치되면, 마취과정은 예비산소포화(preoxy-genation: 마취 전 산소를 투여하는 것)와 함께 시작할 수 있다. 안면마스크를 통해 100% 포화 산소를 투여한다. 이것은 폐기능 용량이 감소하고 산소 소비량이 증가하는 여성에게 필수적이다(Gee et al., 1967). 산소투여의 증가는 기도삽관술이 지연되는 동안 나타나는 불포화반응의 위험성을 최소화하는 데 도움이 될 수 있다. 깨끗한 안면마스크를 통한 예비산소포화는 밀실공포증(claustrophobia)에 대한 산모의 염려를 줄일 수 있다.

마취유도

마취유도는 보통 티오펜톤(sodium pentothal)이나 프로포폴(Diprivan) 같은 약물로 한다. 두 가지 약물은 다음과 같은 작용을 한다.

- 중추신경계 – 진정작용, 의식상실과 마취를 유발, 대뇌대사, 혈류와 두개내압 감소
- 심장혈관계 – 저혈압을 유발하는 심근기능저하(myocardial depression)

• 호흡계 – 무호흡, 이산화탄소와 환기에 대한 여성의 반응 저하

어떤 약물이든 정맥주사 투여 후, 의식을 잃는 시간은 약물이 투여된 지점에서부터 뇌로 전달될 때까지 걸리는 시간(팔에서 대뇌까지의 순환시간)보다 적게 걸리는데, 이는 약물이 뇌혈관벽을 쉽게 통과할 수 있도록 지방질 용해를 하기 때문이다. 이 두 약물은 잠재적인 세포활동과 시냅스 전달 활동의 전도를 억제한다. 두 약물은 태반을 신속하게 통과하지만 태아를 억제하지는 않는다(Finster et al., 1972).

기도유지

여성이 수면에 빠지면 기도관리가 필요하다. 삽관술은 여성의 기도를 확보하고 보호하는 가장 유익한 방법이다(특히, 흡인의 위험이 있는 경우). 임신과 관련된 생리적 변화, 특히 자간전증인 여성은 부종이 심해서 성대가 쉽게 노출되므로 정확한 삽관을 위한 충분한 공간이 줄어든다.

마취에 성공하면, 삽관술을 위해 근이완제를 투여한다. Suxamethonium(Scoline)의 투여는 지속성이 짧지만 빠른 근육이완작용으로 기관 내 삽관을 용이하게 한다. 스콜린 근육이완제의 투여는 신경근 접합점(neuromuscular junction)에서 탈분극(depolarization)을 유발하고, 작은 경련이 일어나 세포막의 탈극화와 마지막 전달물질이 말초 근육(fasciculation)에 도달하는 것을 볼 수 있다.

삽관을 신속히 할 수 있도록 정확한 위치에 두는 것은 삽관술을 장시간 하는 동안 나타나는 산소불포화의 위험성을 감소시키기 위해 적용해야 하는 메커니즘이다. 고위험 출산여성이라도 역류의 위험을 방지하기 위해 경구투여는 줄이고, 마취가 유도되는 동안 후두의 윤상연골(cricoid)을 압박해야 하며, 기관 내에 관이 정확하게 위치하고 안전하게 확보될 때까지 윤상연골누르기를 멈추어서는 안 된다. 셀릭 동작(Sellick's maneuver: 윤상연골누르기 응용)은 식도 반대로 윤상연골을 6번째 경추 쪽으로 밀어 눌러서 식도 위로 역류되는 것을 방지한다(Carrie et al., 2002). 이 과정을 시행하는 동안 여성이 구토를 하게 되면 식도 파열의 위험을 최소화하기 위해 압박을 풀어야 하며, 흡인을 최소화하기 위해 여성의 머리를 옆으로 돌린다. 윤상근 압박을 확

실히 하는 것은 널리 적용하는 시술이나 다양한 방법이 적용된다. 잘못된 압박은 후두경으로 조정할 수 있다(Cook et al., 2000).

삽관술이 실패한 경우, 윤상연골누르기를 계속 유지해야 한다. 삽관술 실패는 신속하고 침착한 상황을 필요로 하는 응급상황으로 이어진다. Barnardo와 Jenkins(2000)에 따르면 임신부는 비임신부에 비하여 삽관술 실패율이 8~10배 높다고 하였다.

삽관술이 실패하는 이유는 정해진 삽관술 절차를 따르지 않았기 때문이다. 절차가 실패하면 마취 의사는 국소차단술(척추 · 경막외 차단)을 사용한다. 복부수술을 위해 기도유지를 하는 귀달기도(Guedal airway)와 안면마스크의 선택은 환기를 도울 수 있지만 근육이완과 마비를 일으킬 수 있으므로 특별한 경우가 아니면 제한한다.

삽관법이 항상 성공적일 것이라고 기대하지만, 조기 발견과 신속한 관리가 필요한 합병증이 나타날 수 있다. 합병증은 다음과 같다.

- 인식할 수 없는 식도삽관: 산소와 마취제 가스는 산소가 고갈되는 여성의 위장 속으로 직접 전달된다. 이산화탄소 분석은 마취유도에서 항상 사용할 수 있어야 하고 가스불균형을 감지해야 한다. 맥박산소측정은 마지막 기록 변화만 나타내므로 특히, 여성이 예비산소포화 상태였으면 기도내관(ET)의 부정확한 위치에 대한 좋은 지표라고 할 수 없다.
- 기관지삽관이 꼬여서 환기에 실패하는 것은 ET관이 연결되지 않았거나 주기관지에 너무 깊이 삽입했기 때문이다.
- 위 내용물의 역류로 인한 흡인은 기도를 직접적으로 폐쇄시키는 원인이다.

일단 삽관이 되면 ET tube는 보통 9.5~8FG를 사용하는데, 마취가 지속되는 동안 계속 그대로 둔다. 장시간 작용하는 근육이완제의 투여 시에는 휘발성 환기제로 isoflurane, 운송물질로 산소와 질소, 진통제로 모르핀을 사용한다. 모든 휘발성 제제는 마취를 깊게 하면서 자궁에 직접 작용하여 이완을 유도한다. 따라서 제왕절개술을 할 때는 소량의 농도를 사용한다. 드물기는 하지만 약의 부작용(anaphylaxis)이 일어날 수 있으므로 증상이 발견되면 즉시 처치해야 한다. 전문 조산사는 이러한 부작용의 임상증상의 원인과 특성을 잘 알아야 한다. 히스타민에 의한 발적과 홍조(flashing)는 가장 많이 나타나는 부작용이며, 혈관확장, 심삼투압 증가, 기관지 경련으로 인한 기관지 폐색, 호흡장애, 후두부종, 후두경련이 나타날 수 있다.

이러한 급성 상황에서의 처치는 호흡기와 심혈관 장애로 인한 저산소증을 예방하기 위해 즉시 100% 산소를 공급하는 것이다. 정맥투여 약물은(예외적으로 정맥투여가 어려울 경우 기관 내 투여) 아드레날린, 스테로이드 혹은 항히스타민제를 기관지 경련이나 저혈압과 같은 생리적인 반응에 균형을 맞추는 데 사용할 수 있다(아드레날린은 기관지 확장과 혈관수축을 정상적으로 회복시킨다).

ECG와 산소포화도(SpO_2) 기록을 관찰하는 것은 기본이다. 동맥혈액가스와 pH는 산성증, 저산소증, 고탄산혈증 여부를 확인하기 위해 잘 측정해야 한다. 침투성 모니터링으로 동맥과 중심정맥압(CVP)선을 설치할 필요가 있고 배뇨 모니터링을 통해 신기능장애를 사정해야 한다.

수액관리

수술 전 과정 동안 수액관리는 신중하게 수행해야 한다. 주입하는 수액의 양과 종류는 다양하지만 다음 사항을 지켜야 한다.

- 여성에게 수분결핍이 있는지(결핍의 원인이 단순히 수술 전 기아로 인한 것인가 아니면 구토, 출혈, 발열에 의한 것인가), 보충할 수액은 1.5mL/kg/h로, 시작할 때는 빨리 주입한다.
- 수술로 체액의 소실이 있으면(개복수술 동안 수분의 증발, 급성 출혈이나 체액이 손실되는 조직손상) 결정용액이나 교질용액을 보충해야 한다.

더 지세한 내용은 9장을 참조한다.

활력징후 측정, 말초혈액관류, 배뇨 상태는 수액보충이 충분한지 아닌지를 알려주는 지표가 된다.

마취에서의 회복

수술이 끝날 때 GA(전신마취) 약물의 투여는 신경근육활동과 반사가 회복되는 것을 증진시키기 위해 줄일 필요가 있다. 근이완약물은 neostigmine과 glycopyrolate를 같이 투여한다(neostigmine 단독으로만 투여하면 서맥이 발생할 수 있다). 흡입제제 투여는 의식 상태 회복을 증진하고 산소화를 증가시키기 위해 줄인다. 수술이 끝나고 보호적인 반사가 나타나는 것은 호흡기능이 좋다는 것이므로(구역이나 기침 혹은 움직임) ET tube는 제거한다. 흡인(suction)은 후두경련의 위험을 줄이기 위해 조심스럽게 해야 한다. 이렇게 함으로써 후에 재삽관의 위험을 줄일 수 있다.

여성에게 반응이 있으면 즉시 흡인과 산소공급을 할 수 있는 장치를 부착하고 환자 이동침대에 눕혀서 옮긴다. 수술 후 환자의 체위는 혀가 뒤로 넘어가서 기도를 막는 것을 예방하기 위해 좌측위를 취하게 한다.

수술 후 관리

적절한 기구가 있는 방에서 여성이 회복되는 것을 주의 깊게 관찰하는 것은 회복기 동안 문제를 확인하고 치료하는 데 있어 가장 효과적인 방법이다. 무의식 여성은 절대 혼자 두어서는 안 된다. Holmes와 Morton(Morton, 1977)은 A에서 F까지의 형식으로 열거하여 aide-memoire를 만들어 수술에 따른 안전한 회복을 확실히 하도록 했다.

- Airway(기도)
- Breathing(호흡)
- Circulation(순환)
- Conscious level(의식 수준)
- Drain, dressing, drugs(배액, 드레싱, 약물)
- Elimination(배설)
- Fluid-balance(수액 유지) – 섭취와 배설(I & O)은 정확히 측정하고 기록해야 한다.

마취 후 합병증

수술 후에는 어떤 환자든지 합병증을 일으킬 가능성이 있다. 기도, 호흡과 순환은 시간마다 정확히 측정하고 계통적인 문제를 찾아내어 조기에 적절한 장소에서 적절한 치료를 받을 수 있도록 한다.

호흡기능의 사정

여성의 산소포화도 수준이 저하되는 것은 맥박산소측정기로 확인할 수 있다. 하지만 기계가 다 해주는 것은 아니므로 자세한 관찰이 필요하다.

다음과 같은 문제가 발생할 수 있다.

- 기도폐쇄: 기도폐쇄는 귀에 거슬리는 호흡소리와 함께 가슴과 복부의 상반되는 움직임으로 시소(see-saw) 같이 보인다. 혀, 이물질이나 음식찌꺼기 등으로 발생할 수 있으며, 원인에 따라 흡입이나 머리의 위치변경과 같은 처치로 해결할 수 있다.
- 후두나 기관지의 과민, 또는 심각한 약물반응으로 인한 급성 기관지경련: 증상을 줄이기 위해 약물치료가 필요하다. 따라서 조산사는 살부타몰(salbutamol) 같은 응급약물의 보관위치를 명확하게 알아두는 것이 중요하다.
- 폐부종: 호흡곤란, 빈호흡, 빈맥으로 나타난다. 자간전증 임산부를 관리할 때 심각한 체액과부하와 폐부종의 위험을 방지하기 위한 체액관리와 관련된 관리가 필요하다. 중심정맥압 모니터링은 혈액동력학 수치를 정확히 확인하여 적절한 관리를 할 수 있도록 한다. 폐부종은 상황의 심각성과 원인에 따라 관리한다.

심혈관기능의 평가

저혈압은 수술 후 가장 흔한 문제로서, 보통 저혈량증으로 발생하므로 손실된 혈액량을 보충해야 한다. 중심정맥압과 소변배설량에 대한 기록은 적절한 보충 여부를 알려주고 반대로 체액과부하가 발생하지 않았음을 나타낸다.

저혈압의 다른 원인요소는 체액감소가 없을 때 대부분의 마취제가 잠재적으로 수축력을 감소시키므로 심근수축력 감소를 고려해야 한다. 약물의 사용 또는 단순히 상황을 되돌리기 위한 관리는 자세히 관찰하고 약물의 효과가 소멸되게 한다. 심부정맥(cardiac dysrhythmias)은 마취 후 종종 저산소증이나 전해질불균형이 있을 때 나타날 수 있다.

기타 마취 후 관리

산모와 태아의 위험으로 응급분만을 한 산모는 신생아의 건강과 안녕을 걱정한다. 그러나 이러한 반응은 전신마취의 영향으로 지연될 수 있다. 회복실로 돌아오면 유용한 정보를 제공하게 되는데, 수술 후 며칠 동안은 중요한 것을 설명할 때 산모에게 설명한 것을 산모가 다시 한 번 말해보도록(debrief) 해야 한다.

오심과 구토는 수술 후 발생할 수 있는 공통적인 합병증이며, 환자의 80% 이상에서 나타난다. 발생율을 높이는 요인은 여러 가지가 있는데, 수술의 종류(개복수술), 마약성 진통제의 투여, 그리고 멀미증상이 있는 대상자가 여기에 속한다(Hatfield & Tronson, 2001). 처치로는 항구토제의 처방이 있다.

발생할 수 있는 다른 합병증은 다음과 같다(Carrie et al., 2002).

- 삽관 제거로 인한 혈종의 위험 – 혈전성 정맥염이 발생할 수 있다.
- 삽관술로 인한 입술, 치아, 외상, 인두나 후두 외상으로 인한 인후염(sore throat)
- Suxamethonium의 투여로 근골격계 통증이 발생할 수 있다.

Part 2: 소생술

심폐정지는 고위험 출산여성에게 잠재된 합병증으로 나타날 수 있고, 또한 고위험질환에 의한 예기치 않은 사건일 수 있다. 따라서 모든 조산사와 지역사회 의료팀들은 기본적이고 즉각적인 생명유지(basic life support, BLS 또는 immediate life support, ILS)에 대한 숙련이 필요하며, 심폐정지의 원인을 제거하거나 치료할 수 있는 전문심폐소생술(ALS) 팀의 도움이 있어야 한다(Resuscitation Council UK, 2001).

"태아 소생의 열쇠는 어머니의 소생이다"(International Resuscitation Guidelines, 2000, p.294). 이 가이드라인은 태아의 생존력이 어머니의 생존에 달려있으므로 두 사람에게 적용된다. 재태연령 24주 후에도 잠재적으로 태아 생존이 가능할 때는 반드시 적용해야 한다.

사전 지식

- 영국 소생술협회(Resuscitation Council UK)의 성인 기본 생명유지 알고

리즘(Handley, 2005)

- 임신 중 심혈관계와 호흡계의 생리적 변화

서 론

임신 중 심폐정지 발병률(약 1:30,000)은 매우 드물며, 대부분 출생 당시의 상황과 관련이 있지만 임신 중 병태생리적인 변화와 관련이 있을 수도 있다(International Resuscitation Guidelines, 2000).

임신 중 심정지의 결과는 적절한 기도유지, 호흡과 순환의 확보를 어렵게 하는 임신의 병태생리적 변화로 인해 나쁜 결과를 초래한다(Morris & Stacey, 2003). 이 장의 뒷부분에서 자세히 논의할 것이다.

그러나 산모사망의 약 50%는 잠재적으로 예방가능하다[Advanced Life Support in Obstetrics(ALSO), 2000]. 성인의 심정지를 위한 ALS 알고리즘은 8가지 심폐정지의 잠재적 가역원인('4Hs & 4Ts' 〈표 11.1〉 참조)으로 확인한다(Deakin et al., 2005).

- 저산소증(Hypoxia)
- 저혈량증(Hypovolaemia)
- 고칼륨혈증/저칼륨혈증과 대사장애(Hyperkalaemia/Hypokalaemia and metabolic disorders)
- 저체온증(Hypothermia)
- 긴장성 기흉(Tension pneumothorax)
- 눌림증(Tamponade)
- 독성 · 치료 장애(Toxix/Therapeutic disturbances)
- 혈전색전성 · 기계적 폐색(Thromboembolic/Mechanical obstruction)

임신, 분만과 관련된 상태의 예는 〈표 11.1〉과 같다. 조산사는 그중 많은 것이 CEMD에서 최근 보고한 임부사망의 주 원인이라는 것을 알아야 한다(Lewis, 2001, 2004).

표 11.1

심폐정지의 잠재적 가역원인(Deakin et al., 2005)

잠재 원인	임신 / 분만 - 관련 상황
저산소(증) (Hypoxia)	폐부종[HEELP증후군, 자궁수축억제(tocolysis)] 자간증 간질 상태 멘델슨증후군 고척수 차단 심장 또는 호흡기 질환
저혈량증(Hypovolaemia)	산전 또는 산후 출혈 산재성 혈관 내 응고병증 임신오조증
고칼륨혈증 · 저칼륨혈증, 대사장애 (Hyperkalaemia/hypokalaemia and metabolic disorders)	신부전
저체온증(Hypothermia)	
긴장기흉(Tension pneumothorax)	외상(예: 교통사고) 중심정맥압 또는 폐동맥 카테터의 삽입 합병증 천식
눌림증(Tamponade)	가슴외상 폐동맥 카테터의 삽입 합병증
독성 · 치료 장애 (Toxic/therapeutic disturbances)	황산마그네슘의 독성 아나필락시스(과민증, 예: 주사기, 라텍스) 패혈성 쇼크
혈전색전성 · 기계적 폐색 (Thromboemblic/mechanical obstruction)	폐색전증 양수색전증 공기색전증

효율적인 심폐소생술

임부의 심폐정지의 치료원칙은 일반 성인과 동일하지만, 임신의 생리적 변화를 감안하여 조정해야 한다. 전문산부인과 의사와 소아과 의사는 심폐정지와 신생아 소생술의 원인과 관련된 모든 임신의 관리에 전문적인 지식을 제공하기 위해 초기 단계부터 참여해야 한다.

심폐정지에 따른 성공적인 결과를 이끄는 중재는 한마디로 요약하면 '생존사슬(chain of survival)'이다(Resuscitation Council UK, 2000a). 이는 다음과 같이 구성된다.

- 응급처치를 위한 조기 접근(병원 밖에서의 정지) 또는 심폐정지팀(병원 안에서의 정지)
- 조기 기본생명유지술(early basic life support)
- 조기 제세동(early defibrillation)(필요하면)
- 조기 전문심장소생술(early advanced life support)

기본생명유지술(BLS)의 목적은 제세동과 전문심장소생술(advanced life support, ALS)을 시행할 의료진이나 장비가 있는 곳에 도착할 때까지 충분한 환기와 순환을 유지하는 것이며, 제세동과 전문심폐소생술(ALS)의 목표는 심폐정지의 근본적인 원인을 바로잡는 것이다. 기본생명유지술(BLS)의 부재 시, 저장산소는 4~6분 이내에 소진되며 의식을 잃고 쓰러지게 된다(Handley, 2005). 그러나 임신의 생리적 변화는 다음에 설명된 바와 같이 저산소증을 더 빨리 일으킨다. BLS는 기본적으로 '현상유지책'이며, 비임신 여성에게 최적으로 수행하더라도 정상적인 심박출량과 뇌관류의 30% 이상을 달성하지 못한다(Handley, 2000). 이러한 사실들이 '생존사슬'의 중요성을 강조한다.

조산사는 '생명사슬'의 모든 고리를 강화하는 데 아주 중요한 역할을 한다. 조산사가 고위험 임산부를 가까이에서 간호하는 것은 임산부의 상태가 악화되는 것을 파악하고 심폐정지를 막기 위한 조기 관리를 하기 위함이다. 또한 조산사는 심폐정지 발병을 인지하고 심폐정지팀과 심폐정지 카트, 제세동기 같은 장비를 신속하게 동원하기 위한 일차적 위치에 자리하고 있다. 조산사의 역할은 또한 효과적인 BLS의 초기 수행에 참여하며, ALS 수행 시 효과적인 팀처치를 가능하게 한다.

심폐정지 또는 심폐정지와 관련한 상태의 잠재적인 원인에 대한 특별한 관리는 소생술을 하는 곳에서 동시에 해야 한다. 넓은 관 캐뉼라(wide-bore cannulae)로 정맥에 2개의 경로를 안전하게 확보한다. 중심정맥은 약물이 중심혈액순환계 속으로 신속히 전달되게 하는 최적의 경로를 제공하지만, 이 시술에는 다양한 합병증이 있다(10장 참조).

말초정맥관을 설치하는 것이 빠르고 안전하지만 약물이 중심혈액순환계에 도착하기까지 1~2분 정도가 걸린다(Kuhn et al., Jevon & Raby, 2001 인용). 그러나 중심혈액순환계까지 전달은 최소한 20mL의 0.9% 식염수(Deakin et al., 2005)로 플러싱하고 다리를 높임으로써 속도를 높일 수 있다(Resuscitation Council UK, 2002). 궁극적으로, 선택한 경로는 기술과 가능한 장비에 따라 달라진다.

흡인기와 산소를 쉽게 사용할 수 있어야 하며, 가장 중요한 것은, 모든 절차가 여성이 대동대정맥(aortocaval) 압박을 감소하는 적절한 자세를 취한 상태에서 진행되어야 한다는 것이다(다음의 순환 부분을 참조).

BLS는 영국 소생술협회의 BLS를 위한 알고리즘 또는 병원 내 소생술(Soar & Spearpoint, 2005)을 따라 실행되어야 한다(Handley, 2005). 그러나 임신 후반기에는 기도, 호흡 및 순환에 영향을 미치는 요인을 다음에 기술한 바에 따라 고려해야 한다.

기 도

특별히 고려할 사항은 다음과 같다.

- 위 내용물의 역류 위험 증가, 이것은 심장괄약근에 대한 프로게스테론의 이완효과, 임신한 자궁이 위장을 압박하는 것 때문이다.
- 역류된 위 내용물의 흡입의 위험, 이것은 멘델슨증후군을 초래할 수 있다.
- 다음의 원인으로 인한 기관 내 삽관의 어려움이 따른다.

- 목의 비만
- 유방증대
- 후두부종(특히, 임신성 고혈압이 있을때)

따라서 숙련된 마취사가 조기에 기관 내 삽관을 하고, 윤상연골누르기는 기도가 띠가 있는 ET tube로 안전하게 확보될 때까지 실시한다. 마취사를 보조하기 위해 조산사는 다음을 확인해야 한다(Morris & Stacey, 2003).

- 삽관 준비를 위해 적어도 하나의 베개로 목을 굽히고 머리를 뒤로 신전시킨다.

- 손잡이가 짧은 후두경 또는 90° 이상의 날개로 덮은 후두경은 임신으로 인한 해부학적 변화로 인한 삽관의 어려움을 극복하는 데 도움이 된다.
- 후두기도마스크는 기관 내 삽관이 실패했을 경우에 효과적일 수 있다.

호 흡

특별히 고려할 사항은 다음과 같다.

- 호흡운동은 가슴과 복부가 증대되었기 때문에 측정하기가 더 어렵다.
- 저산소증은 더 신속하게 일어난다. 산모의 기초대사율의 증가와 태아의 대사 영향으로 기초대사량이 10~15% 증가해서 임신 동안 산소요구량이 20% 증가한다(Llewellyn-Jones, 1999). 따라서 임신하지 않은 여성이 산소결핍으로부터 뇌사 상태에 빠지는 시간(3~4분)보다 짧은 시간에 무산소증이 일어나 뇌사 상태에 빠지는 사고가 발생할 수 있다(Morris & Stacey, 2003).
- 다음은 임신 자궁의 역학적 효과이다.
  - 횡격막(Diaphragm): 횡격막은 흉부를 받침으로써, 높은 팽창압력이 있을 때 흉부탄성은 감소한다.
  - 폐기저(Lung bases): 폐기저는 호기예비량을 200mL 감소시켜(de Swiet, 1998) 그만큼의 저산소증을 견딜 수 있게 한다.

그러므로 초기에 효과적인 환기를 위해 100%의 산소를 사용해야 한다.

순 환

특별히 고려할 사항은 다음과 같다.

- 임신말기에는 심박동률이 분당 15회까지 증가하고 혈액량이 증가하여, 심박출량이 30~50% 증가한다(Llewellyn-Jones, 1999). 이것은 심폐소생술을 실시하는 동안 계속 유지되어야 한다.
- 임신 후기에 앙와위 자세는 하대정맥을 압박하여, 정맥귀환 감소로 심박출량을 25%까지 감소시킨다(Jerr, cited by Jevon & Raby, 2001).
- 앙와위에서 귀환정맥혈은 기정맥(azygous)과 척추옆정맥(paraspinal veins)을 통해 곁가지혈류(collateral blood flow)에 의존하므로, 이 혈류량은 효과

적인 심폐소생술(CPR)을 해도 충분치 않다(Thomson & Greer, 2000).

- 다음과 같은 이유는 효과적인 흉부압박을 저해한다.
  - 펼쳐진 늑골 68~103°의 각도로 벌어져 있는 늑골하각도(subcostal angle)
  - 횡격막이 4~7cm 융기(ALSO, 2000)
  - 증대된 복부 및 유방

흉부압박의 효과를 최대화하기 위해서는 하대정맥의 압박을 감소시켜야 한다. 위에서 언급한 바와 같이, 이 압박이 풀리지 않은 한 소생술의 시도는 소용이 없다(Morris & Stacey, 2003). 모래주머니, 베개, 뒤집힌 의자의 뒷면 또는 카디프(Cardiff: 웨일스의 수도) 소생술 쐐기 같은 합판 쐐기를 이용하여 시도한다. 이는 좌측면 기울이기의 효과를 낸다. 적절한 장비가 없을 때 응급요원은 여성의 뒤에서 무릎을 꿇고 받쳐주어 '인간쐐기'의 역할을 할 수 있다(Morris & Stacey, 2003).

다른 대안으로는 여성의 오른쪽 엉덩이를 약 15° 정도 올리거나(Campbell & Klocke, 2001), 손으로 자궁을 들고 여성의 좌측 머리쪽으로 향하게 밀어 올린다(Morris & Stacey, 2003).

Rees와 Willis(1988)는 측면 기울기의 변화와 흉부압박의 효능을 조사했는데, 27°의 기울기와 최대 압박의 80%의 힘으로 흉부를 압박하면 대정맥의 압박이 상당히 완화되는 것을 알 수 있었다.

임산부는 앞쪽으로 구부러지는 경향이 있으므로 30° 이상의 기울기는 흉부압박을 어렵게 한다(Thomson & Greer, 2000; Morris & Stacey, 2003). 그러나 Kiss와 Arvieux(2004)는 앙와위에서 더 효과적이라고 하였다. 앙와위에서는 손으로 자궁의 위치를 바꿀 수 있기 때문이다.

흉부압박은 복부장기가 위쪽으로 움직일 수 있도록 하기 위해 흉골보다 높은 위치에서 수행해야 한다. 그러나 정확한 손의 위치에 대한 가이드라인은 없다(International Resuscitation Guidelines, 2000).

기관에 삽관이 되면 흉부압박(분당 100회)은 환기(분당 10회)를 하는 동안 중단 없이 지속적으로 실시한다. 흉부압박을 멈추면 관상동맥관류가 상당히 떨어진다(Deakin et al., 2005). 환기를 하는 동안 흉부압박을 중단하지 않으면 관상동맥관류는 평균 이상으로 상당히 높아지는 결과를 가져온다.

응급 제왕절개술

앞서 언급한 임신의 생리적 변화에서 임신 후반기에 심폐정지 임산부에게 효과적인 산소공급과 순환을 제공할 때 어려움을 설명하였다. 영국 소생술협회(2000a)는 소생술이 실패하면 5분 이내에 응급제왕절개를 권유한다. 제왕절개는 단지 태아를 구하는 것이 아니라 산모의 생존에도 중요하다(Morrys & Stacey, 2003). 자궁을 비우면 효과적인 소생술에 방해가 되는 많은 장애물이 제거된다. 특히, 하대정맥 압박의 완화(이것은 자궁의 좌측면 기울이기 또는 손에 의한 자궁위치 이동에 의한 부분적인 감소)만이 아니라 보다 효율적인 폐환기가 가능하다.

제왕절개를 하기로 결정하였다면, 수술실 팩을 준비하는 시간의 관점에서 볼 때 속도가 관건이며, 처음에 필요한 것은 작은 수술용 메스인 scalpel이다(Morris & Stacey, 2003). 비록 Bobrowski(1999)가 '절개방법은 개인적인 취향의 문제이고, 아래쪽의 가로절개가 혈액 손실을 줄이고 봉합을 빨리 할 수 있다'라고 하였지만, Cox와 Grady(1999)는 복부와 자궁을 수직으로 절개하는 것이 가장 빠른 경로라고 하였다.

산모의 심폐정지에서 생존한 대부분의 신생아들은 5분 이내에 제왕절개를 한 경우이다(imorris & Stacey, 2003). 그러나 산모의 CPR 이후 20분 뒤에도 신경학적으로 온전하게 태어난 아이도 있다는 보고가 있다(Katz et al., Jevon & Raby, 2001 인용). Mitchell(1995)은 이와 같은 경우는 태아의 저산소증(예: 태아사망은 저산소성 대뇌손상에 의한다)이 '도 아니면 모(all or nothing)' 현상과 같은 것이라고 한다. 반면, 아무런 손상이 없는 생존아는 임부의 저산소증이 태아의 뇌에 저산소성 손상을 주지 않았다는 것을 나타낸다.

임부에게 저산소증이 있을 때 태아의 뇌로 적절한 산소공급이 이루어지는 태아의 생리적 적응은 말초혈관수축이다. 이는 심장과 뇌 같은 태아의 생명장기에 순환경로를 주고 태아 헤모글로빈의 산소포화도를 높이기 때문이다(Jevon & Raby, 2001). 따라서 Bobrowski(1999)는 태아가 살아있다는 징후가 있다면 임부의 심폐정지가 발생한 후 25분 이내에 제왕절개를 실시하는 것이 타당하다고 제안했다.

제왕절개 동안 CPR을 지속적으로 하면 임부와 태아의 예후는 향상된다(Morris & Stacey, 2003). 복부횡절개는 대동정맥압박을 보상하는 데 도움을 주기 위해 고려될 수 있다(Cox & Grady, 1999). 비록, 임산부가 의료진과 장비가 잘 갖추어진 분만실이나 수술실에서 쓰러졌을 때 효과적인 소생술로 인해 사후 제왕절개로 신생아의 생존력이 높아졌다는 CEMD의 보고가 있기는 하지만, 신생아의 주산기 결과는 매우 나쁘다(Lewis, 2004).

조산사의 역할은 임부의 상황이 제왕절개분만을 결정하는 것과 적절한 인력과 장비를 준비하는 것이다(신생아 소생술 포함).

전문심장소생술

전문심장소생술(advanced life support, ALS)은 심박출량을 복원하기 위해 시도하는 방법이며, 더 전문화된 장비(약물 포함)와 기술로 호흡과 순환을 지원한다(Jevon & Raby, 2001).

심폐정지와 관련된 심장의 리듬은 초기 제세동이 있는 것(심실세동, ventricular fibriation, VF)과 무박심실빈맥(pulseless ventricular tachicardia, VT), 조기 제세동이 없는 것[심장수축부전(asystole)과 무박전기활성(pulseless electrical activity, PEA)]으로 구분한다(Deakin et al., 2005)(10장 ECGs의 향후 정보 참조).

심실세동(ventricular fibrillation, VF)/무박심실빈맥(pulseless ventricular tachycardia, pulseless VT)

심실세동(VF)과 무박심실빈맥(VT)은 성인에서 심정지와 부정맥의 가장 일반적인 증상이며, 이는 다른 리듬보다 예후가 좋다. 발병률은 임신 시가 비임신 시보다 낮게 나타나지만, 허혈성 심장질환과는 깊은 관련이 있다(Jevon & Raby, 2001; Smith, 2005).

심폐정지가 발생한 것을 보았거나 ECG가 심실세동을 보이는 정지시간이 보일 때 명치를 한 번 세게 두드리는 것이 즉석에서 효과적일 수 있다. 그러나 빠른 제세동은 반드시 치료해야 한다.

이 과정에서 성공률은 효율적인 BLS로 다소 느려질 수 있지만 심근 예비에너지가 급격히 소진되므로, 심폐정지 후 매분 7~10%꼴로 성공률이 감소한다(Davies, 2005). 그러나 BLS는 쇼크 전달을 지연하지 않아야 한다. 심전도 추적을 신속하게 진행하는 것이 최우선이며, 심전도 기기나 제세동 충격기 중 하나를 사용하고, 심전도에 나타나면 초기에 제세동기를 사용한다.

제세동

제세동은 '세동의 중단, 더 상세하게 설명하면, 심실세동과 무박심실빈맥이 쇼크 전달 5초 이후에 보이지 않을 때'라고 정의한다(Resuscitation Council UK, 2002). 제세동을 하는 동안 전류는 심근으로 전달되며, 그 목적은 심장근육의 임계질량(criticalmass)의 탈분극을 일으켜서 자발적으로 굴심방결정 활성(sinoatrial node activity)을 재개하도록 하는 것이다.

2개의 패드를 가슴에 갖다 댄다. 하나는 오른쪽 쇄골 아래의 흉골의 오른쪽에 대고 하나는 심첨부(apex)에 댄다. 젤 패들을 사용하여 전도율을 높이고 피부 화상의 위험을 최소화한다.

제세동은 태아에게 전류가 흘렀다는 증거가 없으므로 임신 중에도 사용할 수 있는데(International Resuscitation Guidelines, 2000), 태아에게 해로운 영향 없이 사용되었다는 사례 보고가 있다(Jevon & Raby, 2001). 그렇지만 임산부가 측면으로 기울어진 자세로 있을 때 심첨부에 제세동 패드를 대기가 어려울 수 있으며, 손에 패드를 잡고 유방이 접촉되지 않도록 조심해야 한다. 이는 접착식 전극을 사용하여 방지할 수 있다(Morris & Stacey, 2003).

쇼크 리듬이 감지되자마자(1회 쇼크는 150~200Joule 이상 또는 360Joule의 단상 충격이 주어진다) 즉시 흉부압박을 가하며 흉부압박과 환기의 비율을 리듬이나 맥박의 재평가 없이 30:2로 실시한다. 필요하면, CPR을 2분간 지속하고 리듬을 재사정한 후 2차 충격(최초와 같은 에너지로)을 한다. 이러한 절차는 심실세동과 무박심실빈맥이 지속되는 한 반복한다(Deakin et al., 2005).

Nanson 등(2001)은 성인의 표준 에너지 요구량을 시험한 결과, 임신 중에도 적절히 사용할 수 있음을 보여주었다. 비록 임신의 생리적 변화가 흉강을 통한 임피던스(TTI-transthoracic impedance: 경흉강의 교류회로에서 전압과 전류의 비율)를 변화시킬 수도 있다는 것을 주장하였지만(제세동 동안 전류의 흐름이 있지만), 만삭에서의 TTI와 출생 후 6~8주의 TTI 간에 유의한 차이가 없는 것으로 나타났다.

조산사는 제세동을 하는 동안 산모와 직 · 간접적으로 접촉(예: 침대 또는 드립 스탠드를 통한 접촉)하지 않도록 안전에 신경을 써야 하며, 산소가 열려 있으면 산소에서 아크(두 개의 전극 간에 생기는 호 모양의 전광)가 발생하며 화제가 날 수 있으므로 일시적으로 산소를 제거한다(Resuscitation Council UK, 2002).

외부형 자동 제세동기

신속한 제세동은 심실세동과 무박심실빈맥을 확실하게 치료한다. 그러나 수동 제세동기의 사용은 ECG를 해석할 수 있는 능력과 훈련을 받은 사람이 필요하다. 제세동이 8분 이상 지연되면, 예후가 나쁘다(Liddle et al., 2003).

외부형 자동 제세동기(AEDs)의 사용은 심장 리듬을 분석하고, 화면 또는 소리로 작동자에게 안내를 제공한다. 그리고 미리 설정된 수치에서 충격을 전달하여 지연을 감소시킨다. AEDs의 훈련은 수동 제세동기의 절차보다 간단하다. 영국 소생술협회는 병원에서 심정지의 관리에 대한 책임자 또는 지역활동을 하는 사람에게 병원 환경에서 3분 이내에 충격을 제공하는 목적과 함께 AEDs의 사용법에 대한 교육을 반드시 받아야 한다고 권고한다(Davies, 2005).

Non-VF/VT(무-심실세동/심실빈맥)

제세동은 지속적인 CPR과 적절한 약물요법으로 치료할 때, 무심장수축과 PEA 같은 부정맥은 제세동의 적응증이 아니다. 제거할 수 있는 원인을 찾을 수 없고 효과적인 치료를 할 수 없다면 결과는 대체로 좋지 않다(Deakin et al., 2005). PEA는 보통 폐색전증, 부정맥, 저혈량증과 양수색전증을 일으킨다(Nanson et al., 2001).

심폐소생술에 사용하는 약물

약물은 제세동과 심폐소생술에 이어 2차적인 역할이다. 심폐정지의 초기 관리를 하는 동안 몇 가지 약물의 사용에 대한 제한된 사례가 있다(Resuscitation Council UK, 2002). 약물의 사용법은 〈표 11.2〉에 요약되어 있다.

훈련의 필요성

임산부에게는 심폐정지가 아주 드물지만 모든 의료진은 성공적인 소생술의 중요한 요소로서 CPR에 숙련되어야 한다(Department of Health, 2004). 조산사 규정과 기준(NMC, 2004b)에 따르면, 조산사는 소생술 등 응급처치를 수행할 수 있는 적절한 준비를 할 책임이 있다. 그렇지만 Davies와 Gould(2000)의 연구에서, 건강관리전문가의 소생술 능숙도는 지식과 기술 측면에서 보통 충분치 않은 것으로 나타났다.

대부분의 조산사를 포함하여 실제 소생술을 자주 수행하지 않는 의료진은 CPR의 숙련기술을 유지하기 힘들다(Morris & Stacey, 2003). 그러나 Wynne 등(1999)은 심폐정지를 위한 소생술을 수행하는 데 향상된 이론적인 지식이나 기술을 가지고 참여하여 경험을 얻었다는 증거는 없다고 주장했다. 따라서 영국 소생술협회(2000b)에서 병원 의료팀은 임신 같은 특수한 상황에서 심정지에 관한 교육을 최소한 매년 받기를 권고한다. 따라서 임상영역에 있는 모든 산과의료진들은 교육을 받아야 한다. 이것은 모성사망조사국(Lewis, 2004)이 강조하는 것으로 산모의 소생술을 위한 응급훈련은 모든 모성병동에서 정규적으로 실행되어야 한다. 조산사는 실제로 매년 재교육에 참석해야 한다(Jevon & Raby, 2001). Davies와 Gould(2000)는 문헌연구에서, 지식과 기술유지에 대한 최적기간은 6개월을 넘지 않아야 한다고 제안하였다.

조산사는 매년 소생술 재교육에 참석하고, 산부인과 전문심장소생술(ALSO) 과정 같은 프로그램에서 훈련을 받아야 하며, CPR을 비롯하여 산부

표 11. 2

심폐소생술 시 사용하는 약물(출처: Resuscitation Council UK, 2002)

약물	용량	작용	평가
Adrenaline (epinephrine)	1mg(10mL of 1:10,000) i.v. 3~5분마다 2~3mg을 10mL의 증류수에 용해하여 ET 관을 통해 투여(흡수 약물과 보조물을 분산하여 기관지 가지로 흡수되게 한다)	혈관수축 – 관상동맥과 대뇌관류 증가 자궁태반 혈관수축은 태아에게 부정적인 영향을 미칠 수 있다(Lee et al., Jevon & Rabu, 2001 인용). 그러나 심박출량이 낮을 때 혈관수축은 자궁태반혈류를 더욱 향상시킨다(Maternal and Child Health Research Consortium, 2000).	어떤 원인에서 기인하든 심정지에서 최초로 사용되는 약물 심정지가 코카인 또는 교감신경흥분 유도약물(sympathomimetic drugs)에 기인하였을 때는 주의해야 한다.
Amiodarone	300mg을 5% 포도당 20mL가 담긴 주사기에 용해한다.	항부정맥제Antiarrhythmic) 정상적인 심실세동 또는 무박심실빈맥에 대한 제세동을 실패하였을 때 사용 부작용: 저혈압과 서맥	말초정맥보다 중심정맥선을 통해 투여, ET 관을 통해 투여하지 않음.
Lidocaine (Lignocaine)	초기용량은 100mg. 필요 시 500mg의 용량을 더한다.	항부정맥제 (Antiarrhythmic)	아미오다론(amiodarone)이 작용하지 않을 때 투여
Atropine	Symptomatic bradycardia: 0.5~1mg i.v. Asystole or PEA: 3mg i.v. or 6mg in a volume of 10~20mL via an ET tube	굴심방결절과 방실결절에서의 미주신경의 차단작용; 굴자발성 증가와 방실결절 전도를 용이하게 함.	자체 평가의 결정적인 증거가 없지만, 입증되지 않은 평가로는 성공적임. 용량이 정해져 있지 않음. 동공확대
Other drugs	Magnesium sulphate: 1~2g(2~4mL of 50%) i.v., given over 1~2minutes	저마그네슘혈증으로 인한 심실세동 또는 심실빈맥	부정맥 또는 심정지의 원인이 전해질불균형일 때만 사용
	Calcium chloride: 10mL of 10% i.v.	고칼륨혈증, 저칼슘혈증 또는 칼슘통로 차단약물(예: magnesium sulphate)의 과용에서 기인한 PEA일 때 사용	탄화칼슘 침전을 일으키기 때문에 칼슘과 중탄산나트륨은 함께 투여하지 않는다.
	Sodium bicarbonate: 50mmol i.v. (50mL of 8.4%)	심한 산증[pH < 7.1; 염기 초과 < −10 (Cox & Grady, 1999)], 고칼륨혈증 또는 삼환계 항우울제(TCA)	

* ET: endotracheal tube 기관내관
* VF: ventricular fibrillation 심실세동
* PEA: pulseless electrical activity 무박전기활성
* VT: ventricular tachycardia 심실빈맥

인과 응급상황의 특정 훈련과정도 받아야 한다. 이 프로그램과 과정들은 조산사(Jevon & Stewart, 2001)나 다양한 전문가팀(Cro et al., 2001)을 위해 특별히 구성하여 진행한다. 시뮬레이션을 강조한 '실제' 상황은 임상효과, 자신감과 팀 협력 능력을 향상시킨다.

가족의 참관

소생술을 실행할 때 배우자와 가족을 참석시키는 것은 많은 논의의 대상이 되고 있다. 소생술이 요구되는 분만여성에게 특이사항이 없다면, 사고, 응급, 중환자실 세팅과 관련이 있다. 그러나 임산부가 심혈관 허탈을 일으킨 경우에 출산에 참여한 가족을 병실에 있게 할지 나가도록 할지 여부를 논의하는 것은 조산사에게 중요한 일이다.

가족 참석의 장점은 다음과 같다(Barrett & Wallis, 1998; Offord, 1998; Hadfield-Law, 1999; Boyd, 2000; Resuscitation Council UK, 2000a; Ardley, 2003; Kidby, 2003).

- 소생술 시도의 증인으로서 가능성 있는 모든 일을 했다는 말을 듣는 것보다 더 영향력이 있다.
- 가능한 절차를 상상하는 것이 현실보다 더 나쁠 수 있듯이, 가족이 소생술 시도를 목격하는 것보다 환자와 떨어져 있는 것이 더 힘들다.
- 생존한 환자는 일시적으로 의식이 있을 때 가족이 함께해서 편안해할 수 있다.
- 소생술을 중단하기로 결정한 의료진에 도움이 된다.
- 가족이 임산부의 사망이나 장애를 받아들이려는 데 도움이 된다.

가족 참석의 단점은 다음과 같다(Fulbrook, 1998)(영국 소생술협회, 2000a; Ardley, 2003; Kidby, 2003).

- 가족은 고통스러워할 수 있으며, 소생술 시도를 물리적 또는 감정적으로 방해할 수 있다.

- 가족이 계속된 신경성 쇼크 또는 정신적 외상으로 고통받는 경우, 보상에 대한 법적 청구가 발생할 수 있다.
- 가족이 개인적인 것들을 듣고 봄으로써 기밀유지가 깨질 수 있다.
- 절차의 속도, 제한된 공간에 많은 의료진과 가족이 임산부 주위에 있어서 신체적 손상을 입을 수 있다.

가족의 참관은 정보의 부족, 불충분한 의사소통과 관련된 많은 법적 소송에 타당한 위기관리전략이 될 수 있으며, 이러한 주장에 상반하여 가족이 소생술에서 제외되는 느낌을 받아 후에 소송으로 이어질 수도 있다(Hadffield-Law, 1999; Boyd, 2000).

소생술을 실행하는 동안 가족이 함께 있어서 발생하는 단점은 의료진의 스트레스가 높아질 수 있다는 것이다(Offord, 1998; Kidby, 2003). 그러나 Boyd와 White(1998)는 가족이 참관하든 안 하든 의료진이 받게 되는 스트레스 정도의 차이는 없다고 하였다. Hadfield-Law(1999)는 소생술을 실행하는 동안 가족의 참관에 대해 의료진이 제기하는 많은 반대의견과 과거 출산 동안에 남편의 참관에 대한 반대의견 사이에 흥미있는 평행선을 그렸다-비참한 광경, 직원에 대한 불필요한 압력, 도망침, 실신.

각 상황은 다 독특하여 소생술을 하는 동안 가족의 참석 여부에 대해서는 정답이 없다. 가족의 참관에 대해 주장하는 장점과 단점에 대한 공감은 조산사가 그 상황에서 적절하게 취하는 행동이 도움이 될 수 있다.

소생술을 실행하는 동안 가족의 참관에 대해 영국 소생술협회(2000a)는 항상 가족은 참석할 수 있으며, 언제 어느 단계에서든지 병실을 떠날 수 있는 선택권을 주고 명확한 설명을 제공하며 질문과 답변할 기회를 주도록 권고한다. 조산사는 출산여성의 가족들에게 공급자와 제공자 두 가지 역할을 다한다. 이것이 가족들을 지지하는 방법이다.

참고문헌

Advanced Life Support in Obstetrics (ALSO) (2000) Advance Life Support in Obstetrics Provider Manual (4th edn). American Academy of Family Pahysicians, Kansas Ciry.

Ardley, C.(2003) Should relatives be denied access to the resuscitation room? Intensive and Critical Care Nursing, 19:1-10.

Barnardo, P. and Jenkins, J.(2000) Failed tracheal intubation in obstetrics: a 6 year review in the UK region. Anaesthesia, 55(7):690-4.

Barratt, F. and Wallis, N. (1998) Relatives in the resuscitation room: their point of view. Journal of Accident and Emergency Medicine, 15:109-11.

Blouw, R., Scatliff, J. and Craig, D.(1976) Gastric volume and pH in postpartum patients. Anaesthesiology, 45:456-7.

Bobrowski, R.(1999) Trauma in pregnancy. In: D.James, P. Steer, C.Weiner and B. Gonik (Eds) High Risk Pregnancy: Management options. W.B. Saunders, London.

Boyd, R.(2000) Witnessed resuscitation by relatives. Resuscitation, 43(3):171-6.

Boyd, R. and White, S.(1998) Does witnessed cardiopulmonary resuscitation alter perceived stress levels in Accident and Emergency staff? Journal of Accident and Emergency Medicine, 15:394-5.

Campbell, L. and Klocke, R.(2001) Update in nonpulmonary critical care: implications for the pregnant patient. Americal Journal of Respiratory Critical Care Medicine, 163:1051-4.

Carrie, L., Simpson, P. and Popat, M.(2002) Carrie's Understanding Anaesthesia. Butterworth Heinemann, Oxford.

Chan, Y.K.(2006) Aspiration prophylaxis. http://www.frca.co.uk/SectionContents.aspx?sectionid=72#

Cook, T., Godfrey, I., Rockett, M. and Vanner, R. (2000) Cricoid pressure: which hard? Anaesthesia, 55(7):648.

Cox, C. and Grady, K.(1999) Managing Obstetric Emergencies. BIOS Scientific Publishers, Oxford.

Cro, S., King, B. and Paine, P.(2001) Practice makes perfect: maternal emergency training. British Journal of Midwifery, 9(8):492-6.

Datta, S.(2000) The Obstetric Anaesthesia Handbook (2nd den). Mosby, St Louis.

Davies, N. and Gould, D.(2000) Updating cardiopulmonary resuscitation skills: a study to examine the efficacy of self-instruction on nurse's competence. Journal of Clinical Nursing, 9(3):400-10.

Davies, S.(2005) The use of automated external defibrillators. In: Resuscitation Council UK(Ed.) Resuscitation Guidelines 2005. Resuscitation Council UK, London.

Deakin, C., Nolan, J. and Perkins, G. (2005) Adult advanced life support. In: Resuscitation Council UK(Ed.) Resuscitation Guidelines 2005. Resuscitation Council UK, London.

Department of Health (2004) Maternity Standard, National Service Framework for Children, Young People and the Maternity Services. Department of Health, London.

Dimond, B.(2003) Legal Aspects of Midwifery (2nd edn). Books for Midwives, London.

Finster, M., Morishima, H. and Boyes, R. (1972) Tissue thiopental concentrations in the fetus and newborn. Anesthesiology, 36:155.

Fulbrook, S.(1998) Legal implications of relatives witnessing resuscitation. British Journal of Theatre Nursing, 7(10):33-5.

Gee, J., Packer, B., Millen, J. and Robin, E.(1967) Pulmonary mechanics during pregnancy. Journal of Clinical Investigation, 46:945-52.

Hadfield-Law, L.(1999) Do relatives have a place in the resuscitation room? Care of the Critically Ill, 15(1):19-22.

Handley, A.(2000) Adult basic life support. In: Resuscitation Council UK (Ed.) Resuscitation Guidelines 2000. Resuscitation Council UK, London.

Handley, A.(2005) Adult basic life support. In: Resuscitation Council UK(Ed.) Resuscitation Guidelines 2005. Resuscitation Council UK, London.

Hatfield, A. and Tronson, M.(2001) The Complete Recovery Room Book. Oxford University Press, Oxford.

Health and Safety Executive (2006) About latex allergies. http://www.hse.gov.uk/latex/index.htm

International Resuscitation Guidelines(2000) Part 8: Advanced challenges in resuscitation. Section 3: Special challenges in ECC. 3F: Cardiac arrest associated with pregnancy. Resuscitation, 46:293-5.

Jevon, P. and Raby, M.(2001) Resuscitation in Pregnancy: A practical approach. Books for Midwives, Oxford.

Jevon, P. and Stewart, S.(2001) Delivery suite emergencies: a new training opportunity for midwives. Practising Midwife, 4(8):14-16.

Kidby, J.(2003) Family-witnessed cardiopulmonary resuscitation. Nursing Standard, 17(51):33-6.

Kiss, G. and Arvieux, C.(2004) Remarks on guidelines ERC 2000: cardiac arrest associated with pregnancy (Letters to the editor). Resuscitation, 61:367.

Lewis, G.(2001) Why Mothers Die 1997-1999: / The Confidential Enquiries into Maternal Deaths in the United Kingdom. Royal College of Obstetricians and Gynaecologists(RCOG) Press, London.

Lewis, G.(2004) Why Mothers Die 2000-2002: Peport on Confidential Enquiries into Maternal Deaths in the United Kingdom. RCOG Press, London.

Liddle, R., Davies, S., Colquhoun, M. and Handley, A.(2003) ABC of resuscitation: the automated external defibrillator. British Medical Journal, 327:1216-18.

Liu, D.(2003) Labour Ward Manual (3rd edn). Churchill Livingstone, London.

Llewellyn-Jones, D.(1999) Fundamentals of Obstetrics and Gynaecology. Mosby, London.

Maternal and Child Health Research Consortium (2000) Confidential Enquiry into Stillbirths and Deaths in Infancy: 7th annual report. Maternal and Child Health Research Consortium (MCHRC), London.

Mitchell, L.(1995) Cardiac arrest during pregnancy: maternal-fetal physiology and advanced cardiac life support for obstetric patient. Critical Care Nurse, Feb:56-60.

Morris, S. and Stacey, M.(2003) ABC of resuscitation: resuscitation in pregnancy. British Medical Journal, 327:1277-9.

Morton, N.(1997) Assisting the Anaesthetist. Oxford University Press, Oxford.

Nanson, J., Elcock, D., Williams, M. and Deakin, C.(2001) Do physiological changes in pregnancy change defibrillation energy requirements? British Journal of Anaesthesia, 87(2):237-9.

National High Blood Pressure Education Program Working Group (2000) Report of the National High Blood Pressure Education Program Working Group (NHBPEPWG) on high blood pressure in pregnanacy. American Journal of Obstetrics and Gynecology. 183:S1-S22.

Nursing and Midwifery Council (2004a) Code of Professional Conduct: Standards for conduct, performance and ethics. Nursing and Midwifery Council(NMC), London.

Nursing and Midwifery Council (2004b) Midwives Rules and Standards. NMC, London.

Offord, R.(1998) Should relatives of patients with cardiac arrest be invited to be present during cardiopulmonary resuscitation? Intensive and Critical Care Nursing, 14:288-93.

Palahnuik, R.J., Shnider, S.M. and Eger, E.I.(1974) Pregnancy decreases the requirement for inhaled anaesthetic agents. Anaesthesiology, 41:82-3.

Rees, G.O., Thurlow, J.A., Gardner, I.C., Scrutton, M.J.L. and Kinsella, S.M.(2002) Maternal cardiovascular consequences of positioning after spinal anaesthesia for Caesarean section: left 15° table tilt vs. left lateral. Anaesthesia, 57(1):15-20.

Rees, G. and Willis, B. (1988) Resuscitation in late pregnancy. Anaesthesia, 43:437-9.

Rees, G. and Willis, B.(1988) Resuscitation in late pregnancy. Anaesthesia, 43:437-9.

Resuscitation Council UK(2000a) Advanced Life Support Manual. Resuscitation Council UK, London.

Resuscitation Council UK (2000b) CPR Guidance for Clinical Practice and Training in Hospitals. Resuscitation Council UK, London.

Resuscitation Council UK (2001) Cardiopulmonary Resuscitation: Guidance for clinical practice and training in primary care. Resuscitation Council UK, London.

Resuscitation Council UK (2002) Immediate Life Support Course Manual. Resuscitation Council UK, London.

Shibli, K. and Russell, I.(2000) A survery of anesthetic techniques used for caesarean section in the UK in 1997. International Journal of Obstetric Anaesthesia, 9:160-7.

Smith, G.(2005) Prevention of in-hospital cardiac arrest and decisions about cardiopulmonary resuscitation. In: Resuscitation Council UK (Ed.) Resuscitation Guidelines 2005. Resuscitation Council UK, London.

Soar, J. and Spearpoint, K. (2005) In-hospital resuscitation. In: Resuscitation Council UK (Ed.) Resuscitation Guidelines 2005. Resuscitation Council UK, London.

de Swiet, M. (1998) The respiratory system. In: G. Chamberlain and F. Broughton Pipkin (Eds) Clinical Physiology in Obstetrics. Blackwell Science, Oxford.

Thomas, S. (1999a) Graduated compression and the prevention of deep vein thrombosispart 1. Journal of Wound Care, 8(1):41-3.

Thomas, S.(1999b) Graduated compression and the prevention of deep vein thrombosispart 2. Journal of Wound Care, 8(2):93-5.

Thomson, A. and Greer, I.(2002) Non-haemorrhagic obstetric shock. Baillier's Clinical Obstetrics and Gynaecology, 14(1):19-41.

Torr, G. and James, M. (1998) The role of the anaesthetist in the management of pre-eclampsia. Update in Anaesthesia, Issue 9, Article 4. http://www.nda.ox.ac.uk/wfsa/html/u09/u09_012.htm

Wikinson, C. and Enkin, M (1996) Lateral tilt for caesarean section. Cochrane Database of Systematic Reviews, Issue 1.

Wynne, G., Gwinnutt, C., Bingham, B., Van Someren, V., Colquhoun, M. and Handley, M. (1999) Teaching resuscitation. In: Colquhoun, A. Handley and T. Evans (Eds) ABC of Resuscitation. BMJ Books, London.

12

고위험 출산여성의 통증관리

Pain Management of the Critically Ill Woman

Pat Jackson

통증은 고위험 여성이 가장 많이 경험하는 것으로(Puntillo et al., 2001; Pasero, 2003; Puntillo, 2003), 중등도에서 중증의 통증을 경험한다(Carroll et al., 1997). 이는 질병 자체로 발생하는 지속적인 통증이거나 고위험질환의 원인이 되는 통증과 위급한 상황에서 시행하는 수술과 관련된 통증이다. 통증을 자주 일으키는 요소로는 기관 내 흡인, 도관 교환, 주사 등이다(Puntillo et al., 2001; Stanik -Hutt et al., 2001; Pasero & McCaffery, 2002).

이 장은 통증에 대한 개념과 생리, 고위험 출산여성의 간호와 관리에 대해 설명한다.

사전 지식

- 신경계 해부생리
- 분만 시 통증과 관련된 상태의 이해

서 론

통증이란 복합적인 주제로서, International Society for the Study of Pain(1979)은 "통증은 실제적 혹은 잠재적 조직손상과 관련된 불쾌한 감각적 · 정서적 경험 혹은 손상과 같은 용어로 기술한 것"이라고 정의하였다. 한 개인의 통증은 다른 사람의 통증과 비교할 수 없다. McCaffery(1968)는 "통증은 경험하는 사람이 뭐라고 말하든지 간에 그렇다고 말하는 그 시점에 존재하는 것"이라고 정의하였다.

통증은 생리적 · 사회심리적 · 신체적 · 정서적 차원에서의 주관적 경험으로, 각 개인만의 독특한 경험이다. 통증은 문화, 불안, 스트레스 수준, 이전 경험, 연령과 유전적 요소 등 몇 개의 요소들과 관련이 있다. 문화는 집단 내에서 질병에 관한 행동과 신념에 영향을 미치는 일련의 행동들과 태도로서 중요하다(Walker et al., 1995; Park, 2001). 그러나 고정관념은 피해야 한다(Martinelli, 1987; East, 1992). 특히 소수민족 여성의 경우 고정관념이 진단과 치료를 지연시킬 수 있다(Lewis, 2004). 불안은 강한 문화적 경험이 더해진 것으로, 두 가지로 구분할 수 있다. 하나는 특정 상황에 대한 일시적인 반응이고 다른 하나는 개인 인격의 특성이다. 인격은 사람이 자신의 통증을 어떻게 표현하는가에 영향을 미친다. 내성적인 사람은 좀 더 잘 참고 불평을 적게 할 것이다. 반면에 외향적인 사람은 좀 더 자주 불평을 하게 되고, 그 결과 그들을 돌보는 의료진은 신속하게 반응하게 된다. 그러므로 좀 더 빨리 안정되지만 위급상황이 발생할 때에는 다루기 힘든 환자로 분류될 수 있다(McIntosh, 1990).

개인의 능력이나 능력 부족, 스트레스를 견뎌내는 특성은 신체 기능에 부정적인 영향을 미칠 수 있다. 즉, 통증을 받아들이고 통증을 극복하는 방법에 악영향을 미칠 수 있다. 이전에 겪었던 경험은 고통을 예상하게 하고, 자신이나 친구와 가족의 경험에서도 영향을 받을 수 있다. 타인의 관찰이나 통증 경험에 대해 간접적으로 제공받은 정보는 실제와는 매우 다른 예상을 하게 할 수 있는데, 특히 고위험 출산여성에게는 더 심할 수 있다(Hiscock, 1993).

통증 기억은 통증에 대한 타인의 반응에 영향을 미칠 수 있다. 그러므로 적절하고 정확한 정보로 예상했던 통증과 현재의 통증 경험을 수정할 필요가 있다(Carr & Thomas, 1997). 연령은 어린이나 노인을 돌볼 때를 제외하고는 큰 영향을 미치지 않는다. 따라서 출산기 여성의 나이는 통증과 관련하여 몇 가지 대처전략을 개발할 수 있다 하더라도 중요한 요소가 되지 않는다(Walker et al., 1995). 유전적 요소들은 신경세포에서 동통수용기(nocireceptor)의 통증반응에 영향을 미친다(Stamer et al., 2005). 그러므로 통증 역치와 내성은 사람마다 다양하다. 약물대사에서 유전적인 변이와 마취제에 대한 개인의 반응도 통증관리에 영향을 미친다.

정상 생리

통증은 동통수용기(nocireceptors)가 자극을 받아 신경경로를 따라 정보를 전할 때 느껴진다. 통증의 주된 목적은 조직이 손상되었다는 경고를 통해 신체를 보호하기 위함이다. 그러나 만들어진 화학물질이 사라지는 데 시간이 걸리기 때문에 자극이 사라진 후에도 통증은 계속된다. 통증에는 몸통증과 내장통증의 두 종류가 있고, 유형과 강도는 주로 대뇌피질에서 인식한다. 몸통증은 피부, 근육과 관절에서 비롯되며 신체 표면의 얕은 부분이나 깊은 곳에서 느껴진다. 표제성 몸통증은 경계가 분명하고 날카로우며 넓은 유수섬유(myelinated fibers)를 통해 전달된다. 깊은 몸통증은 좀 더 퍼져있고, 작은 무수초 C 섬유(small unmyelinated C-fibers)를 따라 전해지는 충격들과 함께 화끈거리거나 쏘는 듯한 느낌이다(Ndala, 2005).

내장통증은 내장기관에서 생기며, 통증만을 전달하는 신경섬유로 가서 내장 교감신경을 따라 척수로 전달된다. 그러나 통증이 느껴지는 부위는 자극을 받은 기관에서 멀다. 통증이 발생한 부위는 피부에서 통증이 전달되는 것과 같은 경로를 통해 척수의 같은 부분을 자극하는 신체 부분이다. 각 조직에서부터 내장 구심섬유까지 가는 다발의 위치는 발생학적으로 같은 기관에서 발달한 신체의 한 부분에 달려있다(Guyton & Hall, 2000). 결과적으로 통증은 관련이 있는 내장기관이 아니라 피부나 자극받은 데서 먼 표면에서 느껴지고, 이를 관련통 혹은 이소통(referred pain)이라 한다. 이로 인해 환자는 통증을 느낄 때 영향받은 내장기관에서 멀리 떨어진 신체 부분이 아프다고 하기 때문에 진단과정에서 혼란이 발생할 수 있다(Pocock & Richards, 2006).

이차적인 생리적 변화

통증은 공포와 불안을 일으켜 스트레스를 증가시키고 통증에 대한 내성을 감소시키며 이차적인 생리적 변화를 일으킨다. 중증 급성 통증은 신체적인 허탈을 동반하고, 수면장애, 배고픔, 구역질에 의해 악화되며, 신체적 · 정신적 격심한 활동은 항상성(homeostasis)에 영향을 미친다. 자신의 위험을 깨달은 고위험 출산여성과 태아나 신생아가 위험한 임부의 경우, 그 결과에 대해 불안과 공포를 느끼게 된다.

위와 같은 상황의 스트레스는 교감신경계(sympathetic nervous system)를 자극하여 호르몬 신경전달물질(hormonal neurotransmitters)인 노르아드레날린(noradrenaline)과 아드레날린(adrenaline)을 방출시킨다. 카테콜아민(catecholamines)은 '놀람, 공격 혹은 회피(fright, fight or flight)' 반응을 일으켜 심박동수를 높이고 심박출량을 증가시켜 과도환기를 유도하고, 혈관수축을 유발해 뇌와 자궁으로 가는 혈류를 감소시킨다. 혈액은 내장층(splanchnic bed)으로부터 전환되는데, 이는 자궁을 포함하여 골격근(skeletal muscle)으로 보내져 혈압을 올리는 원인이 된다. 대사율을 높여 혈당치를 올리고 혈액의 산-염기균형을 변화시켜 모체에 알칼리증을 유발한다. 임부의 경우에는 태아저산소증을 일으키게 된다. 태아는 이미 이러한 상황에 적응하겠지만 악화되면 태아가사(fetal distress)를 초래한다. 혈관수축은 여성의 동공(pupil)과 세기관지(bronchiole)를 확장시키며 이로 인해 발한 현상이 나타난다. 위장관의 운동성이 감소하고 위장계의 기능장애로 위가 비워지는 시간이 느려지며, 장폐색을 초래한다. 이는 통증관리와 밀접한 관련이 있다. 근골격계(muscoskeletal system)에는 근육의 수축, 경련과 강직이 나타난다. 이는 환자가 움직이는 것을 꺼리게 만들고 부동으로 인한 또 다른 문제를 유발하며 이는 통증사정과 관리를 필요하게 한다.

여성의 심혈관계 반응은 분만 동안 적응하지만 분만이 진행됨에 따라 심박출량이 증가하게 되는데, 정상 여성인 경우에는 잘 적응하지만 고위험 여성은 질병이 더 심해지고 적응하는 데 어려움이 발생할 수 있다.

고위험 출산여성과 통증

통증과 불안은 서로 상호작용하여 더욱 가중된다(Cullen et al., 2001). Bryant와 Yearby(2004)는 정상 분만에 대한 기대가 어떻게 떨쳐낼 수 없는 불안을 일으키는지를 서술하였다. 대부분의 여성들이 자신이 심각하게 아플 수 있는 상황을 예상하지 못하더라도 그들의 불안 수준이 극적으로 증가하는 경우가 있다고 하였다. 또한 병원 환경은 불안을 일으키는데, 만약 중환자실에서 치료기구를 준비하고 여러 치료전문가들이 중환자실에 들어온다면 불안은 더 심해질 것이다. 이러한 상황은 약을 이용하여 통증을 완화시킬 필요가 적은 여성이 일상적인 대처기전에 적응하고 인식하는 것을 방해한다. 만약 여성이 할 수 있는데도 움직이는 것을 싫어하여 통증을 적절하게 관리하지 않는다면 합병증이 발생할 수 있다. 움직임이 적으면 호흡기 감염이 발생할 수 있고, 정맥정체(venous stasis)와 혈소판응집(platelet aggregation)

때문에 심부정맥혈전증이 생기기 쉽다.

급성 질병으로 생긴 통증을 인식하는 것은 척추상방 수준(supraspinal level)에서 실제의 과정을 경험하게 되는 것이며, 이러한 기전은 통증 경험을 설명하고 조정하는 데 중요한 역할을 한다.

약 리

동시에 사용하는 약물은 독립적으로 혹은 상호작용하면서 효과를 발휘한다(Siney, 2004). 상호작용은 하나의 약물이 다른 약물과 상승작용이나 길항작용을 하여 때때로 다른 효과를 낸다. 약동학적 상호작용은 한 가지 약이 다른 약물의 흡수, 분포, 대사와 배설을 변경시킬 때 일어난다. 이와 같이 약물의 양을 감소시키거나 증가시켜서 약리학적 효과를 낸다. 수용체 부위(receptor site)에서 어떤 약물은 서로 대항하고, 같은 생리적 체계에서 작용하는 약물들은 몸에서 나타내는 약물의 효과들을 변화시킬 수 있다. 임신은 약물의 작용뿐만 아니라 흡수, 대사와 배설되는 방법을 변화시키기 때문에 치료적 상황도 변화된다. 많은 약은 혈장단백질에 가역적으로 묶이고, 임신 시에는 혈액량이 증가하므로 늘어난 체액량 때문에 약물들이 희석되는 것처럼 일부 약물의 혈중농도에 영향을 미치게 되어 비임신 여성보다 효과가 감소할 수 있다(Siney, 2004).

흡 수

대부분의 구강약물은 소장에서 흡수되기 때문에 흡수과정은 위가 비어있을 때 촉진된다. 임신 시에는 다소 감소되고 분만 시에는 현저히 감소되며, 특히 pethidine을 주사했을 때에는 더욱 감소되어 구강약물의 효과가 줄어들게 된다. 분만 전 바로 구강으로 투여된 약물의 흡수가 지연되어 있으면 산후 혈장수준을 매우 높이며, 산욕기에는 약물청소율(drug clearance)이 떨어지게 할 수 있다(Hytten & Chamberlain, 1991).

혈중 농도가 환자의 통증 완화에 필요한 충분한 단계에 이르지 못했을 때에는 근육주사를 놓는데, 이때 근육에서 흡수되는 시간은 환자마다 다르다.

진통 수준에 도달하면 농도가 계속해서 올라가서 임부가 지나치게 진정되어 임부와 출산 전 태아에게 부작용이 나타날 것이다. 이러한 진통제공급의 양상은 진통제의 혈중 농도 최고점과 최저점을 오르락내리락하여 진통제의 롤러코스터를 타는 것 같다(Austin et al., 1980). 마약성 진통제의 체계적인 사용은 분만진통을 완화하기 위해 필요하다. 임부와 태아 · 신생아에게 해로운 부작용을 높이지 않는 것과 효과적인 진통을 위해 충분한 약물을 사용하는 것 사이에는 분명한 절충안이 필요하다(Heelbeck, 1999).

대사/배설

약물대사와 배설, 개인의 반응에 있어 특수한 변이는 임신 중에 변할 수 있고, 나아가 고위험질환을 더 악화시킨다. 간대사가 증가하고 간효소의 활동성에 의존하는 약물은 배출이 평소보다 더욱 빨라지지만(Siney, 2004), 간의 혈류에 의존하는 약의 배설률에는 변화가 없다. 그러나 정상 임신 시 신장에서의 혈류 증가는 어떤 약물들을 더욱 빨리 배출시킨다. 그러므로 신부전증이 있는 여성에게 고위험질환을 일으킬 수 있으므로 용량을 조절해야 한다. 통증치료는 신장기능 손상을 일으키지 않을 정도로 조절해야 한다(Launay-Vacher et al., 2005). 임신 중 태반을 통과하는 기형발생물질에 노출되면 배아와 태아에 해를 입힐 위험성이 있다. 태아의 성장, 발달, 또는 기능은 재태기간에 따라 영향을 받는다.

통증관리

통증이 잘 조절되지 못했을 때의 결과는 잘 알려져 있으나 아직도 그 상태는 치료되지 않고 있다. 비록 통증관리에 진전이 있으나 기본적인 관리에 필요한 과학적인 증거가 여전히 부족한 실정이다(Smith et al., 1999). 그러므로 고위험 출산여성과 임신과 분만 중 태아 · 신생아에게 잠재적인 부작용을 최소화하기 위하여 통증을 효과적으로 관리해야 한다. 통증이 완화되지 않거나 충분히 조절되지 않은 경우가 흔히 있는데, 이는 중요한 신체적 · 심리적 스트레스를 초래한다(Pasero et al., 1999; Parero, 2003; Puntillo, 2003). 신경계 반응은 현재의 질병과정에서 나타나는 증상과 징후를 악화시키며, 여성의 신체 상태를 더욱 악화시킨다. 잘 조절되지 않은 통증은 정서적 스트레스 반응을 초래하여 합병증의 위험을 증가시키고 치료과정을 억제한다. 그러므로 결과적으로 일어나는 부작용을 줄이기 위해 여성에게 통증이 없는 상태를 확실하게 유지하는 효과적인 치료가 중요하다. 이 요구는 진통을 확실하게 하는 요구량과 투여한 진통제가 아직 진단이 나지 않은 여성의 활력증상과 징후에 변화를 일으키지 않는 사이에서 균형을 이루는 것이다. 컨설턴트 산과 의사의 관리를 받고 있는 고위험 출산여성은 전문적인 통증관리팀의 치료와 간호로부터 도움을 받을 것이다.

관리 시에는 임신, 분만 동안과 신생아가 출산하기까지 태아에게 미치는 효과를 고려해야 한다. 진통제를 처방할 때 여성의 안녕보다 태아 · 신생아에게 발생하는 위험이 더 중요하다는 것을 인식해야 한다. 여성에게 장기간 약물을 투여할 때는 반드시 그 전의 상태를 고려해야 한다. 환자를 사정해서 통증관리를 할 때 위급한 상태를 완화하기 위해 처방된 단기간 약물도 함께 고려해야 한다. 면역억제제, 항우울제, 항생제나 항경련제가 이러한 약에 속한다(Siney, 2004). 통증완화 시에는 진통제가 임산부 상태에 대한 효과에 반해서 태아에게 나타날 수 있는 이차적인 생리적 결과와 잠재적으로 태아에게 미칠 수 있는 역효과에 대한 평가도 함께해야 한다.

태아가 아직 살아있는 상황이라면 임산부의 상태를 완화시키거나 임산부나 아기의 생명을 구하기 위한 치료를 제공하기 위해 가능한 한 빨리 분만을 유도해야 한다. 이러한 상황에서 임산부 상태에 따라 사용되는 진통제가 신생아에게 미치는 역효과를 최소화하기 위해 출생 시 적절한 관리가 필요하다. 임신과 관련된 합병증이 있는 여성에게는 임산부의 안전을 위하여 진통(analgesia)이나 마취(anaesthesia)가 필수적일 수 있다. 진통이나 마취는 임산부의 스트레스를 완화시키고 뒤따르는 생리적 장애를 줄여줌으로써 태아에게도 도움이 된다. 다시 말해 좋은 상태에서 태아를 분만할 가능성을 높여준다. 태아가 자궁 안에서 이미 죽은 상태라면 사산아를 분만하는 동안 통증을 완화시킬 때에는 오로지 임산부의 안녕만이 주요 관심사이다.

고위험 출산 임산부의 통증완화에 관한 연구가 거의 없다. 코크렌 체계적 리뷰(Cochrane systemic review)(Neilson, 2003)에서는 태반박리를 진단받은 여성이나 아기에 대해 효율적이고 안정적인 간호를 제공한 연구를 검토한 결과, 어떤 통증완화 방법이 가장 좋다는 연구를 찾아내지 못했다. 또한 임부의 의학적 상태나 산과적 응급사태와 관련하여 통증완화를 위한 지지할 만한 연구의 증거도 부족하다. 심장병 같은 약간의 합병증에 대해서는 경막외마취를 선택할 수도 있다(Yerby, 2005).

통증사정

통증사정은 효과적인 관리를 위해 중요한 첫 번째 단계이다. 고위험 출산여성의 통증사정 과정에서 관을 삽입하여 신경근육차단제 같은 약물을 투여하거나, 효과적으로 의사소통하는 능력을 방해할 정도로 진정되거나, 너무 아파서 자신의 통증을 보고할 수 없는 경우도 있다(Pasero & McCaffery, 2002). 규칙적인 통증사정과 적절한 도구를 사용한 기록이 필요하다.

통증강도를 위계적(hierarchy)으로 측정하는 방법은 건강관리제공자가 통증사정과 관리를 할 때 적절한 가이드를 제공하는 것이다(McCaffery & Pasero 1999). 자기보고(self-report)는 가장 신뢰할 만한 지표이며, 위계적 통증강도 측정법에서 첫 번째 단계이다. 시각통증척도(visual analogue scale)는 0~10의 숫자 척도로 통증의 양을 재는 데 가장 자주 사용된다. 고위험 출산여성은 정보를 받아들이고 대답하는 데 어려움이 있을 수 있으므로(Pasero, 2003) 질문의 답을 듣기 위해서는 충분한 시간이 필요하다(Kwekkeboom & Herr, 2001). 임상전문가는 만약 환자가 자기보고를 할 수 없다면 어떤 절차들이 고통을 줄 수 있는지를 추정하고 통증강도를 사정하기 위해 다른 기본적인 방법을 사용해야 한다.

심박동수 증가와 혈압상승 등의 생리적 지표뿐만 아니라 안절부절못함과 얼굴 찡그림 같은 행동 지표는 위계 지표의 한 형태이다. 간호제공자는 생리학적 지표와 행동 지표를 통증의 유무와 강도를 결정하기 위한 단서로 이용할 수 있다. 그러나 이들은 통증을 과소평가하고 통증을 부적절하게 완화시키는 경향이 있다. 통증완화의 효율성을 사정하는 동안 여성의 반응을 관찰해야 한다. 불안을 줄이기 위한 약물은 환자를 진정시킬 수 있지만 통증을 완화시키지는 못할 것이다.

자궁하부절개 제왕절개 후의 통증에 대한 연구에서 Lorimer 등(2002)은 시각통증척도가 앞으로 사용할 진통제요구량을 예측하는 데 신뢰할 만하며, 쉴 때 통증을 측정하는 것보다 움직일 때 통증에 대한 변화가 적게 나타난다고 보고하였다. 시각통증척도(visual analogue score)는 휴식 시 통증보다 움직일 때의 통증사정이 진통 시 요구에 대해 좀 더 신뢰할 만한 지표가 되므로 진통제의 요구도에 더 좋은 가이드가 될 수 있다.

고위험 상태에서 통증관리 전략은 여성의 통증이 사라져도 처방에 따라 간격을 맞추면서 신속하게 약물을 투여하는 것이다. 약물투여 후 효율성을 평가하기 위해 30~45분마다 통증수준을 사정한다. 만약 통증이 사라지지 않아 약의 용량을 늘리고자 할 때는 재사정하여 처방하고 좀 더 효과적인 약물을 찾거나 약물을 혼합해야 한다.

보완대체요법

임신과 분만 중 통증관리를 위해서는 진통제가 사용되기 전에 가능한 한 비약물요법을 선택해야 한다. 고위험 출산여성을 관리하는 데 조산사의 위치는 위기사건의 본질에 따라 제한적일 수 있다.

조산사는 동종요법과 한방의학이 1968년 의료법(Medicines Act)에 의해 면허가 있어야 하는 것이라고 서술된 조산사의 규칙과 표준[*Midwives Rules and Standards*; Nursing and Midwifery Council(NMC), 2004b]을 잘 알고 안전하게 직무수행을 해야 한다. 그러나 이러한 많은 요법들이 면허가 있어야 함에도 불구하고 약물의 효능, 안전, 질에 대한 평가가 이루어져 있지 않다. 그러므로 여성에게 정보를 제공하기 위하여 조산사는 이용 가능한 최상의 근거를 찾아야 한다.

분만 시 조산사나 숙련된 보조원에 의한 지속적인 지원 혹은 일대일 지원은 진통제 사용, 수술적 분만과 불만을 줄여왔다. 특히 지지자가 병원 직원이 아니고, 경막외마취가 가능하지 않다면 분만 시작에서부터 함께하는 것이 도움이 된다(Hodnett et al., 2003). 경피적 신경자극(transcutaneous electrical nerve stimulation, TENS)은 분만 시 통증을 줄이는 데 도움이 되지는 않지만 약한 무통각 효과(weak analgesia sparing effect)가 있다는 증거가 있다(Carroll et al., 1997). 최면술은 통증완화에 대한 만족 정도를 높이고 침술은 진통제 요구도를 줄여준다(Smith et al., 2003). 분만 시 최면술은 진통제 요구를 줄이며 자연 질분만율을 높이고 유도분만율을 줄인다(Cyna et al., 2004). Entonox는 즉각적인 단기진통을 위해 사용하거나 전신진통의 보조제로 사용하는데, 빠르게 작용하고 혈중에서 빨리 제거되어 과용량의 위험이 없다(Street, 2000).

약리학적 진통제

아편제제(opioid)는 급성 통증에 사용되는 주요 진통제이다. 그러나 항상 충분히 통증을 완화시키지는 못하고 역효과가 있을 수 있으며, 내성과 중독이 발생할 수 있다(Kalso, 2005). 최근 연구에서는 아편제제에 대한 개인적 반응에는 편차가 많다고 지적하였다. 이러한 편차는 통증의 다른 기전과 유전적 요인에서 발생하며, 기능적 아편제제 수용체의 이용 가능성, 목표(target) 수용체로 아편제제의 이동을 조절하는 약리적 요인과 아편유사제의 대사에 의해서 야기된다.

인간게놈프로젝트는 약물반응에 영향을 미칠 수 있는 게놈(genomic) 변이에 대한 자료를 제공하였다(Stamer et al., 2005). 약물 대사 효소의 변이에 관한 조사는 환자의 약물치료를 개선하는 방법으로 제시되었다. 유전적 요인은 약물 부작용의 주요 요인이 될 수 있고, 통증인지에 대한 유전적 영향, 통증과정, 통증관리가 연구 중이다.

아편제제의 효과는 개개인의 복용량, 투여경로와 약물 종류에 따라 향상될 수 있다. 환자에게 의식이 있고 약물의 구강투여가 가능하다고 해도 고위험 출산여성에게는 시도하지 않는다(Hytten & Chambelain, 1991). Pethidine은 진통을 완화시키기 위해 사용하는 근육주사용 진통제로 가장 보편적으로 사용하는 아편제제이다. 그러나 약물의 효과와 신생아의 호흡계에 미치는 영향에 대한 염려가 증가하고 있다(Elbourn & Wiseman, 2003). 정맥투여는 동일한 양의 근육주사보다 효과가 더 크다(Isenor & Penny-MacGillvray, 1993). 코크란 체계적 리뷰(Cochrane systemic review)에서는 분만 시 다른 아편제제를 사용한 효과와 같은 아편제제의 다른 용량을 근육으로 투여한 효과를 사정한 결과, 분만 시 진통제로 사용한 다양한 아편제제의 효능과 안전성을 비교하여 평가하기에 충분한 증거가 없다고 결론지었다(Elbourne & Wiseman, 2003).

경막외진통은 비국소적 방법(non-regional method)보다 통증을 감소시키는 데 더 효과적이다(Liu & Sia, 2004; Anim-Somuah et al., 2005). 척수와 경막외 결합방법은 전통적 경막외 방법에서 나타나는 역효과를 줄이기 위해 시도되었다. 코크란 체계적 리뷰에서 분만 시 척수와 경막외 결합방법과 경막외마취의 관련 효과를 사정한 결과(Hughes et al., 2003), 나타난 이득은 단지 주사 후에 통증완화가 시작되는 시점이 조금 더 빠르다는 것이다. 척수와 경막외 결합방법과 경막외마취, 두 가지 방법은 임산부와 신생아에게 비슷한 결과를 나타냈는데(Hughes et al., 2003), 저혈압 발병률과 일시적인 신생아 심박동수 변화(Patel et al., 2003)와 관련이 있었다. 경막외 국소마취로 아편제제를 추가하는 것은 통증완화의 질과 기간을 증진시키고 국소마취의 요구를 감소시키며(Lyons et al., 1997) 임산부의 만족도를 높인다(Murphy et al., 1991). 최근의 코크란 체계적 리뷰에서(Ne et al., 2004) 제왕절개를 하는 여성에게 척수마취와 경막외마취 방법과 관련된 효능과 부작용을 조사한 결과, 두 마취 모두 수술을 위한 효과적인 국소마취를 할 수 있음을 발견하였다. 그러나 척수마취는 수술 시 더 일찍 시작해야 한다. 이것은 임부와 태아의 결과를 향상시키기 위해 시간이 더 중요한 고위험 여성에게 더 유리하게 작용할 것이다. 뉴질랜드의 한 연구에서는 자궁저부 제왕절개술 후 경막외 pethidine 투여 시 최적의 투약간격을 조사하였다. 그 연구에서는 3시간 간격으로 최소량의 약물을 투여하라고 하였다.

직장(rectal)마취는 천천히 흡수되어 통증을 완화시키는 데 오래 걸리므로 환자가 받아들이지 않을 수도 있다. 출산으로 인해 회음부 손상이 있을 때 통증이 발생하는데, 이에 대한 직장마취에 관한 코크란 체계적 리뷰는 단기간의 통증안정에 효과가 있으나 장기간의 효과에 대한 평가는 더 많은 조사가 필요하다고 하였다(Hedayati et al., 2003).

통증완화에 대한 효능은 아편제제 수용체 매개효과를 조정하는 다른 약물을 혼합함으로써 효과를 증가시키거나 부작용을 감소시키는 데 있다. 감염, 염증, 국소빈혈과 관련된 조직손상은 활발하거나 민감한 통각수용기(nocireceptor)가 작용하는 화학적 중개체의 배열을 만들어낸다. 그러므로 비스테로이드성 항염제(NSAIDs)로 프로스타글란딘 생산을 감소시켜 말초통증을 낮춘다. 단, 이러한 약물은 상대적으로 임신 초 · 중반에는 안전하지만 유산위험을 증가시킬 수 있으며(Nielsen et al., 2001; Li et al., 2003) 임신 말기에는 태아의 심장과 신장에 합병증을 유발시킬 수 있다(Ostensen & Skomsvoll, 2004). 태아는 NSAIDs에 노출되면 지속성 폐고혈압증을 일으킬 수 있다(Alano et al., 2001). 신장, 심장, 간 손상이 있거나 항응고제 치료를 받고 있는 고위험 출산여성은 주의를 요한다.

수 유

수유기 동안 통증관리를 위한 진통제 투여 시에는 몇 가지 일반적 원리를 적용한다. 신생아가 잘 적응할 때의 가장 이상적인 영양은 모유수유이다. 만약 산모가 모유수유가 가능한 상태라면 아기에게 모유수유를 하도록 격려해야 한다. 약물 선택은 모유수유에 영향을 미치는 정도와 약물이 모유를 통해 이차적으로 아기에게 전달된다는 점을 기초로 해야 한다. 그러나 수유기 동안 많은 약물들의 효과에 대한 연구가 거의 없다. 따라서 임상적 결정은 약물동태학이나 관찰연구, 사례보고 및 실화에서 나온 증거로 해야 한다(Australian and New Zealand College of Anaesthetists and Faculty of Pain Medicine, 2005).

진통을 위해 효과가 가장 낮은 양을 추천하지만 모유 속에 약물의 농도가 최고조에 이를 때에는 모유수유를 피해야 한다. 모유로 전달된 약물이 신생아에게 나타나는 결과에 대해 주의 깊게 관찰해야 한다. 통증관리와 관련된 약물을 포함하여 모유를 통한 약물이동의 원리(Ilett et al., 1997)에 대한 것이 논의되었다(Rathmell et al., 1997; Spigset & Hagg, 2000; Bar-Oz et al., 2003). 비록 신생아에게 노출되는 양이 산모가 복용하는 양의 0.5~4%로 낮은 편이라고 하더라도, 높은 지질 용해성(high lipid solubility), 낮은 분자량(low molecular weight)과 낮은 단백질 결합(low protein binding)의 경우 약물이 모유를 통해 분비가 촉진된다. 그러나 신생아 상태가 나쁠 경우 약물대사는 약물을 느리게 배출시킨다. 산욕 초기에 초유가 적게 나올 때에는 모유수유가 위험하다고 보기는 어려우며 심지어 분만 중 투여한 진통제도 위험하지 않다. Notarianni 등(1987)은 신생아에게 전달되는 parasetamol의 양은 대략 2%라는 것을 확인했다. 비록 신생아의 글루쿠로니드 결합(glucuronide conjugation)이 줄어들 수 있지만 약물은 안전한 것으로 고려한다. 또한 약물 부작용에 대한 보고도 없었다. 이 용량은 한 아기에게 10mg/kg인 권장투여량보다 훨씬 적다. NSAIDs은 개별적으로 고려해야 한다. 그러나 보통 모유에서의 수준은 낮다. Ibuprofen은 산모 복용량의 1%보다 더 적게 이동하고 짧은 시간에 반응하며 가장 안전하다고 증명되었다. Diclofenac와 ketorolac 또한 모유에서 소량 분비되므로 단기간이나 가끔 사용하면 모유수유 시 문제가 되지 않는다(Rathmell et al., 1997). 이 약물들은 수술 후에 사용 가능한 약물로 허가를 받았다(British Medical Association & the Phamaceutical Society of Great Britain, 2003).

돌보는 자의 역할

여성의 통증관리는 최신의 지식과 기술이 요구되는 도전적인(challenging) 과업이 될 것이다(Carr & Thomas, 1997). 분만 중인 여성을 돌보기 위해 조산사가 제공하는 접근법은 여성의 조절능력을 강화할 수 있다는 근거를 제시한 연구가 있다.

계속적인 돌봄은 의사소통을 통해 활성화되는데, 언어적 · 비언어적 의사소통이 핵심으로 불안을 완화하는 데 도움이 된다. 고위험 출산여성은 극단적으로 불안해지고 자신이 어떤 상황에 처해있는지, 왜 집중치료가 필요한지에 대해 잘 알지 못한다. 그들은 자신과 가족의 안녕에 대해 걱정이 많을 것이다(Park, 2001). 그러므로 언제든지 필요한 처치를 한다고 격려하고, 다학제팀 구성원들은 여성이 감정을 표현하도록 격려해야 할 것이다. 뿐만 아니라 조산사는 잘 훈련되어야 하며 고위험 상태의 환자에게 돌봄을 제공한 경험이 있어야 한다. 조산사의 역할이나 책임은 Midwives Rules and Standards(NMC, 2004b)의 규칙 6에 분명하게 정해져 있다.

지침에는 '실무는 가장 좋은 최신 근거에 입각해야 하며, 모든 실무자는 자신의 실무에 대해 책임을 져야 한다'라고 적혀 있다.

좋은 팀워크로 일하는 것은 여성과 아기에 관심을 가지고, 조산사와 이들을 돌보는 데 참여하는 다른 사람들의 역할을 존중하고 서로 인정함으로써 성취된다. 실무는 효과적인 의사소통과 상호조정이 여성과 아기를 돌볼 때 유익하다는 것을 입증하기 위해 표준을 기본으로 한 근거중심에 기초해야 한다(NMC, 2004b).

뉴질랜드의 Barton 등(2004)은 조산사의 통증지식과 태도 연구에서 규칙적으로 급성 통증서비스를 제공하는 사람들은 진통제, 비약물 통증관리, 중독 문제에 대하여 좀 더 지식이 많다는 것을 발견하였다. 급성 통증서비스는 통증관리 실무에 있어 긍정적인 영향을 미친다는 것을 보여주었다.

약물관리지침(Guidelines for the Administration of Medicines)의 규칙 7(NMC, 2004a)에는 "실무에 있는 조산사는 약물사용, 용량, 투약방법에 관한 적절한 훈련을 받았으므로 진통제를 포함한 이러한 약물들을 투여하고 제공할 수 있다."라고 명시하였다.

앞으로의 안내서는 이 가이드라인(NMC, 2004a)에 조산사의 책임과 적절한 기록의 필요성을 더할 것이다. 기록보관은 규칙 9(NMC, 2004b)에 포함되어 있다. "실무에서 일하는 조산사는 규칙 9를 지켜야 하며, 가능한 한 최신의 합리적이고 지속적이며 관찰한 것에 대한 자세한 기록을 만들어서 제공된 간호와 약물이 통증완화를 위해 어떤 형태로 여성에게 제공되었는지를 기록해야 한다.

여성 개개인은 외상 후 스트레스 장애를 최소화하거나 예방하기 위해 간호제공자로부터 개인적인 상황과 관련된 적절한 상담, 교육과 지지를 받아야 한다(14장 참고).

결 론

모든 고위험 출산여성들은 그들의 통증을 관리하고 적절한 진통제를 투여받을 권리가 있다고 Jacobi 등(2002)이 지적했다. 많은 환자들은 완화되지 않는 통증과 그 현상을 담당하는 의료진의 부적절한 태도와 믿음 때문에 고통을 받는다(Clarke et al., 1996). 그러나 통증기전에 대한 이해와 향상은 계속되어야 한다. 약물치료의 효능, 부작용, 역효과에 영향을 미치는 유전적 차이점에 대한 측면은 미래의 통증관리에 중요한 역할을 할 것이다(Stamer et al., 2005). 통증과 통증의 완화를 사정하고 기록하는 것은 정규업무가 되어야 한다. 통증강도는 활력징후에 따라 다루어야 하고, 치료에 대한 반응과 부작용은 맥박과 혈압 같은 활력징후 관찰과 마찬가지로 규칙적으로 수행해야 한다. 진통제가 여성이 경험한 통증 수준에 효과적이고 적절하다는 것을 증명하기 위해 진통제 처방과 통증완화 기술을 규칙적으로 검토해야 한다(UK Royal College of Anaesthesists, 2003). 진통제 사용의 진행은 산과팀과 통증을 관리하는 의료실무자 간에 긴밀한 협의를 통하여 진통제 사용에 대해 계속적으로 논의해야 한다. 이렇게 함으로써 고위험 출산여성에게 적절한 수준의 통증완화가 이루어질 수 있다.

참고문헌

Alano, M., Ngougmna, E. and Ostrea, E. et al. (2001) Analysis of nonsteroidal anti-inflammatory drugs in meconium and its relation to persistant pulmonary hypertension of th newborn. Pediatrics, 107:517-23.

Anim-Somuah, M., Smyth, R. and Howell, C. (2005) Epidural versus non-epidural analgesia for pain relief in labour. Cochrane Database of Systematic Reviews, Issue 3. http://www.mrw.interscience.wiley.com/cochrane/clsysrev/articles/CD000331/frame.gtml(last accessed Feb 2006)

Austin, K., Stapleton, J. and Mather, L. (1980) Multiple intramuscular injections: a major source of variability in analgesic response to meperidine. Pain,8:47-62.

Australian and New Zealand College of Anaesthetists and Faculty of Pain Medicine (2005) Acute Pain Management: Scientific evidence (2nd edn). Australian and New Zealand College of Anaesthetists, Melbourne.

Bar-oz, B., Bulkowstein, M. and Benyamini, L. (2003) Use of antibiotic and analgesic drugs during lactation. Drug Safety, 26:925-35.

Barton, J., Don, M. & Foureur, M. (2004) Nurses and midwives pain knowledge improves under the influence of and acute pain service. Acute Pain, 6(2):47-51.

British Medical Association and the Royal Pharmaceutical Society of Great Britain (20030 British National Formulary, No. 46. British Medical Association and the Royal Pharmaceutical Society of Great Britain, London.

Bryant, H. and Yearby, M. (2004) Relief of pain during labour. In: C. Henderson and M. Macdonald (Eds) Mayes' Midwifery: A texbook for midwives (13th edn). Bailliere Tindall, London.

Carr, E. and Thomas, V. (1997) Anticipating and experiencing post-operative pain: the patients' perspective. Journal of Clinical Nursing, 6:191-201.

Carroll, D., Tramer, M., McQuay, H. et al. (1997) Transcutaneous electrical nerve stimulation in labour pain: a systematic review. British Journal of Obstetrics and Gynaecology, 104:169-75.

Clarke, E., French, B., Bilodeau, M., Capasso, V., Edwards, A. and Empoliti, J. (1996) Pain management knowledge, attitudes and clinical practice: the impact of nurses' characteristics and education. Journal of Pain and Symptom Management, 11:18-28.

Cullen, L., Greiner, J. and Titler, M. (2001) Pain management in the culture of critical care. Critical Care Nuring Clinics of North America, 13(2):151-66.

Cyna, A., McAuliffe, G. and Andrew, M. (2004) Hypnosis for pain relief in labour and childbirth: a systematic review. British Journal of Anaesthesia, 93:505-11.

East, E. (1992) How much does it hurt? Nursing Times, 88(40):48-9.

Elbourne, D. and Wiseman, R. (2009) Types of intra-muscular opioids for maternal pain relief in labour. Cochrane Database of Systematic Reviews, Issue 4. John Wiley & Sonsm Chichester. http://www.mrw.interscience.wiley.com/cochrane/clsysrev/articles/CD001237/frame.html(last accessed Feb 2006)

Guyton, A. and Hall, J. (2000) Texbook of Medical Physiology (10th edn). W.B. Saunders, Philadelphia.

Hedayati, H., Parsons, J. and Crowther, C. (2003) Rectal analgesia for pain from perineal trauma following childbirth. Cochrane Database of Systematic Reviews, Issue 3. John Wiley & Sons,

Chichester. http://www.mrw.interscience.wiley.com/cochrane/clsysrev/articles/CD003931/frame.html (last accessed Feb 2006)

Heelbeck, L. (1999) Administration of pethidine in in labour. British Journal of Midwifery, 7(6):372-7.

Hiscock, M. (1993) Setting up a patient-controlled analgesia service. British Journal of Intensive Care, April:149-52.

Hodnett, E., Gates, S., Hofmeyer, G. and Sakala, C. (2003) Continuous support for women during childbirth. Cochrane Database of Systematic Reviews, Issue 3. John Wiley & Sons, Chichester. http://www.mrw.interscience.wiley.com/cochrane/clsysrev/articles/CD003766/frame.html (last accessed Feb 2006)

Hughes, D., Simmons, S., Brown, J. and Cyna, A. (2003) Combined spinal-epidural versus epidural analgesia in labour. Cochrane Database of Systematic Reviews, Issue 4. John Wiley & Sons, Chichester. http://www.mrw.interscience.wiley.com/cochrane/clsysrev/articles/CD003401/frame.html(last accessed Feb 2006)

Hytten, F. & Chambelain, G. (Eds) (1991) Clinical Physiology in Obstetrics (2nd edn). Blackwell Scientific, Oxford.

Ilett, K., Kristensen, J. and Wojnar-Horton, R. (1997) Drug distribution in human milk. Australian Prescriber, 20:35-40.

International Association for the Study of Pain (1979) Pain terms: a list with definitions and notes on usage. Pain, 6:249.

Isenor, I. and Penny-MacGillivray, T.(1993) Intravenous meperidine infusion for obstetric analgesia. Journal of Obstetrics, Gynaecology and Neonatal Nursing, 22:329-56.

Jacobi, J., Fraser, G., Coursin, D. et al. (2002) Clinical practice guidelines for sustained use of sedative and analgesics in the critically ill adult. Critical Care Medicine, 30(1):119-41.

Kalso, E. (2005) Improving opioid effectiveness from ideas to evidence. European Journal of Pain, 9(2):131-5.

Kwekkeboom, K. and Herr, K. (2001) Assessment of pain in the critical ill. Critical Care Nursing Clinics of North America, 13(2):181-94.

Launay-Vacher, V., Karie, S., Fau, J., Izzedine, H. and Deray, G. (2005) Treatment of pain in patients with renal insufficiency: the World Health Organization three-step ladder adapted. Jjournal of Pain, 6(3):137-8.

Lewis, G, (2004) Why Mother Die 2000-2002: Report on Confidential Enquiries into Maternal and Child Health, 6th Report. Royal College of Obstetrics and Gynaecologists (RCOG) Press, London.

Li, D-K., Liu, L. and Odouli, R. (2003) Exposure to non-steroidal anti-inflammarory drugs during pregnancy and risk of miscarriage: population based cohort study. British Medical Journal, 327:368.

Liu, E. and Sia, A. (2004) Rates of caesarean section and instrumental vaginal delivery in nulliparous women after low concentration epidural infusions or opioid analgesia: systematic review. British Medical Journal, 328:1410.

Lorimer, M., Pedersen, K. and Lombard, W. (2002) Optimal dosing interval for epidural pethidine after Caesarean section. Acute Pain, 4(1):27-31.

Lyons, G., Columb, M. and Hawthorne, L. (1997) Extradural pain relief in labour; bupivacaine by extradural fentenyl is does dependent. British Jjournal of anaesthesia, 78:493-7.

Martinelli, A. (1987) Pain and ethnicity: how people of different cultures experience pain. Association of Operating Room Nurses' Journal, 46(2):273-81.

McCaffery, M. (1968) Nursing Practice Theories Related to Cognition Bodily Pain: Man-environment interactions. University of California at Angeles Students Store, Los Angeles.

McCaffery, M. and Pasero, C. (1999) Assessment: underlying complexities, misconceptions and practical tools. In: M. MCaffery and C. Pasero (Eds) Pain: Clinical manual (2nd edn). Mosby, St Louis.

McIntosh, J. (1990) Models of childbirth and social class: a study of 80 working class primigravidae. In: S. Robinson and A. Thomson (Eds) Midwives, Research and Childbirth, Vol 1. Chapman & Hall, London.

Murphy, J., Henderson, K., Bowden, M. et al. (1991) Bupivacaine versus bupivacaine plus fentanyl for epidural analgesia: effect on maternal satisfaction. British Medical Journal, 302:564-7.

Ndala, R. (2005) Pain relief in labour. In: D. Stables and J. Rankin (Eds) Physiology in Childbearing with Anatomy and Related Biosciences (2nd edn). Elsevier, Edinburgh.

Neilson, J. (2003) Interventions for treating placental abruption. Cochrane Database of Systematic Riviews, Issue 1. John Wiley & Sons, Chichester. http://www.mrw.interscience.wiley.com/cochrane/clsysrev/articles/CD003247/frame.html(last accessed Feb 2006)

Nielsen, G.L., Sorensen, H.T., Larsen, H. and Pedersen, L. (2001) Risk of adverse birth outcome and miscarriage in pregnant users of non-steroidal anti-inflammatory drugs: population based observational study and case-control study. British Medical Journal, 322:266-70.

Ng, K., Parsons, J., Cyna, A, and Middleton, P. (2004) Spinal versus epidural anaesthesia for caesarean section. Cochrane Database of Systematic Reviews, Issue 2. Wiley & Sons, Chichester. http://www.mrw.interscience.wiley.com/cochrane/clsysrev/articles/CD003765/frame.html

Notarianni, L., Oldham, H. and Bennett. P. (1987) Passage of paracetamol into breast milk and its subsequent metabolism by the neonate. British Journal of Clinical Pharmacology, 24:63-7.

Nursing and Midwifery Council (2004a) Guidelines for the Administration of Medicines. Nursing and Midwifery Council (NMC), London.

Nursing and Midwifery Council (2004b) Midwives Rules and Standards, NMC, London.

Ostensen, M. and Skomsvoll, J. (2004) Anti-inflammatory pharmacotherapy during pregnancy. Expert Opinion on Pharmacotherapy, 5:571-80.

Park, G. (2001) Sedation and analgesia - which way is best? British Journal of Anaesthesia, 87(2):183-5.

Pasero, C. (2003) Pain in the critically ill patient. Journal of Perianaesthesia Nursing, 18(6):422-5.

Pasero, C. and McCaffery, M. (2002) Pain in th critically ill patient. American Journal of Nursing, 102:59-60.

Pasero, C., Paice, J. and McCaffery, M. (1999) Basic mechanisms underlying the causes and effects of pain. Pain: Clinical manual (2nd edn). Mosby, St Louis.

Patel, N., Fernando, R., Robson, S. et al. (2003) Fetal effects of combined spinal-epidural (CSE) vs. epidural labour analgesia: a prospective, randomised study. International Journal of Obstetric Anaesthesia, 12(Suppl. 1):1.

Pocock, G. and Richards, C. (2006) Human Physiology: the Basis of medicine (3rd edn). Oxford University Press, Oxford.

Puntilllo, K. (2003) Pain assessment and management in the critically ill: wizardry for science? American Journal of Critical Care, 12:310-16.

Puntilllo, K., White, C., Morris, A. et al. (2001) Patients' perceptions and responses to procedural pain: results from Thunder Project 11. American Journal of Critical Care, 10:238-51.

Rathmell, J., Viscomi, C. and Ashburn, M. (1997) Management of nonobstetric pain during pregnancy and lactation. Anaesthetic Analgesia, 85:1074-87.

Siney, C. (2004) Drugs and the midwife. In: C. Henderson and S. Macdonald (Eds) Mayes Midwifery: a Textbook for midwives (13th edn). Bailliere Tindall, London.

Smith, C., Collins, C., Cyna, A. and Crowther, C. (2003) Complementary and alternative therapies for pain management in labour. Cochrane Database of Systematic Reviews, Issue 2. John Wiley & Sons, Chichester. http://www.interscience.wiley.com/cochrane/clsysrev/CD003521/frame.html(last accessed Feb 2006)

Smith, G., Power, I. and Cousins, M. (1999) Editorial 1. Acute pain - is there scientific evidence on which to base treatment? British Journal of Anaethesia, 82(6):817-19.

Spigset, O. and Hagg, S. (2000) Analgesics and breast-feeding: safety considerations. Paediatric Drugs, 2:223-38.

Stamer, U., Bayerer, B. and Stuber, F. (2005) Genetics and variability in opioid response. European Jjournal of Pain, 9(2):101-104.

Stanik-Hutt, J., Soeken, K., Belcher, S. et al. (2001) Pain experiences of traumatically injured patients in critical care setting. American Journal of Critical Care, 10:252-9.

Steet, D. (2000) A practical guide to giving Entonox. Nursing Times, 96(34):47-8.

UK Royal College of Anaesthetists (2003) Pain Management Services: Good practice. Royal College of Anaesthetists and the Pain Society, London.

Walker, J., Hall, S. and Thomas, M. (1995) The experience of labour: a perspective from those receiving care in a midwife-led unit. Midwifery, 11:120-9.

Yerby, M. (2005) Cardiac and hypertensive disorders. In: D. Stables and J. Rankin (Eds) Physiology in Childbearing with Anatomy and Related Biosciences (2nd edn). Elsevier, Edinburgh.

13

고위험 출산여성의 이송과 중환자실 입원

Transfer and Admission to the Intensive Treatment Unit of the Critically Ill Woman

Terry Ferns

이 장은 상태가 악화되는 출산여성을 확인하고 3차 의료기관으로 안전하게 이송하는 방법을 연구한 것이다. 보건국(2000)에서는 3차 의료기관이란 수준 높은 전문 호흡기 지원(advanced respiratory support)을 할 수 있거나 혹은 적어도 2개의 장기를 지원하면서 기본적인 호흡 지원을 할 수 있는 곳으로 정의하였다. 이 수준에는 여러 장기가 잘못되어서 복합적인 지원이 필요한 환자가 포함된다.

이 장에서는 급성 호흡장애증후군(ARDS)에 대해 살펴볼 것이다. 이송을 요구하는 환자는 임신주수에 따라 진통 중인지, 아닌지 혹은 출산 전인지, 후인지에 따라 세부적인 요구들이 달라질 것이다. 임상적 악화와 관련된 모든 이송 시에 고려해야 할 요인을 검토할 것이다.

사전 지식

- 여성의 상태와 전신적인 악화 원인에 영향을 미칠 수 있는 병태생리학
- 고위험 출산여성을 중환자실(instensive treatment unit, ITU)로 이송하기 위한 병동 프로토콜에 대한 지식
- 환자를 신속하고 안전하게 이송하기 위해 병동에서 이용 가능한 장비에 대한 지식

상태가 악화되는 대상자 확인과 산과적 응급처치

첫 번째 질문은 '누가 이송을 요청하는가?'이다. 이 질문은 세부적인 관심을 강조하면서 포괄적 · 체계적 · 계통적인 사정을 통해서 답할 수 있다. 최근 중환자관리학회(Intensive Care Society, 2002a)에서 상태가 나빠지는 고위험 상태를 확인할 수 있는 것들은 다음과 같다고 제시하였다.

- 비정상적인 신체적 징후와 증상이 나타날 때
- 여성의 상태나 병력
- 직관력(과거 경험을 토대로 한)

이에 더하여 앞으로 임산부에 대한 조사(예: 컴퓨터단층촬영)나 관리(예:

수술, 환기 또는 특별한 장기 지원)에 대한 연구를 하면 이송을 해야 할 상태를 확인하는 합리적인 항목을 제공할 수 있다.

기본적인 것은 위험에 빠진 임부와 태아에게 다른 원인을 찾기 위한 적절한 사정이 이루어질 때까지 의심할 수 있는 모든 것을 동원하여 접근해야 한다는 것이다.

조기경고 점수체계(Mogan et al., 1997), 위험 상태에 있는 환자의 팀 프로토콜(Goldhill et al., 1999) 같은 최신 도구로 다음과 같은 중요한 요소를 확인하여 이송 여부를 결정한다.

- 기도: 스스로 호흡을 할 수 있는가?
- 호흡: 호흡률, 깊이, 양상은 어떠한가?
- 순환: 혈압과 맥박이 정상인가? 관류(灌流)는 정상인가? 따뜻한 정도, 체온, 색깔, 소변배설량은 어떠한가?
- 신경학: 의식, 지남력(orientation)이 있는가? 고통이 없는 상태인가?
- 태아의 상태는 정상인가?(태아심음측정기, 초음파 스캔을 통하여)

여성이 위의 사항을 모두 충족하면 산과적 과거력이 없는 한 여성의 상태는 안정된 것으로 간주한다. 좀 더 중요한 관심사 중 하나는 조산사의 기본적인 목표로서, 적절한 관리를 수행하기 위해 여성의 활력징후가 정상에서부터 벗어나는 것과 같은 상태의 악화를 가능한 한 빨리 인식해야 한다는 것이다.

출산여성이 상태가 악화되는 것은 너무나 갑작스럽고 치명적일 수 있다. 그러므로 팀 구성원들은 아래의 사항대로 이송시간을 조정할 수 있는지 고려할 필요가 있다. 어떤 상황은 시간이 촉박한 경우도 있을 것이다. 그러나 고도의 능력을 가진 다학제팀이 고위험 임신부에게 적절한 사정과 지속적인 관리를 제공함으로써 그러한 상황들을 최소화할 수 있다.

ITU로 이송하기 위한 지침

다음으로 넘어가기 전에 아래와 같은 질문을 해보자.

내가 만약 위급상황을 관리한다면 안전하게 이송하기 위해 무엇을 해야 할까?

고위험 출산여성들 중 많은 수는 중환자실에 들어가기 전에 외과적 시술이 필요하다. 그러므로 중환자실에 가기 전에 여성을 산과병동에서 수술실로 옮기기 위한 조치가 필요하다. 병원 간의 이송에 대해서 같은 원리가 적용되지만 여기에서는 병원 내의 이송을 먼저 다루려고 한다. 이 장의 초기 단계는 집중관리학회(Intensive Care Society, 2002a, 2002b)와 Wallace와 Ridley(1999)의 권고사항에 의한다. 무엇보다도 이송의 중요한 원칙은 '더 이상 악화시키지 않기'이다(Advanced Trauma Life Support, 1997).

이론적인 틀은 임상실무를 안내해야 하며 환자 사정은 체계적 전략이 필요하다. 전문적인 이송은 이 원칙에서 벗어나서는 안 된다. 고위험 출산여성이라면 누구든지 아래 약어로 표시된 철저한 사정, 관리와 감시기구가 필요하다(Resuscitation Councill UK, 2000 인용).

- M: monitor(이송과 장비 모드)
- O: oxygen(산소와 기도 확보)
- V: venous(정맥접근)
- E: expertise(전문적 기술)

모니터

안전한 이송을 위해 필요한 최소한의 감시장비는 다음과 같다.

- *심장모니터(electrocardiograph monitor)*: 이동식 심장모니터는 기본적 장비로 심박동수나 심장주기 같은 심혈관질환의 지수를 관찰한다(Docherty, 2002). 그러나 이러한 장비에는 규칙적인 맥박을 체크하는 기능이 없다. 예를 들어 무박동 전기활동은 심박출량이 없는 상태에서 심혈관계 안정성에 대한 잘못된 지표를 제공할 수 있다.
- *동맥관(arterial line)*: 지속적이고 정확하게 혈압을 사정하기 위해 침습적 동맥관을 삽입해야 한다. 팀 구성원들은 수축기압, 확장기압, 평균혈압, 맥압을 지속적으로 측정할 수 있어야 한다. 동맥관 삽입을 통해 규칙적으로 혈액샘플을 채취할 수 있다. 동맥관을 눈금 '0'에 맞추고 압력파동을 읽는다. 잘못된 판독(reading)은 회로의 부적절한 압력, 캐뉼라의 막힘, 기포나 시스템에서의 공기누출로 인해 생긴 부적절한 압력의 결과라고 할 수 있

다(Webster, 2003). 조산사는 특히 차선책으로 심박출량이 낮은 상태에서 혈압측정을 할 때 침습적 측정이 비침습적 측정보다 정확하다고 생각하여 비침습성 혈압 기록을 침습성 혈압 기록과 비교해서는 안 된다. 특히 심박출량이 낮을 때 그러하다. 침습성 측정에서는 나쁜 결과가 나오는데 비침습성 기록은 좋은 결과가 나오는 것에 대해 주의하면서 다루어야 한다. 어느 모드가 정확한 기록을 만들어내든지 간에 현혹되지 말아야 한다.

- *맥박산소측정기(pulse oximetry)*: 여성을 저산소혈증의 조기인식이 가능한 포화도 탐침으로 맥박산소측정기에 연결해야 한다. 맥박산소측정기는 고위험 팀에게 나빠지는 상태를 즉시 경고한다. 그러나 이는 청색증 같이 불확실한 증상을 관찰할 때의 경우를 의미하는 것은 아니다. Szaflaski(1996)에 의하면 청색증은 저산소혈증의 불확실한 지표이며, 산소포화도(SpO_2)가 67%보다 낮을 때만 발생한다고 하였다. 맥박산소측정기는 매우 가치 있는 장비이지만, 정확성은 올바른 사용법에 따라 크게 달라진다(Tittle & Flynn, 1997). 정확성은 관류, 헤모글로빈, 체온 또는 피부착색에 따라 다르며, 맥박산소측정법은 신중하고 세부적이고 체계적인 사정을 대신할 수 없다.
- *체온모니터링(temperature monitoring)*: 말초 또는 심부 체온 모니터링은 조직관류의 반사작용을 측정하는 것인데, 이는 쇼크 시 심부체온과 말초체온 간의 변화도가 증가하는 것을 나타낸다(Webster, 2003). 그러나 다시 한 번 말하지만 모니터 장치는 과도한 혈관수축이나 확장 같은 손상된 관류의 지표로서 여성의 피부 느낌을 대신할 수는 없다.
- *요도관과 비위영양관(catheterisation and nasogastric tubes)*: 이송 전에 여성에게 요도관과 비위영양관을 삽입할 것인지를 고려한다. 소변량은 심장과 신장기능의 좋은 지표가 된다. 심박출량이 10~20% 떨어지면 사구체여과율에 직접적으로 영향을 미쳐 최고 20% 이상까지 올라간다(Darovic, 1995). 비위영양관을 삽입할 때는 흡입을 예방하기 위해 위를 비울 것이다. 이러한 합병증은 가능하면 반드시 피해야 한다. 임신 중에는 해부학적·생리적 변화에 특별히 관심을 가져야 한다. 특히 비위영양관 배출액은 체액과 전해질 보충에 대한 판단에 도움이 될 정보를 제공해준다. 그러므로 조산사는 임신으로 인해 나타나는 해부생리학적 변화를 반드시 고려

해야 한다. 예를 들어 여성이 코피를 흘릴 소인이 있으면, 비위영양관 같은 침습적 관은 감염 부위가 될 위험이 있다. 출산한 여성을 안전하게 이송하기 위한 결정과정에서 전문적 지식은 매우 중요하다. 흔히 중재와 행동은 치료를 할 것인가 보류할 것인가에 대한 잠재적 이익과 불이익을 신중히 판단해야 한다.

- *태아의 심박수 모니터링(fetal heart rate monitoring)*: 여성이 임신한 상태라면 이송의 목적으로 태아의 심박동수 모니터링이 필요하다. 이러한 모니터링은 태아심박동수 변화를 해석할 수 있는 사람이 필요하며, 이송과정에서 조산사의 실무적인 중재의 중요성이 강조된다. 이송에 여러 사람이 관여하면 조산사는 여성의 곁에서 조산사의 업무를 해야 한다.

이송방법과 장비

고위험 출산여성의 이송 시 고위험관리팀이 이송의 실무계획을 고려한다면 직원과 환자 모두를 위해 단순화하고 외상이 덜 생기도록 해야 한다. 간단한 방법으로 병원의 구조나 설계를 잘 알고 있다면 불안을 예방할 수 있다. 병원 구조상 이동할 부서가 잘 알지 못하는 끝 쪽의 다른 층이 될 수도 있다. 이송직원은 목적지까지 찾아 가는 것을 동료에게 의존해서는 안 된다. 그러나 빠르게 가야 할 때는 운반차가 쉽게 이동할 수 있도록 해야 한다. 일반적인 운반차는 기구를 장착하기가 너무 좁아서 특별히 고안된 운반차를 이용해야 할 수도 있다.

이송하는 동안에도 환자에게는 복잡한 침습법 모니터링, 주입과 치료기기가 부착되어 있으므로 이러한 장비는 안전하게 보관하고 쉽게 눈에 띌 수 있는 곳에 비치해야 한다. 출산여성을 돌본 경험이 있는 직원이라도 환자 이송 시 사용하는 이동장비에 익숙하지 않을 수 있다. 그러므로 환자 이송 동안 그러한 기기를 능숙하게 잘 사용할 수 있는 동료가 꼭 필요하다. 영국에서는 지역사회서비스를 할 때 다학제팀의 구성원들이 개인 자격으로 자주 이송에 참여하도록 하며, 이러한 직원들은 이송에 반드시 함께해야 한다. 실제로 지역사회서비스 직원은 이러한 장비를 가장 자주 사용하기 때문에 이송장비의 보관, 전기충전, 이용 가능성에 관한 책임을 지게 되므로 처음부터 이러한 사람들을 포함시키는 것이 합리적이다. 앞으로 지역사회서비스 이송을 위해서는 직원교육과 훈련을 하고, 모성병실이나 수술실, 중환자실 사이에 분명한 연결선을 만들어 지역사회봉사의 가교 역할을 하도록 한다.

산 소

중환자관리 지역으로 이송이 필요한 여성은 이송 시 호흡곤란이 자주 나타나므로 고용량 산소를 공급받게 된다. 여성이 스스로 기도를 유지할 수 있는 능력과 예방차원의 삽관법을 고려해야 한다. 임산부는 더 빠르게 저산소증이 진행되며, 해부학적 · 생리적 변화가 환기와 삽관을 더 어렵게 만들 수 있다. 삽관법의 목적은 환자를 안전하게 이송하고 이송 중 갑작스러운 악화 가능성을 피하는 것이다. 삽관법이 필요할 경우, 분리경보가 설치된 이동식 인공호흡기가 필수적이다(Wallace & Ridley, 1999). 기계적으로 인공호흡을 하는 환자들은 산소공급, 흡기농축산소, 인공호흡기 세팅, 기도압력, 종말호기 이산화탄소의 모니터링이 필요하다(Intensive Care Society, 2002b). 이동하는 동안 충분한 산소가 필요하며 출발에 앞서 기도는 안전하게 확보되어야 한다. 삽관을 한 여성은 적절한 진통, 진정과 마비가 필요하기도 한다. 그러므로 최소한의 심혈관 효과를 주는 약물을 처방해야 한다.

정맥로 확보

정맥로 확보(intravenous access)는 절대적으로 우선해야 한다. 중환자실에 있는 여성은 정맥로 확보 없이 일반적인 방법으로 관리해서는 안 된다. 정맥로를 확보하지 않은 상태가 나쁜 여성은 어려움이 있을 수 있다. 수액소생을 위해 2개의 큰 구경의 도관(catheter)은 충분해야 한다(Intensive Care Society, 2002b). 대량의 소생이나 구육수축제 투여를 위해 중심정맥 접구이 적절하다. 그러나 중심정맥선 부위의 응급상황으로 기흉, 심장의 부정맥이나 심장압전(cardiac tamponade)을 일으키기 쉽다(Woodrow, 2002). 또한 중심정맥압(CVP) 선의 판독은 심각한 저혈량이나 체액과부하의 예외적인 상황을 제외하고는 신뢰할 수 없다. 임상적 판단은 악화 원인의 치료가 지연되는 것에 대비하여 선 삽입에 걸리는 시간을 선택하는 데 신중해야 한다. 이러한 임상적 판단은 고위험 여성을 안전하게 하기 위해 응급상황에서 삽관에 대한 딜레마를 줄여줄 것이다.

전문적 기술

산과영역팀의 능력은 그 분야에서 일하는 사람들의 능력에 달렸다는 것은 아무리 강조해도 지나치지 않다. 조산사는 자율성을 가진 실무자로서 수행하도록 교육받았다. 또한 조산사는 자신의 경력을 통해서 결정을 내리고 그에 대한 책임을 진다. 그러나 산과적 응급은 예고 없이 발생한다. 그래서 실습기간은 경험이나 근무기간보다 교육 정도와 임상경험 횟수에 따라 정한다. 중환자실 입원은 컨설턴트에서 컨설턴트로 수행된다. 그러므로 Wallace와 Ridley(1999)는 개인병원은 이송을 위해 책임이 있는 컨설턴트를 지정해야 한다고 말했다. 이런 방식은 병원 간의 이송에도 적용되어야 한다.

의료팀은 의사소통 경로를 분명히 하고 적합한 의료진이 정보를 받고 즉시 이송할 수 있도록 할 책임이 있다. 마취 의사, 중환자 집중치료 내과 의사, 조산사, 신생아 전문의, 수술 관련 직원과 수술실 · 집중관리실 간호사 간의 친밀한 관계가 필수적이다. 조산사와 간호사는 업무회의를 통해 서로 연락을 해야 한다. 예를 들면, 모든 팀 구성원들이 준비단계, 급박한 이동, 이송과 이송 후에 자신들의 역할에 대해 분명히 하도록 해야 한다. 운반 같은 지원서비스는 신속하고 조정된 이송의 중요성을 바탕으로 간단하게 지시하도록 한다. 특히 이송을 수행하는 직원은 적절한 자격을 가진 사람이어야 하며 팀 내 다른 직원의 기술과 제한점까지 파악해야 한다.

고위험 출산여성을 이송하는 데에는 예견, 통찰력, 조정, 인력 배정 및 리더십이 필요하다. Wallace와 Ridley(1997)는 무조건 급하게 환자를 옮기는 원리(scoop and run)는 고위험 여성을 옮길 때에는 적절하지 않다고 강조했다. Mackenzie 등(1997)이나 Vyvyan 등(1991)은 병원 간 이송의 관계에서 자주 신참 직원이 업무를 수행하는데, 그 결과 후에 생명을 위협하는 합병증의 발생률이 더 높아졌다고 발표했다. 이러한 사항은 모든 병원 간 이송을 시작할 때 반드시 고려해야 한다.

위에서 지적한 것처럼 분명한 임상 역할과 조직의 리더십은 매우 중요하다. 고위험 출산여성에게 최고 수준의 처치를 하려면 지역사회봉사와 중환자관리나 산과의학을 훈련받은 마취과 의사가 신속하게 조사해야 한다. 이송을 맡은 직원은 이송에 앞서 여성을 안정시키는 것이 훨씬 더 중요하다. 반대로 고위험 여성이 중환자실에 도착할 때까지 활력징후, 정맥로 확보, 모니터링

등이 불안정하다면 안정된 후에 이송해야 한다.

비록 고위험 출산여성의 이송과정이 숙달된 마취과 전문의와 간호사, 조산사에 의해 일차적으로 관리되었다 하더라도 조산사는 실제적인 임부 사정과 잠재적인 태아곤란증을 모니터링하며 다른 직원들에게 임부를 인계하는 것을 확실히 해야 한다. 여성의 의식수준에 따라 친숙하고 능력 있는 전문조산사는, 극도로 놀라고 생명을 위협하는 상황에 있는 여성을 안심시킬 수 있다. 더욱이 조산사는 이송되는 산과부서에서 도구와 기구를 이용하는 방법을 안정적으로 잘 알고 있으며, 만약 출발에 앞서 안정의 중요성과 모니터링의 필요성에 도움을 준다면 팀의 활력을 제공하는 구성원이 될 것이다. 또한 지정된 기록자는 정확하게 기록하고 동시에 기록을 수집하고 잘 관리해야 한다.

이송 전의 즉각적인 준비

팀은 이송에 앞서 자료를 모으고 충분한 사정을 하고, 모니터링과 지지적 치료를 시작하며 관련된 임상검사를 확실히 해야 한다. 또한 안전한 기도확보를 하는 데 특히 주의를 기울여야 한다. 특히 이송에 내성이 약하고 사전에 용적부하가 필요한 저혈량 여성을 위해 적절한 수액소생이나 수축촉진 치료를 수행한다(Wallace & Ridley, 1999). 핵심적으로 수행할 조사는 여성의 임상 상태에 따라 결정되고 더 확대된다. 중환자관리의 주요 원칙은 악화 원인에 대한 진단과 치료에 따라 수행하고, 심박출량의 최적화, 동맥혈산도와 동맥산소포화도를 최적으로 유지하는 것이다. 이러한 변수들은 신체사정을 통해 확인할 수 있다. 그러나 신체검사를 통해서는 신뢰할 만한 심박출량을 예측할 수는 없다(Eisenvergetal, 1984). 그 후에 있을 임상검사는 이송을 위해 여성을 사정하고 관리하는 동안 지시해야 한다.

여성의 임상적 사례는 명백히 앞으로의 연구를 가이드할 수 있으며, 경험이 있는 팀원은 단순한 몇 가지 질문으로 어떤 검사가 필요한지를 알 수 있다.

Wallace와 Ridley(1999)는 환자를 이송할 준비가 되었는지를 고려하는 체크리스트를 제시하였다. 요약된 양식은 아래와 같다. 그러나 여성에 대한 기본적인 관찰과 임신과 관련된 신체적 변화를 고려해야 한다.

호 흡

- 기도는 안전한가?
- 삽관법과 환기가 필요한가?
- 진정, 마취와 마비가 적절한가?
- 동맥산소압>13kPa, 농축도>95%
- 동맥의 이산화탄소압 4~5kPa(젊은 성인에 적합)

순 환

- 수축기압>120mmHg
- 심박동수<120회/분
- 충분한 관류(피부색, 따뜻함, 소변량)
- 정맥로 확보 확인
- 순환혈액량의 보충
- 수혈 시 필요한 혈액 확인
- 출혈의 확인과 관리

신경학

- 글라스고우 혼수측정기(Glasgow coma scale)로 측정 확인
- 동공반응 확인
- 진정, 마취 혹은 마비 고려

모니터링

- 심전도
- 맥박산소측정법
- 종말호흡기 이산화탄소 모니터링
- 침습적 · 비침습적 혈압 모니터링
- 체온 모니터링
- 중심정맥관 삽입 고려
- 비위영양관 삽입 고려
- 유치도뇨 고려

조 사

- 12유도 심전도 기록
- 방사선 사진술
- 동맥혈 가스분석
- 생화학
- 혈액학
- 미생물학적 사진

임상적 사정 및 안정과 연계하여 고려해야 할 필수적인 기록과 실무문제가 있다. 의학과 조산 관련 문서는 완전하게 작성해야 한다. 그러고 나서 가족이나 보호자에게 이송을 알린나. 소시품, 귀중품은 목록화하고 질 싸서 확인을 받고 인계받을 부서에 알린다. 이송에 대한 준비와 동의를 구한다.

의무적으로 위의 모든 것을 다했다는 마지막 확인을 기록해야 한다. 때로 환자는 이송을 위한 준비가 되었는데 운송수단 때문에 이송이 지연되기도 한다. 여성의 상태는 빠르게 변할 수 있으므로, 10분 전에 안정적이었다고 하여 10분 후에 떠날 수 있다고 가정할 수는 없다. 항상 이송 바로 직전에 여성의 상태를 재확인해야 한다.

실용성

- 환자를 안전하게 운반차에 옮긴 상태
- 충분한 산소공급
- 안전하게 부착한 모니터링, 적절하게 작동하는 경보기
- 수액공급, 안전하고 적절한 약제투여
- 안전한 배액용품
- 이용 가능한 운반서비스
- 운반차 이용
- 이송차트와 모든 이용 가능한 기록/수집된 조사자료 서류
- 접촉 가능한 부서의 전화번호
- 출발시간과 도착예정시간을 인계받을 부서에 알린다.
- 신분확인과 알아볼 수 있는 알레르기 팔찌

- 적절하고 이용 가능한 휴대용 제세동기, 삽관술 장비, 흡인기, 여분의 인공호흡기관, 자가팽창 재호흡 백과 보조기구 드레싱, 주사기 등
- 품위 유지(따뜻한 담요로 여성의 몸을 덮어준다)

부서 간의 이송

이송과정의 목적은 정규 중환자실 모니터링을 모방한 표준 모니터링과 안정성을 확실하게 하는 것이다(Wallace & Ridley, 1999). 이송은 조정할 수 있어야 하고, 서둘러서는 안 된다. 이송속도는 보조직원이 아닌 임상전문가가 조절해야 한다. 직원과 사전훈련을 통해서 여성의 상태가 악화되면 원래의 부서로 보낼지 계속해서 이송해야 할지를 결정해야 한다. 예를 들어, 이송 중 갑작스러운 상태 악화나 승강기 결함 같은 사고가 일어날 수 있으므로 미리 대비해야 한다. 환자의 가족은 이송에 직접적으로 동행할 수 없으므로 보호자 대기실에서 기다리거나, 전 부서 또는 이송될 부서와 가까운 곳에서 기다려야 한다(Wallace & Ridley, 1999).

인 계

전문가-전문가 인계가 우선되어야 한다. 이어서 환자 이송 시에는 마취과 전문의, 간호사, 수술실 직원, 이송 직원이 참여하지만 조산사는 반드시 이송에 동행해야 한다. 예를 들어 조산사는 현장에 있는 현장간호사나 중환자실에 있는 중환자간호사 같은 전문가가 인계를 받는지 확인해야 한다. 인계를 받는 직원에게 현재 가족에 관한 정보와 가족이 사는 곳에 관한 모든 정보를 전달할 때 특별한 주의를 기울여야 한다. 이는 환자를 의료진 동료에게 인계할 때 환자의 안전과 직원 간의 예의상의 문제이다. 응급이송 시에도 신원확인 같은 정해진 정책을 무시해서는 안 된다. 모든 서류는 말로 인계해야 하며 이송팀은 그들이 전달받은 모든 정보에 관해 완전히 만족해야 한다. 이송 동안에 확인된 변화도 기록해야 한다. 이런 상황에서 최상의 실무는 동료가 받은 정보에 의심이 생기면 답변을 해줄 수 있도록 잠시 동안 이송받는 부서에 남아있는 것이다. 특히 환자를 이송하고 이송받는 팀은 이송 중에 발생하는 잠

재적 스트레스 요인을 고려하고, 환자의 안전이라는 공동의 목표를 위해 전문가들이 협력하여 일하며, 계속적인 간호를 강조해야 한다.

이송 후

잘 계획하고 실행한 이송은 다학제적 전문가팀이 전문적인 의료활동을 할 수 있게 해준다. 직원은 최상의 실무를 수행하기 위한 기회를 최고로 만들기 위해 그들의 경험을 보고하고 서로 나누어야 한다. 직원들은 이송하기 전 관찰에서부터 실제적인 이송에 참여하기까지 많은 이득을 얻을 것이다.

조직 문제

고위험관리학회(Intensive Care Society, 2002b)는 중증의 성인 대상자들의 이송에 관해 포괄적인 제안을 제공하며, 조산부서가 개인조산원과 병원의 네트워크 수준에서 고위험관리협회의 제안을 수행하는 데 익숙해야 한다고 하였다. 조산부서는 고위험관리 네트워크 내에 포함되도록 노력할 필요가 있으며, 고위험관리의 철학이 장벽 없이 산과시설 내로 확대되어야 한다.

급성 호흡곤란증후군

급성 호흡곤란증후군(acute respiratory distress syndrome, ARDS)은 강력하고 합의된 의학적 시도에 대한 근거를 가지고 있다. 최초의 ARDS는 Ashbaugh 등(1967)이 서술하였다. 그는 베트남 전쟁에서 상처 입은 군인들이 비호흡 외상을 입은 것에 대해 보고하였는데, 수액소생술에 따라 말기의 호흡기장애를 자주 일으킨다고 보고하였다. ARDS 환자의 사망률은 증후군의 심각성과 원인적 요소 혹은 공존하는 요인에 따라 문헌마다 다르다(Florence, 1997). Thomas(1997)는 지난 15년 동안 ARDS의 변함없는 사망률에 대해 지적하였다. 반면에 McLuckie(2004)는 세계적으로 사망률이 감소하여 60~75%의 생존율을 보고하였다.

ARDS와 패혈증(sepsis)의 빈번한 이중진단(dual diagnosis)은 환자들이 증후군의 범위가 넓고, 호흡기장애에서부터 심각한 쇼크까지 다양하며, 나아가 산과 응급사태 중에 하나인 생명을 위협하는 심각한 합병증을 초래하는 상태를 만드는 것을 의미하며 가장 어려운 고위험 상태이다.

ARDS는 고삼투성 폐부종, 폐감염, 폐순응도 감소로 인한 동맥의 저산소혈증과 양측 폐의 침윤이다(Beale et al., 1993; Gattiononi & Pelosi, 1966; Repine & Abmaham, 1996). 급성으로 시작한 폐부종은 심장에 기인한 것은 아니다. ARDS의 연중 발병률은 대략 인구 100,000명당 6명꼴이다(Evans & Smithies, 1999).

급성 호흡곤란증후군과 급성 폐손상은 문헌에서는 상호교환적으로 사용하나 분명히 구별된다. 급성 호흡곤란증후군은 급성 폐손상의 심각한 형태라고 할 수 있지만 심장에서 기인한 것은 아니다. 본질적으로 환자들은 울혈성 심부전으로 폐부종이 일어나고 이후 폐순환으로 압력이 되돌아온다. 이것은 전형적인 폐부종의 형태라고도 볼 수 있다. 급성 호흡곤란증후군은 폐부종의 하나로 분류될 수 있으나 폐부종은 증가된 조직 침투성 때문에 나타나고 폐 내부의 외상이나 심각한 쇼크 같은 전신적인 사건 때문에 진행된다. 분만 여성은 급성 폐손상 같은 폐렴이 나타날 수도 있고 더 악화되어 ARDS로 진단을 받는다. 그러므로 ARDS를 앓는 모든 여성은 급성 폐손상을 가지나 급성 폐손상을 앓는 모든 여성이 ARDS를 앓는 것은 아니다(Bernard et al., 1994).

ARDS는 폐포와 폐모세관 내피의 광범위한 손상과 관련이 있다(Harman, 2003). 질병의 초기 단계는 사실상 본질적으로 삼출, 증식과 섬유화가 나타난다. *삼출 단계(exudative stage)*는 24시간 이내의 초기 손상에서 시작되며 체액이 새어나가고 폐조직에 축적된다. *증식기(proliferative phase)* 동안은 계면활성제 생산이 감소하고 염증반응의 원인으로 모세혈관으로부터 피브린 유출, 호흡률 증가, 폐고혈압이 생긴다. 섬유화 단계(fibrotic stage)에서 폐는 섬유조직으로 꽉 차서 저산소증과 폐경직 상태로 악화된다. 현재 그 과정으로는 서로 구별되는 두 가지가 받아들여지고 있다.

- *폐포모세혈관막 손상(damage to the alveocapillary membrane)*: 폐포모세혈관막의 손상은 다음과 같은 과정에 따라 발생한다. 폐포모세혈관 수준에서 투과성이 증가하여 모세혈관 내피를 통해 체액이 유출되어 간질강으

로 들어간다. 그 후 체액은 폐포의 상피를 통해 폐포로 들어간다. 최종적으로 폐간질과 폐포 안으로 체액이 모이고 폐포 내 표면의 모세혈관에서의 가스교환 효율성이 낮아지며, 저산소증을 초래하게 된다.

- *폐포모세혈관막 투과성 증가(increase in alveocapillary membrane permeability)*: 폐포모세혈관막 투과성 증가는 간질과 폐포부종, 폐포의 붕괴를 초래한다. 연이어서 폐확장부전으로 발전하여 기능적 잔여량을 감소시킨다. 더욱이 순환하는 혈액은 폐포 보유 수액, 삼출물과 직면한다. 이는 우회현상(shunting)을 일으키고 폐순응도를 저하시키며 호흡에 필요한 에너지의 양을 증가시킨다.

부종 상태의 폐조직들은 무겁고 딱딱하며 폐포의 삼출액을 증가시키고, 계면활성제의 손실과 섬유증은 무기폐을 유발하며, 낮은 순응도, 저산소증, 환기/관류 부조화, 우회현상, 기능적 잔여용량의 감소를 초래한다. 또한 호흡의 어려움, 에너지 소모의 증가는 결과적으로 호흡의 탈진과 폐의 허탈 상태를 일으킨다.

분만 여성에게는 두 가지 관점에서 ARDS가 발생할 위험이 있다. 첫째, 여성의 건강상태는 폐렴, 흡인 같은 내재적인 호흡기 손상에서부터 진행될 수 있다. 둘째, 쇼크(저혈량 쇼크, 패혈증성 쇼크, 과민성 쇼크), 파종성 혈관 내 응고장애(DIC), 또는 대량의 혈액수혈 같은 의학치료 결과로서 발생하는 이차적인 전신적 문제 때문에 발생할 수 있다. 출산여성에게 급성 폐손상의 일반적인 원인은 자간전증, 자간증, 산과적 출혈, 양막염, 자궁내막염, 양수색전증이다(Dhond & Dob, 2000; Jive, 2000). 다발성 장기부전은 ARDS와 중증 패혈증의 두 가지 주요 요인과 관련이 있다. 패혈증, 흡입과 DIC는 임산부 중 ARDS 환자의 38%, 30%, 22%로 나타난다(Theunissen & Parer, 1994; Clapp & Capeless, 1997). 전신적 관점으로 볼 때 ARDS로 진전되는데 기여하는 것으로 나타난 가장 중요한 단일 사건은 그 전부터 갖고 있던 심각한 저혈압 기간이다.

간호와 관리

악화증상을 조기에 확인만 하면 성공적인 결과를 얻을 수 있다. 증후군의 원인을 파악하여 치료하고 적절한 모니터링과 지지적 치료를 시작해야 한다. 비록 인공호흡기로 인한 폐손상을 예방하기 위해 저환기를 시키거나 무기폐를 막기 위해 과다팽창을 시도하는 인공호흡방법에 대해 지속적으로 논쟁이 계속 이어지고 있지만 삽관법과 기계적 환기는 ARDS의 치료에서 중요한 부분이다. 양압환기법은 폐쇄의 개념으로 강화된 폐 영역, 폐쇄되었지만 회복하는 폐 영역, 개방된 병든 폐 영역에 적용된다. 환기법은 가능한 한 기도압력의 가장 낮은 평균점과 최대점 사이에서 적절한 산소공급이 이루어질 수 있도록 해야 하며 허용 범위 내에서 고탄산혈증을 고려해야 한다.

또 다른 측면의 딜레마는 조직투과성 증가인데, 이는 심박출량을 유지하려고 수액소생을 시도하면 호흡기 상태가 더 나빠지는 것이다. 관리의 우선순위는 신속하게 소생시키면서 정상 혈액동력학적 상태를 이루는 것이다. 기계적으로 환기를 하는 여성은 진정시키고 충분한 통증완화를 제공하여 산소요구도를 최소화하고 다음으로 발열을 조절해야 한다. 본질적으로 ARDS는 전신적인 손상으로 간주해야 하고 적정한 관류와 환기를 해야 한다. 간호는 주의 깊고 개별적으로 수행하며 특정 장기에 스트레스를 주는 요인을 제한해야 한다. 관리 시에는 지나친 산소공급, 수분과잉 상태나 부적절한 과도환기 · 과소환기 문제와 관련된 복합적인 문제를 피해야 한다.

증후군의 초기 적응증으로는 원인적 위험요소의 발견을 포함하여 환자 상태의 초기증상, 힘든 활동으로 인한 호흡곤란, 휴식 시 호흡곤란, 빈호흡, 불안, 안절부절못함, 고농도 흡입산소의 수준 증가가 있다(Harman, 2003). Jiva(2002)는 만약 환자가 특별한 활동 없이 호흡곤란이 발생하거나 비정상적으로 심각할 때, 심한 빈호흡과 호흡곤란이 발생할 때에는 급성 폐손상이나 폐감염을 의심해야 한다고 하였다.

앞에서 지적한 대로 분만 여성은 면역력이 약하고 임신으로 인한 정상적인 생리적 과정들 때문에 원인을 찾기가 어렵다. 호흡부전이 나타나서 양압법과 진정을 시켜야 하는 여성은, 예를 들어 특히 앙와위와 관련하여 의사, 조산사, 간호사에게 특히 어려운 문제일 수 있다. ARDS를 보이는 여성에 대한 지지적인 관리로 이뇨, 호기말 양압법, 수액소생과 수축제를 들 수 있다. 그러나 이것은 여성의 심박출량과 자궁 내 태반관류를 감소시킬 수 있다(Dhond & Dob, 2000). 더욱이 여성의 저혈압은 태반층으로부터 혈액의 흐름을 막아 태아 저산소혈증을 초래한다(Erickson & Parisi, 1990). ARDS의 원인에 따른 치료에는 산소 혹은 침습적이고 비침습적 환기 같은 지지적인 호흡기 치료를 함께하는 것이 필수적이다. 심장혈관의 안정성을 유지하고 신부전 같은 이차적 합병증을 예방하기 위해 지지적 치료를 시작한다. 조기의 적절한 영양공급은 현재 ARDS를 가진 환자관리에서 중요하게 간주되고 있다(Artigas et al., 1998).

결 론

이 장에서는 여성을 고위험 관리영역으로 안전하게 이송하고, ARDS로 시달받은 여성의 생리적 변화, 제안, 사정과 관리를 다루었다. 중요한 구성요소는 다음과 같다.

- 상태가 나빠지는 여성에 대한 신속한 신원확인은 조산의 기본적인 목표이다.
- 조산사는 악화되는 환자를 확인하기 위한 광범위한 사정기술을 필요로 한다.
- 총체적인 사정을 위한 이론적 틀은 전문적인 사정을 위해 필요하다.
- 안전한 환자 이송을 위해 익숙하고 공인된 가이드라인을 준수해야 한다.
- 목표와 관련된 신속한 치료, 악화의 원인에 따른 치료, 총체적인 모니터링은 전문적 조산사의 수행항목이다.
- 가족들은 설명과 지지를 원하며 간호팀과 조산팀 간의 밀접한 연락은 기본이다.

참고문헌

Advanced Trauma Life Support (1997) Advanced Trauma Life Support Manual (6th edn). American College of Surgeons, Chicago.

Artigas, A., Bernard, G., Carlet, J., Dreyfuss, D., Gattionini, L., Hudson, L., Lamy, M., Marini, J., Matthay, M., Pinsky, M., Spragg, R. and Suter, P. (1998) The American European Consensus Conference on ARDS. Part 2: Ventilatory pharmacologic supportive therapy, study design strategies and issues related to recovery and remodelling. American Journal of Respiratory Critical Care Medicine, 157:1332-47.

Ashbaugh, D., Bidgelow, D. and Petty, T.(1967) Acute respiratory distress in adults. Lancet, 122(7511):319-23.

Beale, R., Grover, E., Smithies, M. and Bihari, D.(1993) Acute respiratory distress syndrome: no more than an acute lung injury? British Medical Journal, 307:1335-9.

Bernard, G.R., Artigas, A. and Brigham, K.L.(1994) The American-European Consensus Conference on ARDS. American Journal of Respiratory Critical Care Medicine, 149:818-24.

Clapp, J. and Capeless, E. (1997) Cardiovascular function before, during and after the first and subsequent pregnancies. American Journal of Cardiology, 80:1469-73.

Darovic, G. (1995) Haemodynamic Monitoring: Invasive and non-invasive clinical application (2nd edn). W.B. Saunders, London.

Department of Health (2000) Comprehensive Critical Care: A review of adult critical care services. Department of Health, London.

Dhond, G. and Dobb, D. (2000) Focus on obstetrics: critical care of the obstetric patient. Current Anaesthesia and Critical Care, 11:86-91.

Docherty, B. (2002) Cardio-respiratory physical assessment for the acutely ill: part one. British Journal of Nursing, 11(11):750-8.

Eisenberg, P., Jaffe, A. and Schuster, D. (1984) Clinical evaluation compared to pulmonary artery catheterisation in the haemodynamic assessment of critically ill patients. Critical Care Medicine, 12:549-53.

Erickson, N. and Parisi, V. (1990) Adult respiratory distress syndrome and pregnancy. Semiars in Perinatology, 14:68-78.

Evans, T. and Smithies, M. (1999) ABC of intensive care organ dysfunction. British Medical Journal, 318:1606-9.

Florence, E. (1997) ARDS mortality is related to initial pathology. Journal of Respiratory Critical Care Medicine, 155:398.

Gattiononi, L., and Pelosi, P.(1996) Pathophysical insights into acute respiratory failure. Current Opinion in Critical Care, 2:8-12.

Goldhill, D., Worthington, L., Mulcahy, A., Tarling, M. and Sumner, A. (1999) The patient at risk team: identifying and managing seriously ill ward patients. Anaesthesia, 54:853-60.

Goodfellow, L. (1997) Application of pulse oximetry and the oxyhaemoglobin dissociation curve in respiratory management. Critical Care Nurse Quarterly, 20(2):22-7.

Harman, E. (2003) Acute respiratory distress syndrome. http://emedicine.com/med/topic70.htm

Intensive Care Society (2002a) Guidelines for the Implementation of Outreach Services. Intensive Care Society. London.

14

고위험 출산여성의 심리적 요구와 간호

Psychological Needs and Care of the Critically Ill Woman

Lynne Spencer

이 장에서는 현재나 과거에 분만과정 중 고위험 출산여성이 자신의 경험을 바탕으로 여성이 편안하기 위해 필요한 심리적 요구와 간호에 대하여 집중적으로 논의할 것이다. 가임기에 있는 여성을 위한 심리적 간호의 목적은 여성의 일상생활 과정을 이해하는 것이다. 가임기간 동안 많은 기복의 변화가 일어나는데, Page(1993)는 이를 여성이 산부인과 의료진으로부터 섬세한 지원을 요청하는 여정이라고 표현하였다. 여성을 위한 섬세한 지원은 가족과의 정서적인 유대를 공고히 하고 아기에게 좋은 부모역할을 하는 데 강한 자신감을 가질 수 있도록 해줄 것이다.

여성에게 제공되는 모든 간호의 기본은 어디서든지 여성이 존중받아야 한다는 것이다. 여성의 바람과 두려움을 이해하기 위해 여성과 배우자의 말을 듣는 것이 중요하다. 또한 여성이 자신이 받을 간호를 선택하는 것이 중요하다. 이는 간호 제공자가 여성에게 어떠한 선택이 가능하고 선택의 결과가 어떻게 될 것인지, 긍정적인 점과 부정적인 점 모두와 있을 수 있는 결과에 대해 분명하고 정확하게 의사소통을 할 필요가 있다는 의미이다. 이를 위해서 의사소통을 할 때 조용한 환경 조성이 필요하며, 의사결정 시 여성과 배우자가 함께 있게 하고, 가능한 한 결정하는 데 필요한 시간을 충분히 주어야 한다. 인정이 많고 성실한 의료진의 분명한 의사소통은 여성과 배우자가 제공받을 관리에 대한 정보에 근거하여 의사결정을 할 수 있게 해준다. 의사결정을 하는 것은 여성과 배우자가 비록 그들이 결정한 선택이 첫 번째로 선호하는 것이 아닐지라도 그 상황에서 약간의 조절이 필요했다고 느끼며, 가장 적절한 선택이라고 생각할 것이다.

사전 지식

- *변화하고 있는 출산(Changing childbirth)*에 대한 보고(Department of Health, 1993)
- 상실의 결과와 애도과정

서 론

새로운 조산실무에는 American Psychological Association(1994)에서 정의한 외상 후 스트레스 장애(post traumatic stress disorder, PTSD)의 유발인자가 있다. 조산업무와 관련된 유발인자(triggers)는 다음과 같다.

- 삶이나 육체적 통합성을 심각하게 위협하는 사건
- 사랑했던 사람에 대한 상해나 심각한 위협의 가능성이 있는 사건

다음 두 가지 요인은 조산실무와 직접적으로 관련이 있지는 않지만 여성과 가족에게 관련이 있을 수 있다.

- 갑작스러운 주변환경의 파괴
- 사건이나 신체적 폭력으로 상해를 입거나 죽음을 당한 사람을 보는 것

이러한 모든 내용은 고위험 출산 경험의 결과와 동일하게 인식될 수 있다. 외상 후 스트레스 장애의 징후나 증상은 다음과 같다.

- 외상성 장애와 관련된 생각이나 감정을 피하려는 노력(출산 또는 고위험질환의 기간)으로 그 경험에 대해 말하지 않는다.
- 병원분만을 피하고 가정분만을 희망하며, 신생아를 회피하는 등 사건의 회상을 불러일으키는 활동이나 상황을 피하려고 노력한다.
- 출산 후 아기를 본 것을 기억하지 않으려는 것과 같은 외상의 중요한 측면을 회상하지 못한다(외상 후 기억상실).
- 아기, 다른 어린이, 자신 또는 배우자를 돌보는 것과 같은 중요한 활동에 대한 관심이 눈에 띄게 줄어든다.
- 타인과의 분리나 소원한 감정, 예를 들면 아기를 사랑하지 않거나 돌보지 않는 것
- 아기를 보고도 행복을 느끼지 못하는 것과 같은 제한된 감정
- 미래에 대한 생각이 부정적임, 예를 들어 아기를 살리려는 기대가 없거나 자신이나 가족이 죽을 것이라 예상한다.
- 반복되는 악몽
- 진통, 분만 또는 고위험 기간의 반복되고 집요한 회상

- 외상과 비슷한 상징적인 내 · 외적 단서에 노출될 때 발생하는 정신적 스트레스. 예를 들어 도말표본검사(smear test), 질검사(vaginal examination), 산후검사(postnatal examination)

임신 관리

오랜 기간 동안 사회과학자들은 임신한 여성의 간호에 대해 연구해왔다. 이 연구는 주로 고위험 출산여성에 관한 것이다. Oakley(1984)는 간호에 있어 여성을 수동적인 수혜자로 취급해왔다고 지적했다. 이러한 형태의 돌봄은 여성의 개성을 무시하고 조산사와 산과 의사의 책임을 감소시킨다. 왜냐하면 조산사와 산과 의사는 일상적인 수행에 따라 돌봄을 제공했기 때문이다. 이렇게 되면 여성을 안심시켜주었다는 간호제공자의 잘못된 느낌만 제공할 뿐 여성의 행동 변화와 생리에서 중요한 것을 놓치게 한다. 특히 의료진이 "두려워하지 마세요. 모든 게 다 잘될 거예요.", "걱정하지 마세요." 같은 말로 여성을 안심시킴으로써 여성을 안정시키는 언어를 반복적으로 사용하는 경우이다.

Robinson은 영국 조산학회지(British Journal of Midwifery, BJM)의 observations and reflection 기사에서, 조산사가 여성에게 말해야 하는 것에 대한 예를 반복적으로 제공한다고 하였는데, 아직도 이런 말은 계속되고 있다. 필자는 조산사가 관련된 BJM에서 이 기사를 읽지 않았는지 혹은 읽는 것이 자신을 불편하게 만들기 때문에 Robinson의 페이지를 건너뛰었는지를 알 수 없지만, 이 기사는 가장 냉정하고 감동을 일으키는 페이지이며 나를 잠깐 멈추고 내 행동에 생각하게 한다고 하였다. 그러나 이 기사를 읽지 않은 조산사가 있다 하더라도 남은 우리들은 어떠한가? 우리가 그 논평을 듣고도 그들에게 아무말도 하지 않는다면 그들과 담합하는 것이 되고 그 조산사와 마찬가지로 우리도 책임이 있다.

여성 개개인은 임신기간 동안 저마다 주관적인 경험이 있어서 어떤 사람에게는 힘든 일이 다른 사람에게는 매우 쉬운 일이 될 수 있다(Lyons, 1998). 여성은 누구나 자신에게 어떤 일이 생기는지에 대해 듣기를 원하고, 분명한 정보를 차분하게 이해할 때까지 설명해주면 불안이 감소된다. 이는 여성의 경험을 정상화할 것이며, 출산에 따른 합병증의 위험을 줄일 수 있다. 임신 중 불안해하는 여성은 스트레스 호르몬의 분비가 높아진다. 이것은 분만 초기 단계부터 방해로 작용하여 더 많은 중재가 필요해지고 더 많은 외상을 일으킬 것이다. 이것은 응급상황으로 이어질 수 있으며, 이러한 상황에서는 간결하고 정확한 정보를 줄 시간이 없어 여성의 불안은 더 증가한다. 왜냐하면 여성은 아직 일어날 일에 대한 준비가 되어있지 않고, 때때로 조산사는 여성과 배우자에게 정확히 어떤 일이 일어나고 있는지 설명해주지 않기 때문이다.

위기관리

여성이 고위험상황일 때 제일 먼저 관심을 가져야 하는 것은 신체적 안전이다. 그러나 여성의 감정과 심리적 요구 또한 항상 관심을 가져야 한다. 위기상황 동안 조용한 분위기를 만들어 불안을 해소하는 것이 중요하다. 간호제공자가 불안해하고 짜증을 내면 이것은 바로 여성과 가족에게 전해질 것이다. 이러한 태도는 불안, 공포, 통제력 상실, 취약성, 공황 같은 감정을 높이게 된다. 조산사가 무슨 일이 진행되고 있는지 설명해주면 여성이나 배우자, 가족에게 매우 도움이 된다. 이러한 행동은 여성과 가족에게 조산사의 진실성을 느낄 수 있게 해준다. 정확한 정보를 제공받은 여성은 그렇지 않은 여성보다 치료를 잘 받아들이고 좀 더 쉽게 치료를 받아 빠르게 안정을 되찾는다. 마음을 편안하게 갖고 정상 분만 여성보다 더 또렷한 의식 상태를 갖는다. 그렇게 하기 위해서 여성은 조산사와 의사를 신뢰해야 한다. Parratt와 Fahy(2003)는 조산사를 믿는 여성은 분만에 따르는 자아감(sense of self)이 증가된다고 하였다. 비록 이 연구가 정상 분만에 관한 것이지만, 믿음은 정상 분만일 때보다 여성이 고위험일 때 더 중요하다.

여성이 조산사를 신뢰할 수 있게 하기 위해 조산사는 보다 정직하고 여성이 받는 간호에 대해 보다 개방적이어야 한다. 1983년, Kirkham은 조산사가 그들의 시간을 형식적인 일에 할애하고 정보는 아주 적게 제공한다는 점을 확인하였다. 만약 산모가 질문을 하면 조산사는 말을 돌리거나 상투적으로 “걱정 말아요.”와 “안심하세요.”라고 대답한다는 것이다. 이런 대답들은 불안감을 감소시키기보다는 여성들에게 제대로 된 정보를 제공하지 않음으로써 걱정과 불안을 더욱 가중시킨다. 그런 이유로 여성들은 다시는 말을 하지 않게 된다. 왜냐하면 대화에 요점이 없기 때문이다. 여성은 대화를 포기하게 되고 조산사를 신뢰하지 않게 된다.

이에 더하여 만약 모성병동에 의사가 부족하더라도 한 근무시간에 조산사 수가 충분하면 이 방법으로 지지적인 관리가 가능할지 혹은 한 조산사가 한 여성 이상을 돌볼 수 있을지 확실히 해야 한다. 고위험 출산여성은 한 조산사가 계속해서 돌보는 것이 좋다. 이는 여성과 가족을 안심시킨다. 이 방법은 정보의 불일치를 최소화할 수 있고, 여성이 자신의 감정을 잘 조절하고 선택할 수 있는 능력을 높여준다. 그러므로 이는 여성과 직원 간의 의사소통을 증진하는 데 긍정적으로 작용한다.

위기 직후 관리

환경은 관리를 제공하는 데 있어서 매우 중요하다. 방은 조용해서 여성이 휴식과 수면을 취할 수 있도록 한다. 만약 여성과 배우자가 함께 있고 싶어하면, 배우자가 잠자고 휴식할 공간이 필요하다. 소음을 최소화하면 부부에게 자극을 덜 주게 되므로 스트레스 호르몬이 정상으로 돌아올 수 있다. 조명 또한 적당하고 밝기를 조절할 수 있어야 한다.

여성에게는 적절한 양의 진통제를 규칙적으로 제공해야 한다. 만약 여성이 진통제를 요구하는데도 제공하지 않았다면 그 부부는 직원이 불친절한 사람이라고 생각할 것이다.

적절한 환자용 음식이 필요하며, 가볍고 영양이 충분한 음식이 좋다. 외상에서 회복하는 젊은 여성을 위해서도 충분한 양이 필요하다. 가족들은 여성이 평소에 좋아하던 음식이 소화가 잘 안 된다면 어떤 음식을 제공해주는 것이 좋은지에 대해 조산사와 의논하려고 한다.

영아의 영양과 관리

고위험 여성인 경우 아기는 신생아실에 데려가야 한다. 특히 산모가 모유수유를 원할 때 산모와 신생아를 떼어놓게 되면 정신적인 외상을 초래할 수 있다(Robinson, 2002). 산모와 아기는 함께 돌보고 관리하는 것이 중요하다. 분만이 예정일보다 일찍 진행되거나, 자궁하부(lower segment) 제왕절개 같은 응급상황이 발생했을 수 있다. 이것은 산모의 모유생산이 지연될 수 있다는 것을 의미한다. 출산 후 48시간 동안 무의식 상태였다면 신체적 자극(시각)이 없을 수 있으므로 아기의 존재에 대해 반응하도록 여성의 몸을 자극하여 아기를 보도록 격려한다. 아기가 신생아실에 있다면 산모는 아기에 대한 청각자극이 없을 것이고, 모유생산을 위한 신체적 자극(촉각)이 없을 것이다. 조산사가 마사지로 산모의 유두나 유방을 자극해도 모유가 나오지 않을 수 있다. 조산사는 여성으로부터 동의를 얻지 못하면 유방마사지나 유두자극을 할 수 없다. 그러므로 조산사는 산모가 의식을 회복할 때까지 기다려서 유방마사지를 해야 하는 이유에 대해서 설명하고 토의해야 한다. 어떤 산모는 자신의 가슴을 타인이 마사지하는 것에 대해 당황스러워 하며 자기 스스로 하기를 원할 수도 있다.

아기에게 무엇을 먹일 것인가는 중요하다. 산모는 아기에게 제공하는 음식의 적절한 시간을 알아야 한다. 그러므로 산모와 배우자는 아기에게 어떤 음식과 얼마만큼의 양을 어느 정도 시간 간격으로 주어야 하는지에 대한 설명을 듣기를 원한다. 이것은 만약 산모가 일정기간 동안 무의식이었다면 아기가 살 수 있다는 증거를 보여주는 것으므로 유용하다.

사진은 산모가 떨어져 있는 아기에게 자극을 받을 수 있는 한 가지 방법으로서 매우 유용하다. 그러나 사진은 무생물이고, 인큐베이터(neonatal unit, NNU)의 장비로 인해 빛이 반사되어 사진의 질이 떨어질 수 있다. 1980년대 훨씬 이전부터, 일부 인큐베이터에 아기를 촬영하는 카메라를 장착하였는데 이것을 실시간으로 산과 병동에 있는 산모에게 전송했다. 이러한 방법은 산모에게 실제로 긍정적인 영향을 주었다. 그러나 48시간 동안 의식이 없는 상태에 있었던 산모는 갓 태어난 자신의 아이와 함께 할 수 있는 중요한 시간을 잃게 된다. 그러므로 배우자는 산모가 깨어났을 때 아기의 모습을 보지 못한 그 동안의 공백기간을 보충하기 위하여 이 기간 동안 촬영한 아기의 비디오를 보여주면서 산모에게 용기를 북돋아 주어야 한다.

아기를 산모에게 데려오거나 산모가 아기를 방문하도록 해 가능한 한 빨리 산모와 아기가 함께해야 한다. 각각의 산모와 아기는 한 쌍(dyad)으로 독특하다는 것을 기억하는 것이 중요하다. 이렇게 하는 것이 그들의 관계형성에서 독특(unique)함을 발전시킬 수 있다. 고위험신생아실(neonatal unit, NNU)에서 산모와 아기가 편안한 시간을 보낼 수 없게 만드는 환경으로는 빛, 열, 습도와 버저(buzzer), 무선호출기에서 나오는 소음 등이 있다. 아기는 정서적으로 안정해야 하는데 NNU의 환경은 아기의 정서적 · 신체적 안정성을 유지할 수 없다. 아기는 어머니가 필요하다. 그러나 집중치료가 필요한 아기는 어머니와 분리해야 하므로 어머니와 관계를 발전시킬 수 있는 다른 방법을 찾아야 한다. 치료를 위해 NNU에 아기를 남겨두고 온 적이 있는 산모는 아이와의 관계에 있어 무언가를 잃어버린 듯한 느낌을 받을 수 있다. 산모 대신 간호사가 아기를 돌보고 산모가 직접적으로 아기에게 무언가를 할 수 없게 되는 상황에 대해 산모는 자신은 아기에게 아무것도 할 수 없다고 느낀다.

신생아를 돌본 경험이 없는 북서부 유럽 지역의 많은 여성은 매우 어린 아기도 혼자 놓아둔다. 4년 이하의 2명의 자녀를 가진 핵가족은 젊은 여성이 어린 아기를 돌보는 것에 대해 많은 경험을 하기가 힘들다. 또한 수많은 유아용품 광고에서는 아기와 엄마를 아름답고 완벽한 모습으로 보여준다. 여성은 아기돌보기를 배울 시간이 충분치 못하므로 단지 몇 달만으로는 아기를 돌보기 위한 준비를 완전히 할 수 없고, 아기로부터 피드백을 받지 못한다. 그래서 자신감을 가지고 아기를 돌보는 방법을 배우는 데에는 시간이 걸린다.

고위험신생아실에 있던 아기는 고위험신생아실의 특성상 만삭 아이들보다 더 약하다. 그러므로 아기를 돌볼 때 어머니는 아기에게 스트레스를 주지 않고 다루는 방법을 배워야 한다. 산모는 예민해져 '아기가 자신의 돌봄을 거절하거나 아기에게 해를 주지나 않을까'라고 생각한다. 첫째는 부정확한 것인데, 부모는 이런 불안감을 조산사/간호사와 상담하여 육아에 자신감을 갖도록 하는 것이고, 둘째는 정확하다 할지라도 조산사/간호사와 다시 의논할 필요가 있다. 그 결과 부모는 아기를 돌보는 것을 중단할 수 있다. 반면에 고위험신생아실의 조산사/간호사는 아이를 돌보는 데 자신감이 있기 때문에 계속해서 돌볼 수 있다. 이런 것들은 산모가 아기돌보기에 대해 위축되고 실패했다는 감정을 갖게 할 것이다. McFadyen(1998)은 고위험신생아실의 직원이 부모에게 아기의 신호를 이해하는 방법을 알려주어야 한다고 제안했다.

어머니는 고위험신생아실의 직원은 아기를 돌볼 때 무관심하다거나 너무 전문적이라 충분한 사랑을 주지 않는다고 원망할지도 모른다. 이런 상황에서 간호제공자와 어머니의 관계는 호의적으로 형성되지 않는다. 어머니는 실패감과 자책감, 그리고 지지받지 못했다는 감정만 늘어나게 될 것이다. 간호사는 어머니가 힘든 경험을 했다는 것을 인식하지 못하고 대수롭지 않게 여길 수 있다. 왜냐하면 조산사/간호사와 어머니의 관계가 순조롭게 잘 발전되지 않았기 때문이다. 이런 것은 어머니와 영아 관계에 영향을 미쳐 어머니가 아기돌보기를 거부하는 사태까지 발생할 수 있다. 이러한 상황들은 간호하는 조산사/간호사에게 돌아오게 되고 조산사/간호사는 아기를 돌보려고 하지 않는 어머니와 관련하여 어려움을 느끼게 될 것이다. 결국 어머니는 자신의 아기를 보러 가는 것을 중단할 것이다.

의도하지 않은 출산이 산모의 고위험 상태와 관련이 있을 때 부모들은 충격을 받을 수 있다. 아마도 그들은 무슨 일이 일어났는지에 대해 말을 할 수도 없을 것이다. 부모는 그들이 원하고 상상했던 아기가 아니기 때문에 아기에 대해 죄책감과 패배감을 느낄 것이다. 대신에 아기에게 온정과 사랑을 주기보다는 난감해하고 어찌할 줄 몰라 무력감, 불안과 당황스러움을 느끼고 이를 다시 아기에게 투사하고 무력감을 나타낸다. 이런 감정은 어머니의 학습능력과 설명한 것을 정확히 인지하는 능력을 저해한다. 그러므로 조산사/간호사는 부모에게 정보를 명확하게 제공하고 차분히 반복해서 들려주어야 하며, 필요 시 적어주고 나중에 다시 한 번 설명해주어야 한다.

조산사/간호사와 산모 간의 좋은 관계는 부모로서의 자신감 발달을 촉진하며 아기와의 관계형성을 원활히 하고, 산모의 회복을 촉진시키며 아기가 병원에서 지내는 시간을 줄여줄 것이다. 왜냐하면 부모들은 자신이 아기를 집에서 돌보는 데 충분한 자신감을 갖게 되면 가능한 한 빨리 아기를 퇴원시키려 하기 때문이다.

고위험 출산여성의 가족관리

배우자관리

여성이 고위험 상태가 되면, 배우자는 일상생활에서 벗어나 정신적인 충격을 받는다. 아내가 살지 죽을지 알 수 없고, 아내 없이 어떻게 대처할 것인가에 대해 정신이 없는 긴장된 기간이다. 외상성 출산에 직면한 배우자는 정서적 · 신체적으로 보고, 듣고, 냄새 맡고, 느끼는 경험에 의해 영향을 받는다. 이러한 영향을 받은 배우자는 아내를 도와줄 수 없으며 아내는 물론 의료인이나 가족과도 대화를 하지 않으려고 하고 위축된 반응을 보인다(Sullivan, 1998). 그러므로 여성에게 제공한 것과 같은 형태의 지지가 배우자에게도 필요하다는 것을 잊어서는 안 된다. 여성이 의식이 없는 상태라면 여성이 자신의 배우자에게 지지를 제공하기 어렵다. 그래서 배우자가 극단적으로 상처를 받았을 때에는 상처받은 감정을 숨기기 위해 여러 사람에게 화를 내기도 한다. 의료인은 배우자가 화를 내기 전의 사건을 볼 수 있어야 하고, 무기력하고 감정을 조절할 수 없는 상처받은 사람을 지지해주는 것이 중요하다.

자녀관리

출산 중에 고위험 상태가 되는 여성이 모두 첫아기를 출산하는 것은 아니라는 것을 기억하는 것이 중요하다. 어떤 여성은 이미 먼저 태어난 아이가 있을 것이며 배우자의 다른 자식도 있을 수 있다. 그러므로 이러한 아이들을 포함하여 어디서든지 그들이 어린 동생을 돌볼 수 있고 어머니를 방문할 수 있게 하는 것이 중요하다.

병원은 결코 유쾌하거나 방문하기 즐거운 곳이 아니다. 그러므로 아이들에게 병원환경이 멀게 느껴질 때 병원 공간을 아동 친화적으로 만드는 것이 중요하다.

이것은 또한 의료인이 아이들과 좋은 관계를 맺는 데에도 중요하다. 아이들은 엄마와 아기에 대해 많이 불안해하므로 엄마의 병이 그들의 잘못 때문이 아니며, 어떤 방식으로도 그들을 비난하는 것이 아니라는 것을 아이들에게 알려준다.

조부모와 친척 및 친구 관리

분만 여성이 고위험 상태일 때 여성뿐만 아니라 배우자와 아기의 요구에 관심을 기울일 필요가 있다. 그러나 출산기간 동안 특별한 지위나 주인으로 추정되는 사람들이 많다. 여성을 돌보는 의료인은 특별한 지위에 있다고 자처하는 사람으로부터 질문이나 조사가 빗나갈 때 단호하고 차분하게 처리하는 것이 필요하다. 예를 들면 다음과 같다.

'산모에게 가능한 한 빨리 당신을 만나고 싶은지 물어보겠습니다. 산모가 당신의 전화번호를 가지고 있나요? 제게 전화번호를 주시겠습니까?'

'아니오. 지금 이 시간에는 방문할 수 없습니다. 산모가 방문해도 좋을 때를 알려줄 것입니다. 그러나 꽃과 카드는 전해드리겠습니다.'

여성과 가족이 그들이 원하는 사람으로부터 지지받고 소중하게 여겨진다고 느낄 때 이러한 세심한 것을 중재하는 것이 중요하다. 여성이 전화를 편하게 할 수 있게 하기 위하여 병실에 전화기를 놓아둘 수도 있다.

여성을 잘 안다고 하는 사람이 비록 그럴 만한 권리가 있다 하더라도 여성과 배우자가 동의한 정보를 흘릴 수도 있다. 여성과 그 배우자의 비밀을 지켜주는 것이 조산사의 의무이다(Nursing and Midwifery Council, 2004). 여성과 배우자가 동의했다면 조부모가 아기를 돌보는 것이 가능할 것이다. 어떤 여성들은 그들의 어머니나 시어머니가 자신의 아기를 돌봐주는 것에 행복을 느끼지만 그렇지 않은 사람도 있다. 그러므로 이러한 요구는 확인이 필요하다. 여성은 어머니가 자신의 아기를 돌보아주기를 원하지만 어머니가 여성의 아기를 보는 것을 행복해할 것이라고 추정해서는 안 되기 때문이다.

여성과 배우자가 단 둘만의 시간을 보낼 수 있도록 해주는 것이 중요하다. 많은 사람들이 여성을 보기 위해 방문하고자 하나 여성의 건강 회복을 위해서는 방문이 제한되어야 한다.

신생아 사망

모든 고위험 출산여성이 병원에서 퇴원할 때 살아있는 아기를 데리고 나가는 것은 아니다. 아기가 사망하고 난 뒤에 어머니가 퇴원할 수도 있다. 이러한 여성은 고위험 상태나 예상치 못한 질병 또는 평생 동안 겪게 될 합병증을 가지고 만삭까지 왔을 뿐만 아니라 아기가 사망한 채 만삭까지 이른 경우도 있다. 이러한 상황에서 신생아를 잃게 됐을 때에는 가족에게 적절한 지원이 필요하며 그 지원은 지속되어야 한다.

여성을 돌보는 조산사는 여성이 어떻게 아팠는지, 만약 아기가 사산되었거나 분만 후 죽었다면 여성이 알았는지의 여부를 고려할 필요가 있다. 여성이 48시간 동안 안정을 되찾은 후 자신의 아기가 사망한 것을 모를 때, 여성의 첫 질문은 "제 아기는 괜찮은가요?" 또는 "제 아기는 어디에 있나요?"가 될 수 있다. 조산사와 여성의 가족은 이 소식을 48시간 전에 알았을 것이며, 여성에게 어색한 행동을 보일 수도 있다. 여성은 자신의 아기가 괜찮은지 어디에 있는지에 관해서 듣기를 원할 것이다. 여성의 배우자는 아기와 관련하여 여성이 물어보는 것에 대답을 해주기 위한 가장 적절한 사람이 아닐 수도 있다. 여성이나 배우자가 원하지 않는 한 여성을 돌봐주는 의료인은 배우자가 대답을 하도록 내버려두어서는 안 된다.

여성의 허락과 함께 아기는 영안실로 안치해야 하며 그녀와 배우자가 아기와 마지막 시간을 보낼 수 있게 접침대(cot)나 모세바구니(Mose basket)에 안치한다. 여성과 배우자가 아기를 보면서 쇼크를 받지 않도록 조산사는 여성과 배우자에게 아기의 상태를 분명하게 설명할 필요가 있다. 조산사는 죽은 아기를 본 적이 있겠지만 여성과 배우자는 죽은 사람을 본 적이 없었을 수도 있다는 점을 기억해야 한다. 아기에게 옷을 입히지 않은 상태가 좋다. 그래야 엄마와 아기가 피부접촉을 할 수 있으며 원하는 만큼 아기를 쓰다듬어줄 수 있다. 어머니가 원하는 만큼 아기와 함께 있도록 한다. 부모는 조산사에게서 자신들이 아기를 위해 무엇을 할 수 있는지를 알고 싶어한다. 이는 아기를 목욕시키거나 옷을 입히는 것, 또는 꼭 껴안거나 입맞춤을 하는 것과 같은 것을 의미한다. 조산사는 계절, 병원의 실내온도 같은 것들을 고려하여 영안실 밖에서 아기가 얼마나 오래 있을 수 있는지를 확인하여 장의사에게 연락해야 한다.

산과 의사는 아기의 부검을 요청할 수 있다. 부검 여부 및 시작은 부모가 아기를 보고 난 후까지 기다리는 것이 중요하다. 그리고 부모에게 부검 절차에 따라 아기의 몸에는 절개자국과 꿰맨 자리가 있을 것이라는 것을 알려준다. 부모는 어떠한 장기가 아기의 몸에서 제거되었는지 물어볼 것이다. 부모는 진실을 원하므로, 그때 조산사는 질문에 답을 하기 위해 영안실에 연락하여 어떤 장기가 남아있으며 왜 그러한지 분명하게 알려주어야 한다. 이렇게 하지 않으면 부모들은 그들을 돌봐줄 것으로 생각했던 사람들로부터 속았다는 느낌을 받을 수 있다. 국가보건서비스(NHS)의 전체적인 조직에서 신뢰는 중요하다. 만일 신뢰를 잃으면 부모들은 그들이 만났던 건강전문가에 대해 분개하고 적대적인 감정을 갖게 되며, 이것은 결코 회복하기 힘들 것이다.

장례식은 여성의 건강이 참석하기에 충분하다고 여겨질 때까지 늦추는 것이 좋다. 세심한 지지가 제공되었다면 여성은 슬픔을 충분히 겪었기 때문에 애도과정이 지연되지는 않을 것이다.

여성의 종교적인 요구로 장례식이 24시간 안에 치러질 수도 있고 그렇지 않을 수도 있다. 그러나 아기의 모습이나 추억을 간직하고 싶어하는 여성을 위해 사진을 찍는 것은 중요하다. 아기를 보고 만지고 하는 과정을 거부당했던 여성은 자신이 가지지 못했던 기회를 배우자와 부모가 가졌었기 때문에 가족에게 화를 내고 개인적인 의사소통에서 제외되었다고 느낄 것이다. 만약 여성이 그녀의 아기를 볼 수 없으면 조산사나 남편은 아기가 누구를 닮았는지, 신체치수, 몸무게, 키, 머리주변, 머리카락, 얼굴 생김새 등에 대해 자세하게 설명해 주는 것으로 그녀가 아기를 마음속으로 상상하여 그릴 수 있게 도와줄 수 있다.

조산사와 함께 상담한 여성은 상담하는 동안 "아기는 동그랗고 큰 볼을 가진 생강쿠키 같았어요."라고 몇 번이나 말했다. 이 말은 그녀의 아들이 태반박리로 인해 응급 제왕절개로 태어난 지 72시간 후에 산과 의사가 그녀에게 해준 말이라고 한다. 그녀의 아들은 상담하기 25년 전에 이미 사산되었다. 그녀는 산과 의사가 했던 말을 그녀의 머리에 마치 사진처럼 기억하고 있었고, 그녀의 아들은 실존하는 인물 같았다.

심리적인 다시 말하기

많은 조산서비스는 여성에게 출산에 따른 경험을 말할 수 있는 기회를 제공하고 있다. 조산사들은 스스로 이러한 서비스를 발전시키기는 데 예민하다. 가장 중요한 것은 여성에게 해가 없도록 하는 것이다. 그러므로 책임조산사들은 서비스를 수행하는 데 있어 소송의 수를 줄이는 것보다는 여성에게 무엇이 이익이 될지 분명하게 인식하는 것이 중요하다.

사람은 자신의 경험을 이해해주기를 원한다. 이러한 이해의 깊이는 여성마다 다양하므로 각각의 진술은 각각의 여성에게 개별적인 것이 될 것이다. 사실 '외상(trauma)'이라는 단어는 '혼돈(chaos)'이라는 단어에서 유래되었고 그들에게 무슨 일이 일어났는지, 왜 그런 일이 일어났는지에 대해 혼란스러워할 것이다. 이것은 어떤 경험 후에 일어나는 정상적인 반영의 한 부분이다.

심리적인 다시 말하기(psychological debriefing)는 여성이 자신이 인식한 자신의 이야기를 하는 것이다. 이는 그녀의 이야기를 계속해서 반복한다는 것을 의미한다. 그래서 이야기의 조각들을 모아서 올바른 순서로 정립할 수 있다. 며칠 동안 진정제로 깊이 진정되었던 여성이라면 더 중요할 것이다. 왜냐하면 여성은 자는 동안 실제로 무슨 일이 있었는지 기억이 없기 때문이다. 그리고 여성의 건강상태가 며칠간 악화되었었다면 지난 며칠간의 일을 기억하는 것은 어려운 일이 될 것이다. 반복해서 말하는 것을 통해 여성은 자신의 경험을 인식하기 시작할 것이고 '혼돈으로부터 탈피(de-confusion)'하게 될 것이다. 이것은 여성의 목소리에 주의를 기울이며 여성이 편안하게 말하는 것을 도울 수 있다. 그리하여 정보를 얻을 수 있고 그 사건에 대한 명확한 설명을 할 수 있는 시간이 된다.

Smith와 Mitchell(1996)에 의하면, 다시 말하기(debriefing)는 여성 자신의 출산경험을 재평가하는 것이고 다른 사람에게는 지식을 주는 것이다. 특히 그 사람이 감정이입을 하는 청취자라면 유용하다. 서비스 제공 시 어려움 중 하나는 모든 조산사가 이러한 역할과 감정을 받아들이기를 원하지 않으므로, 경험을 넘어서 또 다른 기술을 발달시키는 것이다. 어떤 여성들은 혼란을 느낄 수 있고 출산 동안 함께 있었던 조산사를 보는 것에 대해 화를 낼 수도 있다. 조산사들은 다시 말하기를 통해서 모든 간호가 다 지지적인 것은 아니었다는 것을 알게 된다. 실제로 Phillips(2003)는 무작위 실험연구를 통해 심리적 다시 말하기가 이환율에 차이를 나타내거나 나쁜 질병의 결과를 발생시키지 않는다는 자료를 제시하였다. 그러므로 여성이 자발적으로 자신을 노출해서 다시 말하기를 하여 그녀의 출산경험을 이해하고 재평가하는 것이 중요하다. 이는 여성에게 지속적인 지지가 필요하다는 것을 의미한다. 지지를 제공하는 조산사의 서비스가 반드시 적절하지 않을 수도 있다. 왜냐하면 조산사는 여성과 더 이상 관계를 지속할 적절한 기술을 가지고 있지 못할 수도 있기 때문이다.

마지막으로 때로 이러한 서비스를 제공하는 조산사가 한두 명뿐일 경우가 있다. 이 조산사들은 그들이 사용했던 기술을 더욱 발전시킨다. 만약 그들이 아프거나 휴가를 내거나 다른 곳으로 옮겨가게 되면, 서비스를 제공할 사람이 아무도 없게 된다. 그러므로 이러한 서비스에 대한 요구를 해마다 검토하고 조산사가 서비스를 충분히 제공할 수 있도록 배치한다.

계속적인 정서적 지지

출산 동안 고위험 상태를 경험한 여성이라면 앞으로의 임신이나 출산을 꺼릴 수 있다. 여성이 어느 때든지 산과 의사를 방문할 수 있고 같은 합병증이 발생할 가능성에 대해 이야기하며 동시에 이러한 위험을 줄일 가능성에 대해 토론할 수 있게 하는 것이 중요하다. 합병증에 따라 가능할 수도 있고 그렇지 않을 수도 있지만 이러한 정보는 여성에게 중요하다. 아는 것은 힘이다. 그러므로 이런 정보를 알려주는 것은 여성의 조절능력을 길러주고 안전을 지켜주는 것이다.

여성은 출산 후에 외상성 장애에 너무 시달려서 몇 달 동안 말을 할 수 없을 수도 있다. Inglis(2002)는 보통 여성은 출산 1년 후에 자신의 출산경험에 관해 토론하기 위해 조산사를 만나지만 어떤 여성들은 조산사를 만나기 전에 이미 임신을 하고 있음을 확인하였다. 어떤 여성들은 조산사와 방문 건강관리자의 정기적인 방문이 끝날 때까지 출산경험에 대한 말을 하지 않다가 그 후에야 그들의 경험을 친구와 가족에게 말하기 시작한다. 친구들과 가족들은 경험에 대해 잠깐 동안 들을 수 있지만, 지치고 겁에 질려 급하게 이야기를 마무리하며 끝낼 수도 있다. 왜냐하면 그들이 어떤 말을 해도 여성의 아픔을 덜어줄 것 같지 않고 이 경험이 그 여성의 삶에 어떻게 반영될지 몰라 무력감을 느끼기 때문이다.

이때가 그 여성에게는 다시 말하기와 상담을 할 수 있을 때이다. 여성은 자신의 이야기를 반복해서 말할 수 있고 듣는 사람은 그것을 반영하여 그녀가 말하는 것에 부연설명하여 필요할 때는 이해했다는 표정이나 몸짓을 한다. 그러면 결과적으로 여성의 이야기가 옳다는 것으로 돌아가게 된다. 왜냐하면 듣는 사람이 자신의 얘기를 몰두해서 듣고 반박하거나 부정하지 않고 충격을 받지 않고 “더 이상 그 얘기 하지 마세요(예를 들어 닥쳐요).”라는 표정으로 바라보는 것이 아니라 그녀의 이야기를 진실로 받아들여준다고 느꼈기 때문이다. 이러한 방법은 여성을 침착하게 하고 자신의 경험을 받아들이게 하는 데 효과적이다(Kitzinger, 2004).

다시 말하기는 의례적으로 되어서는 안 되고, 어떤 날이나 시간을 정해줄 수 없다. 이것은 오직 여성이 말할 준비가 되었거나 그녀가 원할 때 행해져야 한다. 시간은 적어도 1시간은 할애해야 한다. 그렇게 해야 여성은 그 경험이 옳다는 것을 확인하기 위한 질문을 할 수 있고, 그녀를 돌보면서 어떤 일들이 일어났는지 이해할 수 있다.

이후 임신을 했을 경우 조산사는 여성을 돌볼 때 이전 경험들이 산모의 현재 임신 상태에 영향을 미칠 수 있기 때문에 과거에 여성에게 무슨 일이 있었는지 알아둘 필요가 있다. 여기에는 아마도 불안, 두려움, 공포, 희망, 적대감과 기쁨의 감정이 포함될 것이다. 여성이 특별히 감정이 빈곤한 조산사를 만날 수 있는데(Spencer, 1999) 그런 조산사는 여성을 만나는 것을 맥빠지게 느낄지도 모른다. 그 조산사는 공포로 떨면서 그 여성이 떠나기를 원하거나, 거기서 탈출하기 위해 다른 조산사에게 의뢰하거나 아니면 여성과 함께 있는 동안 스트레스를 받고 안절부절못하고 있을 것이다. Taylor(1999)는 조산사들에게 안전한 환경에서 감정을 나눌 수 있도록 지지단체가 있어야 한다고 제안했다.

Taylor(1991)는 그 지지단체는 조산사들이 그들 자신의 불안을 표현하고 스스로 자신의 방어벽을 깨뜨릴 수 있으므로 더 많은 깨달음을 얻게 될 것이라 하였다. 그 지지단체는 숙련된 조력자일 뿐 아니라 좋은 지식을 갖고 있으며 조산학을 이해하고, 방어기전, 단체의 기능방법과 그 밖에 심리적 과정에 대한 지식과 이해가 있는 사람에 의해 활성화되어야 한다.

정서적 지지는 여성이 자신의 신체에서 이전에 일어났던 어떤 변화에 의해 생각이 날 때 다음 임신에서는 다시 해줄 필요가 있다. 여성의 이전 경험 때문에 다른 경산부보다 조산사와 더 많은 시간을 보낼 필요가 있다.

지지 요구는 여성마다 다르나 여성의 임신과 출산경험에 대한 인식에 초점을 맞출 필요가 있다. 만약 이러한 인식이 지난 경험보다도 더 좋다면 그 전의 외상은 가장 최근의 경험으로 인해 치유될 것이다. 이러한 지지는 NHS Trusts의 조산심리요법사가 제공할 것이다.

조산사의 관리

위에서 언급했던 것과 같이 조산사는 여성의 출산경험 이야기를 통해 그 여성을 지지할 적절한 기술이 필요하다. 초기훈련만으로는 조산사의 기술을 충분하게 발전시킬 수 없으므로 계속해서 기술을 발전시킬 필요가 있다. 많은 전문대학은 입문과정, 자격증과정, 학위과정, 대학원과정 같은 여러 단계로 상담가 과정을 제공하고 있다. 또한 많은 대학교에서도 대학원 학위과정이나 석사과정을 밟을 수 있다. 조산사는 지도교수와 자신에게 어떠한 수준이 적절한지 의논할 필요가 있다. 조산사의 기능적 역할을 강화하는 조산사로 고용될 것인가, 혹은 여성을 위한 상담사가 될 것인가? 조산사의 기능적 역할을 강화하는 조산사에는 자격증 과정이 적절하고 상담사가 되려면 석사과정에서 훈련받아야 할 것이다. 학업은 최소 3년이 걸린다. 조산사는 상담관리자로부터 감독이나 자문지원을 받아야 한다. 한 학기 동안 50분 강의를 2주 동안 받아야 한다. 그러므로 조산사와 조산감독관(supervisor) 및 책임조산사(midwifery manager)는 영국 상담과 정신치료학회(British Association of Counsellors and Psychotherapists, BACP)의 요구사항에 따라 누가 돈을 지불하고 누가 감독관이 될 것인지 의논해야 한다. 조산사에게 선택권이 있는가? 조산사가 선택할 수 있다면 외부의 수탁(trust)을 받을 수 있는가? 혹은 조산감독관은 책임조산사가 선택한 사람인가?

조산상담가(midwife counselor)는 상담지원(consultative support)을 위해 병동을 떠날 수 있고 시간에 방해를 받지 않고 기능적인 상담 역할을 혼자

서 할 수 있기 때문에 조산사가 더욱 적절하다. 수탁을 통해 나온 상담지원은 조산사와 대상자의 필요성이 아닌 수탁의 대상자로 느낄 수 있다.

기능적 역할의 한 부분으로서 다시 말하기(debriefing)를 담당하는 조산사는 아직 대상자에게 상담을 할 수 있는 적절한 카운셀러라고 할 수 없다. 그러므로 이런 조산사는 여성으로부터 정보를 듣는 과정에서 스스로 압도당하거나 해를 입지 않는 방법으로 정보를 들을 수 있다. 다시 말하기를 맡은 조산사는 동료에게 그들끼리 스스로를 보고하는 것은 적절하지 않을 것이다. 지지는 피상적이고 커피를 마시면서 단편적으로 하는 것이므로 유용하지 않을 수도 있다. 상담적 지지는 관리제공자(care provider)가 목적을 가지고 환자의 기록 등 비밀유지에 대해 안전한 환경에서 어떠한 방해가 있어서도 안 된다. 여성과 상담을 시작하기 전 여성의 상태는 나빠지지 않아야 하며 혹시 모를 긴급상황에 대비하여 의료인은 멀리서 대기하고 있어야 한다.

Clarke(1996)은 조산사는 여성을 대할 때 성실하고 따뜻한 마음으로 대해야 한다고 하였다. 여성은 스스로에 대해 좋은 느낌을 가질 수 있게 되면 자존감이 증가한다. 조산사 역시 여성과 똑같은 감정이어야 한다. 만약 그렇지 않으면 조산사는 자신감을 잃고 여성들은 조산사를 인정하기를 꺼려할 것이며 그러면 의사소통이 줄어들 것이다. 그 결과 관계는 실패하고 두 사람은 불만족한 감정을 갖게 된다. 조산사는 이해심과 인정이 많으며 기꺼이 사랑을 주고 받는 것이 필요하다. 이것은 조산사에 대한 여성의 신뢰를 불러 일으킨다. 이러한 방법으로 행동하는 사람은 관련된 어느 누구에게나 스스로 소중히 여기는 감정이 필요하며 대상자의 좋은 점과 싫은 점(전이와 역전이)에 관해 토론할 수 있는 기회를 갖는 것이 필요하다(Spencer, 1999).

이 장이 고위험 출산여성과 그 가족의 정신적 욕구와 간호에 초점을 맞추고 있지만, 분만 동안 고위험에 빠지거나 사망한 여성을 관리하는 데 조산사의 관리가 개입되었고 영향을 미칠 수 있다는 것을 기억해야 한다. 최근 모성사망조사국(Lewis, 2004)에서는 예상치 못한 임산부의 사망이 생길 수 있는데 일부 의료인은 하나의 경고임에도 불구하고 그들 스스로를 비난하면서 자신에게 책임을 돌려서 더 나쁜 결과를 가져온다고 강조하였다. 나아가 어떤 사람들은 상담이나 지원을 받지 못한 채 혼자 극복하도록 내버려두었다고 죄책감을 느끼고 있었다. 전문직업인으로서 그렇게 느낀다는 것은 어찌

보면 놀라운 것은 아니다. 모성사망조사국은 지원과 상담을 즉시 제공하는 조항을 만들어야 한다고 권고했다(Lewis, 2004). 그리고 똑같은 관점에서 고위험여성을 돌보는 직원에 대한 조항도 만들어야 한다고 하였다.

실무 확인

- 여성들에게 자신의 이야기를 쓰도록 용기를 북돋아 주었는가? 그래서 조산사나 산과 의사가 이야기를 읽고 반응을 보였는가?
- 부모가 매일 신생아실에 있는 아기를 비디오로 찍도록 용기를 북돋아주었는가?
- 다른 자녀들이 엄마와 아기를 보기 위해 방문할 수 있는가?
- 여성은 적절한 환경에서 충분한 시간 동안 간호를 받았는가?
- 영양사는 고위험 출산여성의 회복을 위해 모성병동에 적절한 메뉴를 알려주었는가?
- 보호자는 여성과 24시간 함께 머무를 수 있는가?
- 고위험 출산여성의 보호자를 위하여 다과를 제공하였는가?
- 다시 말하기를 제공하는 조산사는 그 역할에 대해 분명히 알고 있는가?
- 여성에게 지속적인 도움을 제공하기 위해 상담가를 고용한 것이 임산부간호에 도움이 되었는가?
- 매년 관리(service)를 검토하는가?

참고문헌

American Psychological Association (1994) Diagnostic and Statistical Manual of Mental Disorders. American Psychological Association, Washington.

Clarke, R. (1996) All you need is love. Modern Midwife, 6(7):30.

Department of Health (1993) Changing Childbirth: Report of the Expert Maternity group. Her Majesty's Stationery Office (HMSO), London.

Inglis, S.(2002) Accessing a debriefing service following birth. British Journal of Midwifery, 10(6):367-71.

Kirkham, M. (1983) Admission in labour: teaching the patient to be patient. Midwives Chronicle, 96(2):44-5.

Kitzinger, S. (2004) Flashbacks, nightmares and panic attacks after birth. British Journal of Midwifery, 12(1):12.

Lewis, G. (2004) Why Mothers Die 2000-2002: Report on Confidential Enquiries into Maternal Deaths in the United Kingdom. Royal College of Obstetricians and Gynaecologists (RCOG) Press, London.

Lyons, S. (1998) Post traumatic stress disorder following childbirth: causes, prevention, and treatment. In: S. Clement and l. Page (Eds) Psychological Perspectives on Pregnancy and Childbirth. Churchill Livingstone, London.

McFadyen, A.(1998) Special care babies and their carers. In: S. Clement and L. Page(Eds) Psychological Perspectives on Pregnancy and Childbirth. Churchill Livingstone, London.

Nursing and Midwifery Council (2004) The NMC Code of Professional Conduct: Standards for conduct, performance and ethics. Nursing and Midwifery Council, London.

Oakley, A. (1984) The Captured Womb. Blackwell, Oxford.

Page, L. (1903) Redefining the midwife's role: changes needed in practice. British Journal of Midwifery, 1(1):21-4.

Parratt, J. and Fahy, K. (2003) Trusting enough to be out of control: a pilot study of women's sense of self during childbirth. Australian Journal of Midwifery, 16(1):15-22.

Phillips, S. (2003) Debriefing following traumatic childbirth. British Journal of Midwifery, 11(12):725-30.

Robinson, J. (2002) Separation from the baby - a cause of PTSD? British Journal of Midwifery, 10(9):548.

Smith, J. and Mitchell, S. (1996) Debriefing after childbirth: a tool for objective risk management. British Journal of Midwifery, 4(11):581-6.

Spencer, L. (1999) Midwives experiences of their relationships with women. Unpublished MSC thesis, South Bank University, London.

Sullivan, J. (1998) Men becoming fathers: "Sometimes I wonder how I will cope". In: Churchill Livingstone, London.

Taylor, M. (1991) Providing emotional support. Nursing Times, 87(2):66.

찾아보기

ㄱ

ㄴ

ㄷ

ㄹ

ㅁ

ㅂ

ㅅ

ㅇ

ㅈ

ㅊ

ㅋ

ㅌ

ㅍ

A

B

C

D

E

I

K

L

M

N

O

P

Q

R

S

T

U

V